BASTEI
LÜBBE
TASCHENBUCH

Über den Autorin:

Die Sizilianerin Emma la Spina wurde 1961 geboren, als zehntes von elf Kindern. Wie schon ihre neun Geschwister vor ihr wird sie direkt nach der Geburt ausgesetzt, kommt zuerst ins Waisenhaus und dann mit drei Jahren ins Kinderheim, zu den Nonnen vom Orden der Barmherzigen Schwestern. Heute hat Emma la Spina einen Job, vier Kinder, die sie liebt, und ein erfülltes Leben.

Emma La Spina

NIEMAND TROCKNETE MEINE TRÄNEN

Meine qualvollen Jahre in einem Kinderheim und wie ich in meiner Dienstfamilie gedemütigt wurde

Aus dem Italienischen von
Petra Knoch und Julia Schott

BASTEI LÜBBE
TASCHENBUCH

BASTEI LÜBBE TASCHENBUCH
Band 60976

MIX
Papier aus verantwortungsvollen Quellen
FSC® C083411
FSC www.fsc.org

Vollständige Omnibusausgabe
der bei Bastei Entertainment erschienenen E-Book-Einzelausgaben
»Niemand trocknete meine Tränen« und »Ich bin tausendmal nichts«

Titel der italienischen Originalausgabe: »Il suono di mille silenzi«

Titel der italienischen Originalausgabe: »Mille volte niente«

Titelillustration: © shutterstock/ostill; shutterstock/Borisb17
Umschlaggestaltung: Christin Wilhelm, www.grafic4u.de
Satz: hanseatenSatz-bremen, Bremen
Gesetzt aus der Adobe Garamond Pro
Druck und Verarbeitung: CPI books GmbH, Leck – Germany
Printed in Germany
ISBN 978-3-404- 60976-5

2 4 5 3 1

Sie finden uns im Internet unter
www.luebbe.de
Bitte beachten Sie auch: www.lesejury.de

Vorwort

Dieses Buch zu schreiben war mir ein zutiefst empfundenes Bedürfnis.

Ich habe meine Kindheit und frühe Jugend in einem Erziehungsheim für Kinder verbracht und war überzeugt, dass mein Leben von dem geprägt sei, was das Schicksal mir zugedacht hatte: fortwährende Misshandlungen an Körper und Seele, fehlendes Wissen über die fundamentalsten Dinge des Lebens, bitteres Elend.

An dem Tag, an dem ich achtzehn Jahre alt wurde und die staatliche Unterstützung endete, wurde ich von jetzt auf gleich auf die Straße gesetzt. Im wahrsten Sinne des Wortes, ohne jede Vorwarnung. Ausgesetzt in einem belebten Niemandsland, das so anders war als alles, was ich bis dahin kannte. Und nicht weniger feindlich. Die da draußen, die anderen, so Andersartigen, kamen mir wie Fremdlinge vor. Nach und nach begriff ich dann, dass ich der Fremdling war.

Was meine Leidensgenossinnen und ich erlebt haben, mag klingen, als wäre es in längst vergangenen Zeiten oder fernen, unerforschten Ländern geschehen, aber so ist es nicht. Man könnte es für reine Erfindung halten, doch alles ist leider nur zu wahr.

Einzig die Namen der handelnden Personen, die größtenteils noch leben, habe ich geändert. Mit Ausnahme meines eigenen Namens, des Namens, der mir zugewiesen wurde und der für mein Leiden und meine Befreiung steht.

Ich habe all das für meine Heimgefährtinnen aufgeschrieben, die sich noch immer zutiefst davor fürchten, über ihre schmerzlichen Erfahrungen zu sprechen, gerade so, als wären sie die Täter und nicht die Opfer.

Ich habe all das aufgeschrieben, um Türen aufzustoßen, die viel zu lange verschlossen waren, um Licht in finstere Räume zu bringen, um mit Gleichgültigkeit und Heuchelei zementierte Mauern einzureißen.

In erster Linie aber habe ich all das aufgeschrieben, weil ich nicht fähig war, es laut herauszuschreien. Denn ich bin eines der tausend schweigenden Mädchen in den weiten Räumen eines Kinderheims.

Buch 1

Niemand trocknete meine Tränen

Er starrt auch nicht nach dem Himmelslicht
Durch den kleinen Streifen Glas
Und fleht nicht heiß, mit Lippen weiß:
»Mein Gott« erspar mir das!«
Er spürt auf der schaudernden Wange nicht
Den Kuss des Kajaphas.

Oscar Wilde

Von klein an ging ich eigne Bahn;
Ich sah nicht so, wie andre sahn; […]
Ich liebte, was nur ich geliebt.

Edgar Allan Poe

Verwehrte Kindheit

Die Frau, aus deren Bauch ich stamme, hatte eine seltsame Angewohnheit: Sie brachte ein Kind nach dem anderen zur Welt und setzte jedes von ihnen gleich nach der Geburt aus.

Elf Mal ging das so. Ich war Nummer zehn.

Nicht identifizierbare Findelkinder bekamen einen beliebigen Vor- und Nachnamen, der sich mehrfach ändern konnte, solange sie bis zum Alter von drei Jahren im Waisenhaus waren. So erging es auch mir.

Als ich von dort entlassen wurde, geriet ich an den Orden der Barmherzigen Schwestern. Auf den frühesten Bildern, die ich tief aus meiner Erinnerung hervorkramen kann, sehe ich Nonnen in einer nur Gesicht und Hände freilassenden Ordenstracht. Ein blaues Gewand mit einer weißen Kopfbedeckung, die aussieht wie große Schmetterlingsflügel.

An meine Ankunft im Erziehungsheim erinnere ich mich nur bruchstückhaft. Ich weiß noch, dass auch ich in die gleiche Heimkluft gesteckt wurde wie all die anderen Mädchen. Wie Blitze am Nachthimmel zucken die Bilder vereinzelt auf. Klar und zusammenhängend werden sie erst ab meinem fünften Lebensjahr.

Suor Cecilia, die Ordensschwester, die mich in meinen Trakt führt, ist groß und stämmig, ihr Blick unbeteiligt. Meine Heimgefährten tauchen vor mir auf, genauer gesagt: meine Gefährtinnen, denn die Geschlechter sind strikt voneinander getrennt. In den riesigen, von Mädchen wimmelnden Räumen fühle ich mich verloren. Ich weiß nicht, was mich erwartet. Die Schwester führt mich in den Schlafsaal und stellt mich der weltlichen

Erzieherin vor. Auch sie wirkt kühl und distanziert. Suor Cecilia erklärt: »Wir werden sie Emma nennen, nach dem Namen des Schlafsaals und nach Schwester Emma, unserer Mutter Oberin.« So also erfahre ich meinen neuen Namen, der für mich der erste ist. Niemand hat mich im Waisenhaus je beim Namen gerufen, daher habe ich keine Ahnung, dass ich schon einmal einen anderen hatte.

Das Heim ist groß, nahezu tausend Kinder leben hier. Nach Geschlecht und Alter sind sie auf einzelne Trakte verteilt, zwischen denen es keine Verbindung gibt. Jeder Bereich ist hermetisch abgeschlossen wie der Frachtraum eines Schiffes. Über allem liegt Schweigen. Tausend Kinder, kein Laut: kein Lachen, kein Weinen, keine Geräusche. Nur tausendfaches Schweigen.

Mit einem Mal finde ich mich in einer unbekannten Welt wieder. Ich beginne mich zu fragen, wo ich bin und warum und wer die Menschen um mich herum sind. Die relative Sicherheit, die ich vom Waisenhaus gewohnt war, weicht der Angst. Ich fühle mich einsam und verwirrt.

Sogleich werden mir neue und starre Vorschriften auferlegt. Dass ich sie verstehe, ist nicht von Belang, denn wie ich zu meinem Leidwesen bald lernen werde, muss ich sie einfach nur befolgen. Hier gibt es für mich nur Pflichten: kein Spiel, keine Puppe, kein Märchen, nichts, was mich zum Lächeln bringen könnte. Ich spüre, dass mir etwas fehlt, weiß jedoch selbst nicht, was genau es ist. Auch zuvor bin ich niemals geküsst, umarmt, gestreichelt, mit einem liebevollen Wort bedacht worden. Alles ist Kälte und Regelwerk.

Die Heimkluft, die wir alle tragen, besteht aus einem langärmeligen Kleidchen, das weder Taschen noch Knöpfe hat und einfach über den Kopf gestreift wird. Es ist aus weißem Bettlakenstoff. Die Haare sind einheitlich raspelkurz geschnitten. Fast alle Mädchen haben bleiche Gesichter, und es fällt schwer, uns auseinanderzuhalten.

Jeden Morgen um fünf Uhr klingelt der Wecker: Zuerst hast du dein Bett zu machen, dann geht es zur Toilette. Du musst gar nicht? Streng dich an, bis es klappt, denn du wirst keine weitere Gelegenheit bekommen – alles hat zur festgelegten Zeit zu geschehen. Meine Bemühungen, mich dem vorgegebenen Tagesrhythmus anzupassen, scheitern immer wieder. Manchmal kann ich nicht mehr einhalten und mache in die Hose. Nicht nur einmal passiert mir das in der Kirche: Während die anderen aufstehen und gehen, bleibe ich wie versteinert in der Bank sitzen. Ich schäme und fürchte mich, da ich weiß, was mir blüht. Die Nonne bemerkt mein Fehlen und kommt mich holen, und kaum erkennt sie den Grund für mein Zaudern, setzt es eine schallende Ohrfeige. Nachdem sie nach der Erzieherin gerufen hat, damit ich neue Kleider bekomme, verkündet sie die Strafe: Das fünfjährige Mädchen muss sich die schmutzige Unterhose wie ein Schandhütchen aufsetzen und dann mit Eimer und Lappen die Bescherung aufwischen.

Ins Bad geht es nur zur Bedürfnisverrichtung, denn tägliche Körperhygiene ist nicht vorgesehen. In dem Raum, der nichts weiter als eine Latrine ist, gibt es weder ein Waschbecken noch Seife, Zahnbürste oder Zahnpasta; von Shampoo haben wir noch nie gehört. Ich fühle mich immerzu schmutzig, obwohl ich tatsächlich einmal im Monat ein Bad nehmen darf. Darauf freuen wir uns alle wie auf ein Fest. Eine nach der anderen warten wir vor dem Zimmer mit der Badewanne, bis wir an der Reihe sind. Das Wasser wird nicht gewechselt, ein Mädchen steigt heraus und ein anderes taucht hinein. Mir ist egal, ob ich früher oder später hineinkomme, so ist es nun mal: Man steigt ins bereits von zahlreichen Körpern verschmutzte Wasser, wäscht sich und steigt wieder hinaus. Danach jedoch, einmal im Monat, wartet als angenehme Überraschung frische Wäsche auf uns, Unterhemd, Unterhose, Strümpfe und Kleid, sogar Bettwäsche.

Um sechs Uhr früh steht der Gottesdienst auf dem starren Tagesplan des Heims. Bangen Schrittes betrete ich die Kirche, folge der Messe mit angehaltenem Atem, spreche voller Angst vor einem Fehler die Gebete. Ein Gefühl der Beklommenheit umhüllt mich wie eine Wolke, denn ich weiß, ich werde beobachtet. Beschattet sogar. Auf alles muss ich achten, kein Wort des Priesters darf mir entgehen, weil jemand noch Strengeres als die Schwester mich belauert und über mich richtet: Der Teufel ist an meiner Seite, auch wenn ich ihn nicht sehe. Hin und wieder blicke ich mich verstohlen nach ihm um. Ich entdecke niemanden, aber ich weiß, er ist da, dessen bin ich mir sicher, weil die Nonnen so sicher sind. Hämisch und anklagend umkreist er mich ständig, damit ich nicht vergesse, dass mir das Fegefeuer droht. In solchen Momenten ist die Angst für mich realer als die Luft, die ich atme: eine dichte, greifbare, verschlingende Masse. Der große kalte Raum, ein betäubendes Gefühl, nachdem man jäh aus dem Schlaf gerissen wurde – die halbe Stunde wird zur endlosen Qual.

Den anderen Heiminsassinnen ergeht es nicht besser. Alle stehen unter dem Eindruck dieser Atmosphäre aus abergläubischem Gehorsam und ständiger Angst, in der die Erziehung durch die Nonnen erste Wirkung zeigt. Tag für Tag lehren sie uns zur Rosenkranzstunde das Fürchten, wenn sie von der drohenden Gefahr durch den Teufel und von den Höllenqualen predigen. Das sind die einzigen Märchen, die sie uns Kindern erzählen: Religion prägt sich uns als etwas Finsteres, Bedrückendes ein und Gott als ein unbeugsamer Aufseher, der richtet und straft.

Der Priester verbreitet keine grundlegend andere Lehre, doch ist er uns ferner und seine Funktion auf den Gottesdienst beschränkt. Da er stets den Talar trägt, ist mir schon rein äußerlich der Unterschied zwischen Priester und Ordensschwester, zwischen Mann und Frau, nicht ganz klar. Erst im Alter von elf Jahren sehe ich an der Mittelschule einen Mann in Hosen.

Nach dem Gottesdienst gehen wir zum Frühstück. Wir bewegen uns im Gänsemarsch, einander nah und doch fern, jede mit ihrem eigenen Kummer, ohne ihn in Worte fassen zu können oder überhaupt reden zu wollen. Ich kann mich an keine echte Freundschaft oder wenigstens Komplizenschaft mit einem anderen Heimmädchen erinnern, mit einer Ausnahme, die mein Dasein entscheidend beeinflusst hat. Das Elend und die Angst, in der man uns leben lässt, lösen in uns weniger ein Gefühl von Solidarität als vielmehr gegenseitiges Misstrauen aus. Jede unterstellt den anderen unverdiente Privilegien, weshalb wir uns – dem Anschein nach wehrlose Mädchen, in Wahrheit jedoch kleine Raubtiere mit ausgefahrenen Krallen – gegenseitig überwachen: Das ist die Art von Kameradschaft, die meine ersten Lebensjahre prägt.

Das Essen kommt aus einer Küche, zu der uns der Zutritt verboten ist, wir Mädchen jedoch kennen uns bestens mit ihr aus oder glauben es zumindest, da die Älteren uns Märchenhaftes zu berichten wissen. Zwei verschiedene Gerichte werden dort gekocht: eines für uns und eines für die Schwestern. Über das Mahl der Schwestern kursieren zahlreiche sagenumwobene Geschichten, und schon allein der Duft erscheint mir so köstlich, dass ich davon satt werde.

Unser Frühstück hingegen wird so zubereitet: In einer Schale wird Wasser mit einem weißen Pulver, vielleicht Milchpulver, vermischt. Das Ergebnis ist eine widerliche Flüssigkeit. Zu der »Milch« gibt es altbackenes Brot, das an den Vortagen am Tisch der Großen übrig geblieben ist (von uns kann es jedenfalls nicht sein, denn bei unserem chronischen Hunger bleibt nie auch nur ein Krümel zurück). Das Brot würde als Einziges keinen Ekel hervorrufen, müsste es nicht in der »Milch« eingeweicht werden, bis eine Art Brei entsteht. Das Frühstück, wie im Übrigen auch das Mittag- und Abendessen, ist absolut ungenießbar und wird durch den Zwang, es dennoch hinunterwürgen zu müssen, zu einer regelrechten Qual.

Der Speisesaal ist riesig groß. Ganz hinten führt eine Tür zur Küche und zum Esszimmer der Schwestern. Rechts neben dem Eingang hat die Erzieherin, eine Frau mittleren Alters, ihren Platz. Links steht ein weiterer, größerer Tisch für aus vielerlei Gründen privilegierte Mädchen: Zumeist haben sie externe Fürsprecher oder sind besonders gefügige Wesen, die sich als Unterdrückungsgehilfinnen der Schwestern hergeben und die »Verfehlungen« ihrer Kameradinnen anschwärzen.

Unsere Tische sind längs des Saals in Reihen aufgestellt. Jeder von uns wurde ein fester Platz zugewiesen, sodass man immer dieselben Tischnachbarinnen hat, was aber keinen großen Unterschied macht, ist es uns doch kategorisch verboten, miteinander zu reden. An jedem Tisch gibt es, auf zwei Bänke verteilt, vier Plätze und vier Schubladen. Jedes Mädchen hat seine Schublade, in die es nach dem Essen sein Besteck räumt, das dann bei der folgenden Mahlzeit, ohne einen Tropfen Wasser gesehen zu haben, wieder benutzt wird. Nach einer Weile beginnt es unangenehm zu riechen, aber daran sind wir gewöhnt, für uns ist das normal.

Das Frühstück ist immer dasselbe, egal ob Sommer oder Winter, auch Weihnachten und Ostern bilden keine Ausnahme. Ich würde darauf verzichten, selbst wenn ich dafür mit Hunger bezahlen müsste, aber wie ich sogleich am Beispiel der mutigeren und weniger leidensfähigen Mädchen lerne, ist das nicht möglich. Du weigerst dich, die Milch zu trinken? Dann bekommst du sie am Mittag und am Abend erneut vorgesetzt. Die Widerspenstigen werden gezwungen, sich mitten im Speisesaal vor die Schüssel auf den Boden zu knien. In der Schüssel das aufgeweichte Brot, daneben der Löffel. Sollte das Mädchen noch immer nicht essen wollen, was ihm vorgesetzt wurde, muss es während des gesamten Mittagessens vor der Schüssel knien und verpasst die Mahlzeit. Das Ganze wiederholt sich am Abend, und so geht es drei Tage lang. Nach drei Tagen spätestens stößt die »Geduld« der Schwestern an ihre Grenzen, danach greifen sie durch: Die Pampe wird mit Gewalt hineingetrieben, entweder ein Bissen oder ein Stockhieb.

Mit mir sitzen drei Leidensgefährtinnen am Tisch. Ich überlege: Warum versuche ich nicht, eine von ihnen zu überreden, die Suppe für mich zu essen? Ich könnte mein Talent fürs Nähen nutzen und einem der Mädchen versprechen, ihm die Stickarbeit oder auch den Putzdienst abzunehmen, wenn es meine Milch trinkt. Oder aber ich esse seine Portion, wenn es das Mittag- oder Abendessen nicht hinunterbekommt. Der Plan geht auf, und kleine überlebenssichernde Kompromisse werden geschlossen. Die Verhandlungen aber gestalten sich schwierig und werden mit unauffälligem Geschick und großer Angst geführt. Bei Tisch gilt absolutes Redeverbot, und bereits ein einvernehmlicher Blick kann von der Erzieherin und der Nonne bei ihren Kontrollgängen durch die Tischreihen geahndet werden. Die Erzieherin hat lange Fingernägel, die sie uns gern einmal in den Hals bohrt. An kleinsten Gesten erkennt sie unsere Komplizenschaft. Im besten Fall setzt es Ohrfeigen oder Kniffe. Unsere Furcht vor der Erzieherin und der Nonne ist so groß, dass wir uns immer, wenn sie im Speisesaal in unsere Nähe kommen, zusammenkrümmen, wie sich Ähren im Kornfeld einem Windstoß beugen.

Eine weitere Gefahr droht uns von den »Privilegierten«, deren Tisch strategisch so platziert ist, dass man von dort den gesamten Saal im Blick hat. Jede verdächtige Geste unsererseits wird gemeldet. Viel zu gewinnen gibt es für die Spitzel jedoch nicht: ein paar Vergünstigungen, viele Versprechungen, jedoch keine wirkliche Verbesserung im Hinblick auf Verpflegung und Drill.

Im Anschluss an den Gottesdienst und das Frühstück nötigen die Schwestern uns gegen halb acht Uhr morgens zu einer Nähstunde, die am Nachmittag fortgesetzt und zur vorgeschriebenen Zeit beendet wird. Die Arbeit muss perfekt ausgeführt werden, wobei die Belohnung für ein makelloses Ergebnis darin besteht, keine Prügel zu beziehen. Wirst du nicht fertig, geschieht zunächst einmal nichts, doch du wirst zunehmend unruhig und ängstlich, denn im Laufe des Tages musst du mit deiner Bestrafung rechnen.

Und die Strafe kommt, früher oder später. Das Erziehungsinstrument ist ein langer nasser Rohrstock auf nackter Haut. Auf Schultern, Kopf, Beinen, wo immer er landet. Ich versuche, meinen Kopf mit den Händen zu schützen, aber die Hiebe verursachen brennende Schmerzen, Blutergüsse und manchmal offene Wunden. Dabei kann es passieren, dass ich einnässe, und dann wehe mir erst recht. Was ich soeben beschrieben habe, ist jedoch nur die spontane Züchtigung, am Abend folgt dann die echte, geplante und mit methodischer Grausamkeit ausgeführte Bestrafung.

Alle Mädchen verbindet das erbarmungswürdige Schicksal, im Heim zu leben, dabei stammen sie jedoch aus unterschiedlichen Verhältnissen. Einige haben keine Familie, weil sie von Prostituierten geboren und weggegeben wurden oder weil ihre Mütter selbst noch Kinder und nicht in der Lage waren, für sie zu sorgen. Andere Heimbewohnerinnen hingegen haben eine Mutter oder einen Vater, manchmal auch beide Elternteile, die sich aber nicht um sie kümmern können, da sie im Gefängnis sitzen oder unter schweren Geisteskrankheiten leiden oder aber wegen häuslicher Gewalt das Sorgerecht verloren haben. Manche sind da, weil sie in einer vielköpfigen Familie schlichtweg eine zu viel waren. Von diesen Mädchen bekommen einige regelmäßig Besuch von ihren Eltern, oder sie dürfen – aber das sind wirklich nur sehr wenige – zu ganz besonderen Anlässen wie Weihnachten oder Ostern sogar einen ganzen Tag zu Hause verbringen. Angesichts so unterschiedlicher Verhältnisse bleibt mir meine eigene Herkunft unklar. Ich wurde, so viel weiß ich, gleich nach der Geburt abgegeben und bin wie viele meiner Kameradinnen allein, doch scheint mir meine Geschichte voller Geheimnisse zu sein. Mutter, Vater, Familie, was können diese Worte für mich bedeuten?

Niemand hat mir je erklärt, was eine Mama ist. Das Wort habe ich zum ersten Mal von anderen Heimkindern aufgeschnappt, und seitdem denke ich, irgendwo auf der Welt müsse es auch eine für mich geben. Wer von Geburt an blind ist, stellt sich Farben in Form von Musik vor, und auf die gleiche Weise versuche ich, mir ein Bild meiner Mama zu machen. Sie hat einen sanften, liebevollen und beruhigenden Blick, trägt einen wunderschönen blauen Mantel, sieht unter allen nur mich an und lächelt mir unentwegt zu. Das mag daher rühren, dass das einzige Bild einer Mutter, das man mir gezeigt hat, das von Maria mit dem Jesuskind in der Kirche ist, und niemand sich die Mühe gemacht hat, mir zu erklären, dass sie die Mutter unseres Herrn ist. Mein Mutterbild kann keine realistischen Züge annehmen, denn wir Mädchen erzählen uns gegenseitig nichts über unsere Herkunft.

Meinen Vater hingegen stelle ich mir nicht vor, denn er interessiert mich nicht. Mit dem Wort Papa kann ich nichts anfangen, ebenso wenig wie mit Bruder oder Schwester: Die Begriffe existieren nicht in meinem Wortschatz.

Nach der Nähstunde beginnt der Schulunterricht, der in einem Saal innerhalb des Heims abgehalten wird. Wie bereits deutlich geworden sein dürfte, komme ich nie aus diesem heraus.

Meine Banknachbarin ist ein brünettes Mädchen, dürr wie wir alle, aber völlig apathisch. Ich bin aufgeweckter und schneller als sie, was ich mir zunutze mache, um ihr als Gegenleistung für meine Hilfe ein paar Gefallen zu entlocken, und so lässt sie für mich unerwünschtes Essen verschwinden oder hilft mir beim Hausputz.

Auch die Lehrerin ist eine Ordensschwester. Der Unterrichtsstoff muss sofort sitzen, denn es gibt keine Möglichkeit, etwas nachzuholen: Uns stehen weder freie Zeit noch irgendwelche Lernmittel zur Verfügung, mit Ausnahme dessen, was sich im Klassenzimmer findet, nämlich eine Fibel, ein Schulheft und ein Bleistift. Keine von uns besitzt etwas Eigenes. Keine Federhalter, Malfarben oder Übungshefte.

Die Lehrmethode fußt auf Bestrafungen und Stockhieben. Wer die Antwort nicht weiß, bekommt einen Schlag auf die Hände oder den Kopf und muss anschließend hinter der Tafel mit dem Gesicht zur Wand Strafe stehen. An manchen Tagen ist es dort so voll (hinter die Tafel passen höchstens fünf Mädchen), dass die übrigen ihre Strafe den restlichen Vormittag mit der Stirn auf dem Tisch, die Hände über dem Kopf, absitzen dürfen. Ich bin gut in der Schule und lande nicht wegen Verständnisschwierigkeiten hinter der Tafel. Ab und an jedoch werde ich dorthin geschickt, weil ich nicht aufpasse oder die anderen durch Schwätzen ablenke. Dass ich stets vorbereitet bin, obwohl so gut wie keine Möglichkeit besteht, außerhalb des Klassenraumes zu lernen, tröstet mich irgendwie und macht mich ein wenig stolz.

Nach dem Unterricht geht es zum Essen, an die gewohnten Plätze im Speisesaal. Auch das Mittagessen ist immer gleich: Nudeln und gelegentlich eine fürchterlich schmeckende Gemüsesuppe. Wie schon beim Frühstück muss alles schnell aufgegessen werden. So wenden wir die gleichen Überlebensstrategien an und gehen dabei die gleichen Risiken ein. Nach dem Essen müssen wir uns alle mit erhobenen Armen vor der Schwester und der Erzieherin aufstellen, die uns gründlich durchsuchen, um sicherzustellen, dass wir nicht irgendwo Essensreste versteckt haben. Was also tun? Auf dem Weg in den Speisesaal suchen wir im Abfall nach einer kleinen Dose, einem Beutel, irgendeinem Behälter, in den wir die verschmähten Nudeln verschwinden lassen können. Am ehesten findet sich eine schmale, längliche Schachtel mit der Aufschrift *Formaggino Mio*, obwohl wir Mädchen uns nicht erklären können, woher sie stammt, gab es doch bei Tisch noch nie Käse, und wir wissen überhaupt nicht, was das ist. Jedenfalls ist sie groß genug für die übrig gebliebene Portion. Heimlich füllen wir die Schachtel und verbergen sie im Intimbereich, der als Einziges von der Durchsuchung verschont bleibt, zumindest bis zu dem Tag, an dem sie uns auf die Schliche kommen. Die Erste, die auffliegt, bin ich. Ich habe keine Ahnung, wie sie den Trick durchschauen – vielleicht werde ich von einem Spitzel verpetzt, vielleicht beobachtet eine Nonne, wie ich die verdächtige Schachtel entsorge, in jedem Fall ist es ein Tag, den ich nie vergessen werde.

Es ist mein siebter Geburtstag, wovon ich aber nichts weiß, da ich weder mein Geburtsdatum noch die Bedeutung eines Jahrestages kenne. Ich verstecke also meine gute Schachtel mit dem ungeliebten Essen im Schlüpfer. Die Durchsuchung beginnt und spart wie immer den Intimbereich aus. Kaum habe ich dann den Speisesaal hinter mir gelassen, werfe ich die Schachtel verstohlen in den Mülleimer. Ich bin froh, dass alles gut gegangen ist, fühle mich von einer Last befreit. Als ich schließlich im Hof stehe, kommt die Schwester auf mich zu: »Emma, die Mutter Oberin möchte dir gratulieren.«

Gratulieren? Was soll das bedeuten? Die Schwester erklärt mir, dass ich an dem Tag sieben Jahre alt werde und man zum Geburtstag üblicherweise Geschenke bekommt. Ich will noch fragen, wieso ich noch nie gesehen habe, dass einem anderen Mädchen etwas so Wunderbares widerfährt, da hat die Schwester mich bereits mit sich fortgezogen.

In der Nähe des Hofs liegt ein Säulengang, durch den ich an meinem Ankunftstag im Heim und dann nie mehr wieder gegangen bin, da er in einen für uns verbotenen Gebäudetrakt führt. Als die Schwester und ich nun unter den neugierigen und neidvollen Blicken der anderen Heimkinder den Säulengang betreten, baut sich plötzlich, von zwei Nonnen flankiert, die Oberin mit ihrem beachtlichen Körperumfang vor mir auf.

Ihre Miene ist ausdruckslos, verärgert wirkt sie nicht. Ganz ruhig und nach außen hin freundlich erklärt auch sie mir, sie wolle mir ein schönes Geschenk machen. Mit einem Griff in ihre Tasche bringt sie daraufhin die Schachtel zum Vorschein, die ich zuvor weggeworfen habe.

Ich glaube, sterben zu müssen. Ich beginne zu zittern, zu weinen, uriniere – noch heute, nach so vielen Jahren, läuft es mir kalt den Rücken hinunter, während ich darüber schreibe.

Seelenruhig hält die Mutter Oberin mir die Schachtel hin: »Hier hast du dein Geburtstagsgeschenk.«

Ich nehme es nicht entgegen, das übernimmt die Schwester, die mich hergeführt hat, während die Oberin mir, noch immer völlig ruhig, den Rücken zukehrt und davongeht. Wie versteinert stehe ich da und weiß, was mich erwartet.

Unter Ohrfeigen zerrt die Schwester mich in das Bad unseres Traktes. Sie ist kräftig und stämmig. Mit Gewalt setzt sie mich auf die Kloschüssel, klemmt vor mir stehend meine Beine zwischen ihre und drückt meinen Kopf gegen die Wand: Ich bin so gut wie bewegungsunfähig. Mit einem Löffel stopft sie mir dann nach und nach den Inhalt der Schachtel in den Mund. Nachdem ich zwei oder drei Bissen hinuntergewürgt habe, muss ich mich übergeben. Die Schwester kratzt mit dem Löffel das Erbrochene zusammen und zwingt es mir wieder hinein.

Ich bin am Ende meiner Kräfte, meine Augen treten aus ihren Höhlen hervor, ich bin schweißgebadet und komplett eingenässt. Nicht einmal mehr weinen und schreien kann ich, doch die Folter geht weiter bis zum letzten Bissen.

Das ist noch nicht alles. Die körperliche Züchtigung folgt noch. Kraftvoll traktiert der berüchtigte nasse Rohrstock meine empfindlichsten Stellen. Anschließend setzt man mir den nassen Schlüpfer auf den Kopf. Das also ist mein erstes Geburtstagsgeschenk.

Man könnte meinen, solche Vorkommnisse stellten im Heimleben eine Ausnahme dar, aber das ist ein Irrtum: Meine Kameradinnen und ich tragen immerzu Striemen und Blutergüsse am Körper. »Zwangsernährung« und Prügel (im Speisesaal, im Klassenzimmer, im Schlafsaal, überall) sind an der Tagesordnung. Irgendeine von uns trifft es immer. Die Schreie der Unglücklichen hallen durch das ganze Heim, aber niemand nimmt uns in Schutz. Wir sind allein, verlassen, niemand kommt von außerhalb zu uns, um nach dem Rechten zu sehen.

Körperlich fühle ich mich schwach, in meinem Inneren aber baut sich mit jedem Tag eine seelische Härte auf, die ich für Stärke halte: Von Mal zu Mal reagiere ich wütender auf die Schläge. Obwohl ich weiß, dass mein Verhalten in die immer gleichen Strafen mündet, ändere ich meine Einstellung nicht. Um jeden Preis will ich meine Wut demonstrieren, wenn ich auch nicht genau weiß, wem eigentlich.

Schlimmer noch als die Prügel ist nur der allzeit quälende Durst. Zu Mittag bekommen wir weder Wasser noch irgendein anderes Getränk. Wasser dürfen wir nur in der halben Stunde »Freizeit« nach dem Mittagessen und nach einem besonderen Prozedere trinken. Man lässt uns in einer Reihe antreten, das erste Mädchen hält einen Becher (aus blauem Plastik) hin, die Schwester schenkt aus einem Krug ein. Das Mädchen muss schnell austrinken und denselben, wieder aufgefüllten Becher nach hinten an das nächste Kind weiterreichen. Zum Trinken bleibt nicht viel Zeit, denn die Schlange ist lang, und so verrinnt unsere gesamte halbe Stunde »Freizeit« währenddessen. Wenn ungeduldige Kameradinnen von hinten drängeln und schubsen, bis das Wasser aus dem Becher schwappt, hat die Unglückliche, die gerade an der Reihe war, bis zum nächsten Tag das Nachsehen, mehr gibt es nämlich am Tag nicht zu trinken.

Ich habe unentwegt fürchterlichen Durst. Allgemeines Objekt der Begierde ist ein Wasserhahn im Hof, der nur beim Hausputz zum Einsatz kommt und sonst immer verschlossen bleibt. Aus purer Verzweiflung stoßen wir eines Tages auf eine Alternative: die Wasserspülung im Bad. Sie wird über eine Kette betätigt, der Spülkasten hängt hoch, und so müssen wir das Wasser nach dem Abziehen mit den Händen im Toilettenbecken auffangen. Doch auch dabei gibt es Schwierigkeiten. Wir sind viele, zu viele, und es kommt zum Kampf: Während du die Hände in die Schüssel hältst, schubsen die anderen dich weg, und das Wasser geht daneben. Eines Tages steigt ein größeres und findigeres Mädchen flink über die Hände der anderen hinweg auf die Kloschüssel, um direkt aus dem Spülkasten zu trinken. Kaum hat es den Deckel angehoben, springt eine widerliche Ratte heraus – kreischend stürzt das Mädchen zu Boden, der Schrecken ist groß, niemand versucht es je wieder. Aber so verzweifelt, wie wir sind, denken wir uns eine neue Methode aus, wie wir unseren Durst lindern können: Beim Wäscheaufhängen reiben wir die Lippen an den nassen Sachen, um uns ein wenig zu erfrischen.

Wenn die halbe Stunde »Freizeit« vorüber ist, lässt man uns eine Stunde lang putzen, bevor es wieder ans Nähen geht. Die Schwestern bringen uns die sogenannten Frauenarbeiten bei, insbesondere das Sticken, je nach Alter in unterschiedlichen

Schwierigkeitsstufen. Am Anfang werden nur Strümpfe gestopft, dann folgen das eigentliche Nähen, Sticken und Klöppeln. Es herrscht eiserne Disziplin, Gehorsam ist alles, ohne Pausen oder sonstige Zerstreuungen, weder Müdigkeit noch Fehler werden geduldet. Wer einen Fehler macht, weil er vor Erschöpfung nicht mehr gut sehen kann, muss durch Prügel genesen – Arztbesuche sind nicht vorgesehen. Als ich krank bin und vor Fieber glühe, ist niemand da, an den ich mich wenden kann: Ich leide still vor mich hin und mache weiter.

Wie ich im Nachhinein erfahre, verkaufen sich die von uns Heimkindern hergestellten Stickarbeiten gut, wir aber bekommen nicht den geringsten Lohn dafür. In einem Raum werden wir auf mehrere Stuhlreihen verteilt, die Erzieherin steht vor uns. Sie weist uns eine Aufgabe und die dafür vorgesehene Zeit zu. Hin und wieder kommt sie vorbei, kontrolliert und macht sich Notizen. Am Ende des Tages wird dann das Urteil gesprochen. Wenn wir nicht rechtzeitig fertig werden oder Fehler machen, setzt es Strafen. Wenn die Arbeit dagegen gut gelungen ist, verspricht sie uns ein buntes Fischlein aus Zuckerguss oder einen Eiswürfel, um unseren Durst zu löschen, doch werden die versprochenen Belohnungen im Gegensatz zu den Bestrafungen fast nie eingelöst, und das verstärkt unsere Wut, die sich bisweilen in Rebellion entlädt.

Jeden Tag lastet, sobald ich mich hinsetze, der Druck auf mir, mich beeilen zu müssen. Da zu Beginn und gegen Ende der Arbeit viel Zeit verloren geht (auch die Rückseite hat kunstgerecht auszusehen), bin ich auf eine Methode gekommen, wie ich schneller sein kann: Ich fädele einen sehr langen Faden in die Nadel ein. Andere Mädchen tun es mir gleich; allerdings wird der Vorteil, nicht mehrmals mit dem Nadelöhr kämpfen zu müssen, dadurch zunichtegemacht, dass der Faden sich so leicht verheddert. Als die Erzieherin unsere Tricks bemerkt, schimpft sie uns aus, wir hätten auf den Teufel gehört.

Der Teufel sitzt uns stets im Nacken. Von der Angst, nicht fertig zu werden, und der Furcht vor dem Teufel getrieben, setzen wir die am Morgen begonnene Stickerei fort. Zwar bin ich recht schnell und geschickt, aber ich muss mich noch mehr anstrengen, damit ich unbemerkt und mit heftigem Herzklopfen bis zum Abend zusätzlich die Arbeit eines der anderen Mädchen zu Ende bringe, das im Gegenzug eine ungeliebte Mahlzeit hinunterwürgen oder mir ein Stück Brot gegen den Hunger abgeben wird.

Mein Talent setze ich auch ein, um nach Möglichkeit ein anderes Mädchen zu überreden, mir beim Saubermachen zu helfen.

Um sechs Uhr abends ist es Zeit zum Beten: Alle gehen gemeinsam in die Kirche zum Rosenkranzgebet. Gern würde ich mit dem Herzen beten, mich in meinen eigenen Worten an Gott wenden, aber ich muss genau darauf achten, die vorgeschriebenen Formeln aufzusagen, darf mich nicht von der Frage ablenken lassen, was sie wohl bedeuten und an wen sie gerichtet sind. Die wachsamen Blicke der Erzieherin und der Schwestern holen mich sofort zurück in die Wirklichkeit.

Zum Abschluss des Rosenkranzes setzt es die immer gleiche Standpauke: Wir alle taugen zu nichts, sind ungehorsam und undiszipliniert. Wenn wir so weitermachen, werden wir zweifellos mit dem Teufel in der Hölle schmoren.

Der Teufel wird regelrecht zu einer fixen Idee. Ich sehe ihn überall und weiß, er ist auch in mir und kennt meine geheimsten Gedanken. Jeden Impuls zur Auflehnung und jede Beschimpfung, die mir spontan in den Sinn kommt, unterdrücke ich, weil ich weiß, irgendwo in meiner Seele versteckt bekommt der Teufel alles mit. Die Besessenheit geht so weit, dass ich mich vor lauter Angst, er könne von jetzt auf gleich irgendwo hervorspringen, manchmal während des Gebets besorgt umschaue.

Tagsüber wird die Furcht von den zahlreichen, ohne Pause aufeinanderfolgenden Verpflichtungen überdeckt, nachts jedoch ist sie grauenvoll. Wenn wir Mädchen kurz vor dem Schlafengehen auf der Bettkante sitzen, ziehen wir die Füße hoch, weil wir fürchten, der Teufel könnte uns von unten packen und bei lebendigem Leib in der Hölle schmoren lassen.

Mit der Zeit bete ich den Rosenkranz automatisch herunter, die Worte kommen wie von selbst aus mir heraus, und der Geist wird freier. Als ich mir erlauben kann nachzudenken, wünsche ich mir nichts mehr, als dass dieses Leben ein Ende haben möge, zugleich aber gelingt es mir nicht, mir einen anderen Zustand auszumalen: In meiner Vorstellung gibt es nur diesen einen.

Zum Abendessen gibt es einen Salat aus Orangen, Kopfsalatblättern oder Tomaten mit einem winzigen Stück Brot, manchmal ein paar Nudeln ohne Soße. Das Menü wechselt nie, und auch die Qualität ist immer die gleiche. Ich wachse in der Überzeugung auf, Orangen (die bekannteste und verbreitetste Frucht meiner Heimat) schmeckten widerlich. Sehr viel später werde ich feststellen, dass ihr Geschmack ein ganz anderer ist als der im Heim, doch weil mir noch immer übel wird, wenn ich daran zurückdenke, bekomme ich sie bis heute nur mit Mühe herunter.

Nach dem Abendessen schauen sich die älteren Mädchen, mit Ausnahme derer, die eine Strafe verbüßen müssen, eine allabendliche Fernsehshow an, die Jüngeren gehen sofort schlafen.

An den Schlafsaal kann ich mich gut erinnern. Der große Raum ist in kleinere Zimmereinheiten zu je sechs Betten unterteilt. Im letzten Zimmer schläft die Erzieherin, die mit der für den Trakt zuständigen Nonne zusammenarbeitet. Ich kann nicht gleich einschlafen, denn der schlimmste Moment des Tages steht bevor, den jede von uns, obwohl wir so nah beieinander sind, einsam und allein erwartet. Fünf Stufen führen zum Schlafsaal hinunter, und mit der Bettdecke über dem Kopf horche ich auf die Schritte unseres höchsten Richters. Nicht alle reagieren in gleicher Weise auf die Anspannung: Die einen schluchzen leise, andere zittern, wieder andere stammeln aus lauter Angst vor sich hin. Ich verstecke mich unter der Decke und weine. Schließlich kommt das gefürchtete und erwartete Geräusch immer näher. Die Nonne, eine überaus stämmige Frau, geht quer durch den gesamten Schlafsaal in das Zimmer der Erzieherin, um deren Bericht einzuholen. Beinahe jede von uns wird für irgendetwas bestraft, doch während die Züchtigungen tagsüber improvisiert und dem spontanen Einfallsreichtum überlassen sind, kommen am Abend ausgeklügelte Strafmethoden zum Einsatz. Die Schwester kennt unsere Schwachstellen. Sie benutzt weder Rohrstock noch Rute, nur Hände und Füße. Eine meiner Kameradinnen, die an Kinderlähmung leidet, bekommt Tritte gegen das kranke Bein. Meine Bestrafung läuft immer gleich ab. Die Schwester stößt mich vor dem Bett zu Boden, stellt sich mit ihrem ganzen Gewicht auf meinen Rücken und reißt mir an den Haaren. Sie überzieht mich mit blauen Flecken, und noch Jahre später werden mich ständige Rückenschmerzen daran erinnern.

Mehr noch vielleicht als vor den Züchtigungen fürchte ich mich allerdings vor dem Unterhosenritual: Jedes Mädchen muss, sobald es die Schwester hereinkommen hört, seinen Schlüpfer ausziehen und auf den Stuhl legen. Ist er nicht sauber, setzt es neue Prügel, dabei kann er nur schwerlich sauber sein, gibt es doch im Bad kein Toilettenpapier und nicht die Spur einer Waschgelegenheit. Am Morgen danach folgt der Pranger: Die Schuldige muss mit ihrem schmutzigen Höschen oder dem eingenässten Laken auf dem Kopf herumlaufen. Mir passiert das oft, denn ich kann nicht einhalten und uriniere, wenn ich geschlagen werde. Nach einer Weile ist der konditionierte Reflex so stark, dass ich nur noch unter Schlägen Wasser lassen kann, aus eigenem Antrieb im Bad gelingt es mir kaum noch.

Wieso lehnen wir uns nicht auf? Normalerweise sucht man Schutz oder wehrt sich, wenn einem jemand wehtut. Wir jedoch, jeglicher Selbstachtung beraubt, ohne jedes Selbstwertgefühl, zeigen nicht die Gefühle und Reaktionen, die man von normalen Mädchen erwarten könnte. Die Spanne reicht von völliger Passivität bis hin zu wütenden und demonstrativen Protesten, bei denen wir jedoch nicht bedenken, wie viel wirkungsvoller sie wären, wenn wir uns zusammentäten. Ich selbst führe ab und an theatralische und völlig wirkungslose Szenen auf: So reiße ich mir etwa das Laken, das als Kleid fungiert, über der Schulter auf, um meine blauen Flecke zu zeigen. Aber wem, außer anderen Mädchen wie mir? Was dabei herauskommt, ist klar: Wegen des zerrissenen Kleides trifft mich eine weitere Strafe. Einige Mädchen verweigern das Essen, treten also, ohne sich dessen bewusst zu sein, in eine Art Hungerstreik, doch erreichen sie nichts anderes, als dass sie mit der Toilettenmethode zwangsernährt werden. Andere weigern sich zu putzen oder zu sticken und bekommen dafür nur noch mehr Prügel und werden zur Arbeit genötigt.

Monoton verläuft das Heimleben im Rhythmus der täglichen Aufgaben und Prügelstrafen, unterbrochen nur von außerordentlichen Ereignissen. Wie dem Tod einer Nonne. Wenn das geschieht, haben wir Mädchen Tag und Nacht abwechselnd über den Leichnam zu wachen und dabei die Gebete aufzusagen, die man uns vorschreibt. Der Tod beeindruckt und erschreckt uns zutiefst. Gleichzeitig bietet er uns eine der wenigen Gelegenheiten, die Welt draußen zu sehen, da zu Ehren der Verstorbenen eine Prozession abgehalten wird. Sicher ist das kein erhebender Moment, wie wir in Reih und Glied durch die Straßen der Stadt ziehen und Gott lobpreisen, aber zumindest sehen wir für kurze Zeit einmal etwas anderes als die Anstaltsmauern. Vor allem andere Kinder, die mit ihren Eltern vorbeigehen, glückliche Familien. Der Anblick ist jedoch nicht schön: Wie könnten wir da nicht neidisch werden, zerlumpt und ausgehungert wie wir sind? Diese Kinder spazieren mit Leckereien vorbei, die wir noch nie gesehen haben, Eis, Pizza, Kartoffelchips. Einige Passanten, die unsere begehrlichen Blicke bemerken, bekommen Mitleid und geben den Nonnen Geld, damit sie uns Süßigkeiten kaufen. Die Schwestern stecken das Geld ein, kaufen uns aber nichts.

Dann gibt es den Mai, den Monat der kleinen Kasteiungen. Jeden Tag vor dem Rosenkranzgebet versammeln wir uns im Hof. Wir bekommen einen Stift, einen einzigen für uns alle, und kleine Zettel, auf denen wir der Reihe nach unsere guten Vorsätze und kleinen Opfergaben für die Muttergottes notieren müssen. Die Zettel werden in einem Korb gesammelt, bevor wir alle zum Rosenkranzgebet in die Kirche gehen. Die Schwestern behaupten, die Zettel würden verbrannt, damit unsere Offerten in den Himmel steigen, aber davon habe ich nie etwas gesehen.

Da ich noch nicht weiß, was gut und was böse ist, zerbreche ich mir den Kopf, was ich auf meinen Zettel schreiben soll. Manch eine von uns schreibt im Vertrauen, der Inhalt sei anonym und geheim, Sätze ohne Sinn oder Schelmisches wie: *Suor Cecilia fallen die Flügel aus*. Aber die Zettel werden gelesen, und es folgt die übliche Tracht Prügel … falls die Autorin unbekannt bleibt, demokratisch ausgeteilt an alle.

Die meiste Aufregung ruft zweifellos die Ankunft eines neuen Mädchens im Heim hervor. Unser erstes Ziel ist es, von ihm etwas über die Welt jenseits der Heimmauern zu erfahren. Leider höre ich auf diese Weise nichts als leidvolle Geschichten, von verstörten Mädchen bruchstückhaft erzählt: Gewalt in der Familie, wirtschaftliches und moralisches Elend. Von einer Hölle in die andere.

Die Neuankömmlinge bringen zudem neue Probleme mit sich. Anfangs achte ich nicht darauf, doch dann fällt mir auf, dass viele von uns nach der Ankunft eines neuen Mädchens krank werden. Oft schleppen die Neuankömmlinge auch Parasiten ein. Wenn sich Läuse verbreiten, scheren die Nonnen uns die Köpfe kahl, was uns jedoch nicht sonderlich stört, denn unser Aussehen ist das Letzte, worum wir uns sorgen.

Hin und wieder brechen regelrechte Epidemien aus. Fast alle werden krank, und die schwereren Fälle werden auf der Krankenstation behandelt, einem großen Saal mit Betten in zwei Reihen. Gegenüber dem Eingang sieht man durch ein vergittertes Fenster in kleinen Vierecken ein Stück Außenwelt. Die Krankenschwester, die nicht dem Orden angehört, ist aus dem gleichen Holz geschnitzt wie alle anderen: niemals ein liebevolles oder tröstendes Wort, kalt wie Marmor. Ohne uns die geringste Beachtung zu schenken, verabreicht sie uns mechanisch wie ein Roboter die Medizin.

Kaum zu glauben, aber trotzdem ist die Krankenstation das Ziel unserer Träume. Nicht zuletzt wegen des Hustensafts. Ein wahrer Nektar: Wer ihn gekostet hat, schwärmt von seiner Süße, weshalb wir ihn alle probieren wollen und manch eine sich sogar absichtlich krank stellt, um einen Löffel davon zu bekommen. Außerdem kann man auf der Krankenstation in Ruhe trinken, also ohne das übliche Gerangel am Toilettenbecken. Und dann der Duft: Von unten aus dem Stehcafé steigen wunderbare, köstliche Gerüche auf.

Einmal verbringe ich viele Tage auf der Krankenstation, einen Monat vielleicht, genau kann ich es nicht sagen. Meine Erinnerung an diese Zeit ist verschwommen, Einbildung und

Wirklichkeit vermengen sich: Ich sehe Engel um mich herumfliegen, einen Priester, der mich mit Weihwasser besprengt und segnet. An mehr kann ich mich nicht erinnern.

Als ich schließlich wieder gesund bin, erzählt mir eine Kameradin: »Weißt du was? Irgendwann dachten sie, du wärst tot. Sie hatten dir schon das weiße Kleid angezogen!«

Das weiße Kleid mit Schleier, wie man es zur Erstkommunion trägt, dient hier zugleich als Totenkleid. Im Heim bleibt es beinahe unbemerkt, wenn ein Mädchen stirbt. Nachdem ihm das weiße Gewand angelegt wird, verschwindet es aus unserem Blickfeld: Eine Totenwache wie bei den Schwestern gibt es nicht.

Weihnachten ist das Fest der Heuchelei. Wir müssen Gedichte und Lieder auswendig lernen, in denen wir unserem Oberhaupt, der Mutter Oberin, mit schmeichelnden Worten all unsere Liebe und Dankbarkeit ausdrücken. In den Liedern werden die klassischen Liebesreime verwendet, der Text wird dem Anlass entsprechend umgeschrieben. Zu meinem Leidwesen bin ich immer unter den Auserwählten, wenn es ums Singen geht. Es fällt schwer. Es fällt furchtbar schwer, Lobeshymnen auf jemanden anzustimmen, der alles tut, damit man ihn hasst. Die Mutter Oberin allein hat das Recht, im Fall von Wiederholungstäterinnen drastische Strafmaßnahmen zu verhängen. Sie ist es, die das »Strafzimmer« anordnet.

Dort werde auch ich eingesperrt. Fenster gibt es keine, nur eine Lampe an der Decke und nackte Wände. Sie lassen einen Hund ins Zimmer, der sich bellend auf mich stürzt. Er ist gut abgerichtet: Er weiß, wie er Angst einjagen kann, ohne zu verletzen. Ich bin so verstört, dass ich versuche, mich an den Fingernägeln die Wand hinauf zu flüchten. Als sie mich nach einer Weile herausholen, bin ich völlig aufgelöst, ohne Stimme und zu schwach für irgendeine Reaktion. Die Furcht vor Hunden, sogar vor harmlosen Welpen, wird mich für den Rest meines Lebens begleiten.

Mir will nicht in den Kopf, wie jemand, der sich eine Braut Christi nennt, derart erbarmungslos mit den bedauernswerten, ihr anvertrauten Kindern umgehen kann.

Die für meinen Heimtrakt zuständige Ordensschwester Cecilia beispielsweise ist eine Frau von plumper Statur und Wesensart. Uns gegenüber zeigt sie sich immer nur hart und unfreundlich, als wäre sie zu einer ihr verhassten Arbeit verdammt. Zwar macht sie mir Angst, zugleich aber verspüre ich den Drang, ihr die Stirn zu bieten. Ich habe keine Ahnung, welche Gefühle im Herzen dieser Frau wohnen, auf jeden Fall aber fehlt Liebe – ein unmittelbares Geschenk Gottes, die stärkste Kraft, über die der Mensch verfügt, und vielleicht der einzig wahre Sinn des Lebens. Mutter zu sein wird mich später lehren, dass die Liebe zu den Kindern selbstlos ist, man schenkt sie, ohne eine Gegenleistung zu erwarten. Diese Art von Liebe fehlt jedoch in meiner Kindheit völlig, und dieses Fehlen wird mein Leben zutiefst prägen.

Die weltliche Erzieherin verhält sich nicht weniger unnahbar. Durch die nächtliche Stille im Schlafsaal dringen oft Schluchzer und Schreie von Mädchen, die schlimme Erfahrungen gemacht haben und von Albträumen geplagt werden. Obwohl die Frau ganz in unserer Nähe schläft, sehe ich nie, dass sie einer der Kleinen auf irgendeine Weise Trost spendet.

Mit zunehmendem Alter werde ich begreifen. Mag es auch mehr auf Erfahrung als auf Lektüre basierende Laienpsychologie sein, so wird sie mir doch erhellen, was um mich herum geschieht und mir so viel Schmerz bereitet. Ich lerne, dass Ärzte sich aufgrund ihrer ständigen Konfrontation mit Schmerz, um nicht vom Leid überwältigt zu werden, manchmal einen Schutzmantel zulegen, eine Art professionelle Betäubung, die sie unangreifbar machen soll. Vermutlich liegt der Fall bei Suor

Cecilia und der Erzieherin jedoch anders. Hier gilt eher, dass einer, der immer nur gehorchen muss, zum unbeugsamen Diktator gegenüber jenen wird, die sich nicht wehren können. Wer seinen natürlichen Neigungen niemals folgen konnte, und seien sie noch so selbstverständlich – wie lieben und geliebt zu werden –, der lässt seine Frustration an denen aus, die ihm untergeben sind. Und begreift nicht, dass die Lösung gegen die innere Leere genau vor seinen Augen liegt. Wir Mädchen warten im Grunde nur darauf, Liebe geben und empfangen zu dürfen. Es ist uns nicht erlaubt. Aus Schwäche, Unwissenheit, Gleichgültigkeit machen sich jene Frauen so der einzigen Sünde schuldig, die wirklich unverzeihlich ist.

Eine Art Familie

Wer Verwandte hat, darf sie einmal im Monat an einem Sonntag im Besucherzimmer treffen. Die Mädchen, die Besuch von ihren Eltern bekommen könnten, werden von den anderen getrennt und müssen in einem gesonderten Zimmer warten, bis sie aufgerufen werden. Nicht immer wird das Warten belohnt. Jedes Mal beneide ich sie, habe ich doch niemanden, der mich besuchen kommt. Hinterher erkennt man leicht, wer von ihnen vergebens gewartet hat. Der traurige Blick und das lange Gesicht verraten es sofort. Die anderen hingegen sprühen vor Freude und schwenken vergnügt ihre Geschenke.

Die Geschenke sind wirklich Kleinigkeiten. Bonbons. Oder die begehrten bunten Zuckerfische. Weder Spielzeug noch Puppen. Ich habe noch nie mit Puppen gespielt, hege aber auch nicht den Wunsch, weil ich noch nie eine gesehen habe und ohnehin rein gar nichts Eigenes besitze. Die bunten Fischchen geben Anlass zu Streit und heftigen Neidattacken. Wir alle umgarnen die Mädchen, die welche bekommen haben, laufen dicht hinter ihnen her in der Hoffnung, ein paar Süßigkeiten aufsammeln zu können, sollten sie herunterfallen. Die Mädchen ihrerseits halten ihre Schätze vor lauter Angst, bestohlen zu werden, sogar nachts noch fest in der Hand.

Für diejenigen, die keinen Besuch bekommen, wird der Sonntag zum Tag des besonderen Hausputzes: Matratzen wenden, Betten und Kirchenbänke verrücken, alle Räume spiegelblank wienern. Mir erscheint das zutiefst ungerecht: Während die einen die kurze Zeit mit ihren Eltern genießen, müssen wir anderen arbeiten, als würden wir für unser Unglück noch zusätzlich bestraft. Besonders anstrengend ist das Treppenwischen. Ich bekomme einen schweren Wassereimer und einen Lappen in die Hand gedrückt, und dann heißt es, ab auf die Knie und schrubben. Zuerst die Schmierseife, dann der Bohnerbesen, schließlich der Wischlappen. Meine kleinen Hände schaffen es kaum, den Lappen auszuwringen, und schmerzen. Das Wasser muss oft gewechselt, der Eimer bis zum Wasserhahn geschleppt werden. Eine Tortur. Und ist die Erzieherin nicht zufrieden, darf man noch einmal von vorn beginnen.

Echte Freundschaften entstehen unter den Heimkindern nicht, eher Zweckgemeinschaften oder Komplizenschaft. Eines der Mädchen, Clotilde, aber bewundere ich ungemein.

Sie ist ein Jahr älter als ich. Sie ist sehr hübsch. Sie ist intelligent. Vor allem hat sie das besondere Charisma einer Führungspersönlichkeit, die Gabe, andere Menschen anzuziehen: Stets hat sie viele Mädchen um sich herum. Auch ich versuche, ihr immer so nah wie möglich zu sein. Obwohl ich merke, dass ich ihr lästig bin, hänge ich an ihren Lippen.

Ich bin acht Jahre alt. An einem jener für Besucher reservierten Sonntagnachmittage, als ich darauf eingestellt bin, den Schlafsaal zu putzen, ruft die Schwester nach mir und befiehlt, ich solle ihr folgen.

Ich ins Besucherzimmer? Sofort ergreift mich erwartungsvolle Freude. Dann aber beginne ich zu zweifeln, vielleicht handelt es sich nur um einen Irrtum. Lange kann ich nicht darüber nachdenken, denn die Schwester drängt. Unterdessen hat Clotilde den gleichen Befehl bekommen, ich treffe sie auf dem Weg. Während wir der Schwester folgen, glaubt meine Kameradin, ich liefe ihr grundlos nach. »Was willst denn du? Verschwinde!«

Ich protestiere: »Aber ich bin doch auch gerufen worden!«

Während das Gezänk noch weitergeht, erreichen wir das Besucherzimmer. Es ist ein großer Raum mit willkürlich zusammengestellten Stühlen, auf einigen davon sitzen Mädchen mit ihren Eltern. Weitere Erwachsene stehen da und warten auf ihre Töchter. Die Schwester schiebt uns auf eine kerzengerade und regungslos in einer Ecke stehende Frau zu.

Als wir bei ihr sind, sagt die Nonne: »Das ist eure Mutter.«

Die Szene wirkt schonungslos wie aus einem Drehbuch, sie markiert einen spektakulären Wendepunkt. Sofort ist mir zweierlei klar: Ich habe eine Mutter, und das Mädchen, das konsequent meine Freundschaft zurückweist, ist meine Schwester. Beide sind wir derart verblüfft, dass uns der Atem stockt.

Ich habe mir meine Mama immer im Traum vorgestellt. Hätte ich sie nun nicht in Wirklichkeit gesehen, wäre mir wenigstens im Herzen das Bild einer schönen und liebevollen Frau geblieben. Nicht dass die Signora nicht schön wäre, aber die Kälte, die sie ausstrahlt, ist weit entfernt von der mütterlichen Wärme meiner Träume. Vor uns steht eine groß gewachsene, elegante Dame, ihr Blick jedoch ist distanziert, teilnahmslos. In der Hand hält sie ein Päckchen.

Die Frau macht keine Anstalten, sich zu uns herunterzubeugen – kein Kuss, nicht einmal eine schlichte Berührung. Sie erkundigt sich nur bei der Schwester: »Wie benehmen sich die Mädchen?«

Die Nonne klagt, wir stellten nur Unfug an, und die Frau ermuntert sie prompt (als ob das nötig wäre), uns streng zu bestrafen. Um keine Zweifel aufkommen zu lassen, unterstreicht sie ihre Autorität mit zwei Ohrfeigen, eine für jede von uns.

Ohne ein Wort wenden Clotilde und ich uns von der Frau ab und gehen hinaus, wobei wir nur bedauern, das Päckchen nicht angenommen zu haben, das sie in der Hand hielt. Der Hunger ist groß, aber die Enttäuschung brennt zu sehr. Das also ist unsere Mama?

Dann aber denke ich, dass die Sache auch etwas Gutes hat:

Ich habe herausgefunden, dass ich eine Schwester habe. Und was für eine Schwester! Die Meistbewunderte unter uns. Clotilde hingegen wirkt sehr verärgert. Auch sie hat eine Schwester: das unbedeutendste Mädchen von allen. Während wir zurück zu den anderen gehen, greife ich nach ihrer Hand, die sie jedoch jäh zurückzieht, als hätte ich eine ansteckende Krankheit.

Und ich wäre ihr doch so gerne nah! Sie ist ein äußerst extrovertiertes Mädchen mit einer erstaunlichen Fantasie. Was sie auch findet (ein Stück Papier, eine Wäscheklammer, ein Steinchen), ihr fällt immer ein Spiel dazu ein. Sie ist sehr lebendig. Sie hat Unternehmungsgeist. Und singt zudem auch noch wunderschön. Ich vergöttere sie.

Auch sie leidet im Heim, wie wir alle, doch geht sie damit ganz anders um als ich: Während ich mich in mir selbst verschließe, scheint sie in den Widrigkeiten einen Grund mehr zu sehen, sich dem Leben zu öffnen. Ihr Wesen hilft ihr dabei sehr. Alle sind wir von ihr eingenommen. Alle sind wir jederzeit bereit, sie zu unterstützen. Nach der »Offenbarung« glaube ich für einen Moment, mich zu ihrem bevorzugten Kreis zählen zu dürfen, aber ich werde eines Besseren belehrt, und die Enttäuschung ist groß.

Geradezu überdeutlich zeigt Clotilde ihre Abneigung. Sie sagt es mir ohne Umschweife: »Such dir lieber andere Freundinnen, anstatt ständig an mir zu kleben.«

Ihre Zurückweisung wird zu einer der größten Qualen meiner Kindheit. Ich fühle mich dadurch noch einsamer, noch zorniger und gehe in meiner Auflehnung so weit, mich selbst zu verletzen.

Es ist in dieser Zeit, dass ich mir eine typisch kindliche Marotte angewöhne, die ich noch bis zu meinem zwölften Lebensjahr beibehalten werde. Immer wenn ich im Bett liege, wickle ich den oberen Rand der Bettdecke ein und ziehe ihn zum Mund: Während ich dann am Zeigefinger der rechten Hand lutsche, reibe ich mit dem Mittelfinger über die Rolle, die ich geformt habe. Ich habe keine Ahnung, welchen Mäandern meiner Kinderseele diese Angewohnheit entspringt, aber sie schafft es, meine Ängste zu lindern, gibt mir Sicherheit. Natürlich darf ich nicht einmal das: Wenn die Schwester mich dabei ertappt, schimpft sie mit mir und befiehlt mir aufzuhören. Aber ich bin beharrlich. Heimlich rolle ich unter der Decke mein Nachthemd hoch und mache weiter damit.

Das Ritual wird unverzichtbar für mich. Aus Enttäuschung über die Abneigung meiner Schwester beginne ich, das zwanghafte Spielchen auch tagsüber zu spielen, nun indem ich mein Kleid vom Saum her aufrolle und an den Mund führe. Damit mich niemand sieht, versuche ich, mich so gut es geht abzusondern. Oft aber finden sie mich, und dann werde ich geschlagen, eingesperrt, gemaßregelt.

Mein heimliches Spiel ist wichtig. Vor allem nachts. Ich habe einen sehr leichten Schlaf, und die Geräusche im Schlafsaal sind allzu beängstigend. Mädchen stöhnen, rascheln, weinen, schrecken aus Albträumen hoch: Man hört ihre Qualen. Die aufgerollte Decke und der Finger im Mund, der am Ende so aufgeweicht ist, dass er sich häutet, wirken tröstlich auf mich.

Wenn ich mich vergewissert habe, dass die Erzieherin schläft, schlüpfe ich manchmal zu einem der anderen Mädchen ins Bett, das wie ich keinen Schlaf findet. Dann spendet ein Unglück dem anderen Trost.

Die ersten Tage, nachdem ich erfahren habe, dass Clotilde meine Schwester ist, versuche ich, mich zu ihr zu legen. Doch das gelingt mir nie, denn sie weist mich ab, und vor ihrem Bett stehen immer auch schon andere an.

Die Signora besucht uns äußerst sporadisch. Eines Sonntagnachmittags kündigt sie an, sie werde uns mit nach draußen nehmen. Wir müssen uns umziehen, statt der Heimkleidung sollen wir die Sachen tragen, die sie uns mitgebracht hat.

Ein Kleiderwechsel, was für eine schöne Überraschung: Endlich ist da jemand, der sich um mich kümmert! Ich schlüpfe in den blauen Faltenrock, die weiße Bluse und die ebenfalls blaue Strickjacke. Ich genieße die neidvollen Blicke der anderen Mädchen, die uns beim Hinausgehen neugierig und aufgeregt fragen, wohin wir gehen und mit wem. Wir geben uns geheimnisvoll und sagen nichts, in Wahrheit jedoch haben wir selbst keine Ahnung.

Kaum haben wir das Anstaltstor hinter uns gelassen, kommt mir der Gedanke, die Signora wolle uns vielleicht zu sich nach Hause mitnehmen. Es ist reine Neugier, ich bilde mir nicht ernsthaft ein, wir könnten ein engeres Verhältnis zueinander entwickeln, so kalt und schweigsam wie all unsere Begegnungen bis dahin verlaufen sind. Clotilde und ich sitzen ihr stets Seite an Seite gegenüber, niemand sagt ein Wort. Ihr Blick mustert uns unablässig, was uns ein wenig Angst macht. Jedes Mal bringt sie ein kleines Paket mit zwei Mandeltörtchen mit, die wir vor ihren Augen essen. Um uns zu bestrafen, hält die Nonne sie gelegentlich davon ab, uns das Päckchen zu geben, mit der Begründung, wir hätten es nicht verdient. Ohne den geringsten Einspruch zu erheben oder uns in Schutz zu nehmen, steckt die Signora das Gebäck dann wieder ein. Stattdessen wiederholt sie die Anweisung, uns angemessen zu bestrafen, steht auf und geht.

Dieses Mal jedoch kommt es zum außerplanmäßigen Spaziergang. Auf der Straße angekommen, geht die Frau voran, Clotilde und ich laufen hinter ihr her. Der Weg ist kurz, eilig registriere ich alles, was für mich neu ist: Autos, Passanten, Reklameschilder.

Ganz in der Nähe des Heims folgen wir ihr, ohne zu wissen, wo wir sind, und ohne jede Erklärung ihrerseits, in ein großes Gebäude. Es beeindruckt mich sehr. Ich habe keine Ahnung, dass es sich um ein Krankenhaus handelt, ich weiß ja überhaupt nicht, was ein Krankenhaus ist.

Als Erstes fällt mir der Geruch auf. Ein starker, mir unbekannter Geruch. Nachdem wir die Eingangshalle durchquert haben, steigen wir eine Treppe hinauf und sehen vor uns einen langen Gang. Auf der linken Seite lauter offene Zimmertüren. Neugierig luge ich hinein. So viele Betten mit leidenden Menschen, in deren Körpern Schläuche stecken. Beklommenheit steigt in mir auf. Wo bin ich hier? Was hat man mit mir vor?

Wir kommen zum letzten Zimmer, in dem drei Betten stehen: Zwei davon sind leer, im mittleren liegt ein Junge. Sein Gesicht ist ausgemergelt und so bleich, dass es einem das Herz zerreißt. Er ist sehr groß gewachsen. Seine Füße ragen unter der Decke aus dem Bett heraus. Wir bleiben an der Tür stehen. Die Frau versucht, uns ins Zimmer zu schieben, wir stemmen uns dagegen. Nach einem kräftigen Stoß geht Clotilde hinein, ich hingegen mache in die Hose.

Der Junge macht Zeichen mit dem Kopf, spricht jedoch kein Wort, wahrscheinlich ist er dazu nicht in der Lage. Sein Blick spricht für ihn: Er will uns in seiner Nähe haben. Um uns zu überreden, hält er uns mit einer Hand eine rote Packung Butterkekse hin, während er uns mit der anderen an sein Bett heranwinkt. Endlich ist Clotilde nah genug bei ihm. Er nimmt ihre Hand und reicht ihr mit der anderen Hand die Kekse. Wortlos nimmt die Signora an seinem Bett Platz. Mittlerweile stehe ich neben Clotilde, der Junge drückt auch meine Hand, doch ich bin noch immer starr vor Angst. Schließlich gibt er uns beiden einen Kuss auf die Wange: Es ist der erste Kuss, den ich bekomme.

Wir kehren zurück ins Heim. Tausend Fragen schwirren mir

durch den Kopf, aber ich stelle keine davon, und die Signora gibt uns auch keine Erklärungen. Wer war der Junge?

Eingebrannt in meine Gedanken, wird diese Frage viele Jahre ohne Antwort bleiben. Oft noch werde ich im Traum sein Gesicht sehen und das Gefühl haben, er wolle mir etwas mitteilen, aber die Episode findet keine Fortsetzung, und so nährt dieses Rätsel die Ungewissheit über meine Herkunft nur noch mehr. Viele Jahre später, als ich mich entschlossen habe, alle ungelösten Knoten meines Lebens zu entwirren, stelle ich aus einem inneren Drang heraus Nachforschungen an. So erfahre ich, dass der Junge einer meiner Brüder war, der uns noch kennenlernen wollte, bevor er an Krebs starb. Auf gewisse Weise schenkt diese Erklärung meiner Seele ein wenig Frieden.

Kurze Zeit später geschieht noch etwas Seltsames. Clotilde und ich werden völlig unerwartet zum Eingang des Heims gebracht. Sofort machen wir uns Sorgen: Es ist nicht Sonntag, wir sitzen nicht im Besucherzimmer. Gewiss droht uns irgendeine drakonische Strafe für etwas, von dem wir nicht einmal mehr wissen, dass wir es angestellt haben.

Der Weg scheint endlos, vor lauter Angst habe ich ganz steife Beine. Auch meine Schwester ist bleich im Gesicht und hält den Kopf gesenkt.

Auf einer Bank jedoch erwartet uns ein Mann mittleren Alters mit Schnurrbart und freundlichem Auftreten. Höflich erkundigt er sich nach uns, wie es uns gehe, ob wir in der Schule zurechtkämen. Dann zieht er uns zu sich heran und lässt uns auf seinen Beinen sitzen, mich rechts und Clotilde links. So etwas habe ich noch nie erlebt, aber ich bin zu eingeschüchtert von dem Unbekannten, als dass ich ein Wort herausbringen oder sonst irgendwie reagieren könnte.

Er bittet uns: »Sagt *ihr* nichts davon, hört ihr?« Dann schenkt er jeder von uns fünfzig Lire. Kurz darauf setzt er uns auf dem Boden ab, küsst uns auf die Wange und geht.

Fünfzig Lire! Für mich ist das ein Vermögen. Es dauert nicht lange, und ich kaufe mir davon bei der Schwester fünf Zuckerfische. Die Nonnen verteilen sie nur gegen Bezahlung. Kinder, die Eltern haben und über ein paar Lire verfügen, können sie sich leisten und erregen damit den Neid aller anderen.

Mit meinen fünf Fischlein fühle nun auch ich mich bedeutend. Reich. Von den anderen Mädchen umworben. Aber ich gebe keinem etwas ab. Fest umschlossen halte ich die Zeichen meiner Macht in der Hand. Als ich es schließlich leid bin, ständig mit geballter Faust umherzulaufen (auch weil ich unmöglich alles mit nur einer Hand machen kann), verstecke ich den Schatz in meinem Schlüpfer. Ab und zu berühre ich das Bündel und fühle mich gut.

Die Nonnen lassen uns über alles, was nicht mit unseren vom Heim auferlegten Pflichten zu tun hat, im Dunkeln, was in uns die abenteuerlichsten Vermutungen über ganz natürliche Dinge nährt. Am Ende des Hofs gibt es einen verbotenen Raum, der für uns Kleine absolut tabu ist. Die älteren Mädchen hingegen, die in einem anderen Gebäudeflügel wohnen (wir bekommen sie nur in der halben Stunde draußen zu Gesicht), gehen häufig dort hinein. Und so geht die Fantasie mit uns durch. Manch eine glaubt, in dem Raum befänden sich wunderbare Dinge, die nur für die Augen der Großen bestimmt seien. Ein paar von uns haben jedoch etwas Seltsames bemerkt: Oft haben die Älteren blutverschmierte Wäsche dabei, wenn sie den geheimnisvollen Raum betreten.

Das faszinierende Rätsel will ich lösen. Mit einer Nadel steche ich mir den Finger blutig und wische ihn an meinem Schlüpfer ab. Dann sorge ich dafür, dass die Schwester oder die Erzieherin die Flecken sieht. Die Schwester ruft mich zu sich und reicht mir ohne jede Erklärung einige Stofflappen. »Zieh die in dein Höschen«, sagt sie schroff. »Danach wäschst du sie in dem Raum dort drüben aus.« Dabei deutet sie auf das geheimnisvolle Zimmer.

Ich verspreche, die Anweisungen zu befolgen, ahne jedoch nicht, dass die Tücher vor dem Waschen erst einmal ein paar Flecken abbekommen sollten, was selbstverständlich nicht der Fall ist. Ich beschließe, ein paar Stunden verstreichen zu lassen, bevor ich den berühmten Raum betrete. Glücklich über meinen Erfolg mache ich mich schließlich fröhlich hüpfend, wie ich es von mir gar nicht kenne, auf den Weg, sorge aber draußen noch für ordentlich Wirbel unter meinen neidischen und überraschten Kameradinnen. Sie verstehen nicht, wie ausgerechnet ich, die ich sonst nur bestraft werde, mir diese außergewöhnliche Belohnung verdienen konnte.

Ich betrete den Raum. Verwundert und enttäuscht stelle ich fest, dass es sich um eine einfache Waschküche handelt. Es gibt viele Waschbretter, Seifenstücke und überall Wäscheleinen, an denen Unterwäsche und Bettlaken hängen. Ich sehe, wie Mädchen blutverschmierte Lappen auswaschen und sich das Wasser im Waschbecken rot färbt: Wie eklig! Mein Lappen ist sauber, trotzdem wasche ich ihn, während ich versuche zu verstehen, was vor sich geht. Ich stelle Fragen, auf die mir jedoch niemand antwortet, alle konzentrieren sich schweigend auf ihre Arbeit (das Schweigen ist keineswegs ungewöhnlich, im Heim reden wir so gut wie nie miteinander). Schließlich gehe ich hinaus: Wieder ein Mythos, der sich in null Komma nichts in Luft aufgelöst hat. Die Schwester bemerkt allerdings, dass etwas nicht stimmt, ruft mich zu sich und fordert mich auf, ihr den Wechsellappen zu zeigen, der natürlich sauber ist. Während des Verhörs sage ich gar nichts, gegen Schläge bin ich inzwischen abgehärtet. Es folgen drei Tage ohne Essen. Und schließlich das Hundezimmer.

Die anderen Mädchen und meine Schwester, die anfangs eine gewisse Bewunderung für meinen Unternehmungsgeist an den Tag gelegt haben, verspotten mich nun als dumme Stümperin. Ich gebe ihnen recht, ich habe mir die Höchststrafe eingebrockt und doch nichts erreicht.

Nur wenige Monate später bekomme ich meine Regelblutung, doch erst beim zweiten Mal beginne ich zu begreifen: Beim ersten Mal hat mir niemand gesagt, dass das nun jeden Monat passieren würde.

Dann kommt der Tag der Erstkommunion. Alle sind wir aufgeregt. Nicht wegen des religiösen Ereignisses an sich (ein Sakrament, das wir im Grunde nicht verstehen), sondern einfach weil etwas Neues geschieht.

Für die Zeremonie bekommen einige von ihren Eltern ein eigenes Kommunionskleid. Den meisten von uns hingegen bleibt nur das bodenlange weiße Kleid, das auch als Totengewand dient, wenn ein Mädchen stirbt.

Da ich nun eine Mutter habe, hoffe ich doch sehr, nicht das verhasste Kleid mit der Doppelfunktion tragen zu müssen. Ich irre mich. Das ist die erste Enttäuschung. Als ich das Kleid anhabe, kommt es mir vor wie ein schlechtes Omen, und ich habe das Gefühl, als stünde mir etwas noch Schlimmeres bevor. Unmöglich sind die beiden in Schulterhöhe aufgenähten Flügelchen. Sie geben mir das Gefühl, ich könnte von jetzt auf gleich in den Himmel, ins Jenseits fliegen, und dieses Gefühl gefällt mir gar nicht.

In der Kirche fällt der Unterschied zwischen den beiden Klassen von Mädchen sofort ins Auge. Wer nicht das Anstaltskleid trägt, wirkt leichter, wie von einer Last befreit. Kirchenmusik tönt zum Himmel hinauf, die Worte sind unverständlich, weil lateinisch, aber es herrscht eine feierliche Stimmung. In Zweierreihen müssen wir auf den Altar zuschreiten und dabei zum Lobe des Schöpfers singen. Viele weinen leise, weil sie sich nur noch einsamer fühlen. Gott kann uns nicht trösten.

Als ich die Signora in der Kirche entdecke, bin ich alles andere als glücklich: Mir wäre lieber gewesen, sie wäre nicht gekommen, hat sie mir doch die Freude über ein eigenes Kleid verwehrt. Als ich die Kommunion empfange, drehe ich mich um, unsere Blicke treffen sich, aber sie zeigt keinerlei Regung: keine Geste, kein Lächeln, der Blick völlig ausdruckslos.

Wer es besser hat, darf nach der Zeremonie eine Stunde mit seinen Eltern im Hof verbringen. In dieser Stunde werden Fotos gemacht. Auch Clotilde und ich werden mit unserer Mutter fotografiert, das Bild bekomme ich jedoch erst zu Gesicht, als ich schon erwachsen bin. Die Stunde ist alles andere als angenehm. Nicht einmal das übliche Päckchen hat sie mitgebracht. Missgelaunt schaut sie uns an und zeigt deutlich ihren Unmut über eine Pflicht, der sie nur widerwillig nachgekommen ist, was wir mit finsteren Blicken quittieren.

Clotilde und ich reden nicht miteinander, doch zumindest in diesem Moment herrscht völliges Einverständnis zwischen uns. Schweigend beobachten wir die anderen. Zurück im Schlafsaal, kann ich mich endlich von dem todbringenden Kleid und dem damit verbundenen Albtraum befreien: Es ist überstanden, ich lebe noch.

Am Ende des Schuljahres gibt es Ferien. Für uns Mädchen bedeutet das nur eine weitere beschwerliche Arbeit. Uns wird aufgetragen, die Wollfüllungen sämtlicher Matratzen und Kopfkissen im Heim, sei es von Schülern, Nonnen oder Erzieherinnen, aufzufrischen.

Die Arbeit ist für den Morgen angesetzt. Wir legen die Kissen und Matratzen in einem Raum aus, und jede bekommt ein bestimmtes Arbeitspensum zugeteilt. Die Matratzen müssen aufgetrennt, die Füllungen herausgezogen und die Wollbäusche mit der Hand gelockert werden. Die Schwester kommt vorbei, prüft deinen Wollberg, und wehe dir, wenn sie darin noch einen zusammengepressten Bausch findet.

Überall ist Staub in der Luft! Überall gibt es rote Augen und triefende Nasen! Auch der Hals ist ständig entzündet. Mir schwillt über die gesamte Dauer der verflixten Arbeit immer wieder mal das eine, mal das andere Auge zu. Nachmittags wird wie üblich gestickt. Mit tränenden Augen und gereiztem Hals arbeiten wir jedoch langsamer, weshalb am Abend zusätzliche Ohrfeigen für die unfertige oder unsaubere Arbeit auf uns warten.

In jedem Jahr verschwinden die älteren Mädchen irgendwann. Wir wissen nicht wohin und kümmern uns auch nicht weiter darum. Da wir so wenig vertraut miteinander sind, verhalten wir uns wie kleine wilde Tiere. Am Ende des Sommers jedoch sehe ich meine Schwester nicht mehr: Was ist mit ihr geschehen?

Ich stelle mir beunruhigende Fragen, wende mich an die Schwester und die Erzieherin, doch sie geben mir keine Antwort. Wieso? Ich fühle mich orientierungslos, mir fehlt jeder Bezugspunkt. Obwohl Clotilde mich nicht an sich heranließ, tat es mir schon gut, sie nur zu sehen, es half mir zu überleben. Nun wird mein Dasein noch beschwerlicher.

Ich weine ununterbrochen, verletze mich immer häufiger selbst und ziehe durch meine Handlungen die härtesten Strafen auf mich. Warum ich mich so verhalte und ständig rebelliere, interessiert die Nonnen nicht. Sie belassen es dabei, mich zu bestrafen. Ein Jahr lang geht das so, ein endloses Jahr, in dessen Verlauf ich zu der Überzeugung komme, Clotilde sei tot, was meine Verzweiflung grenzenlos werden lässt.

Im Nachhinein erfahre ich, was los ist: In unserem Heim gibt es nur eine Grundschule; wer sie abgeschlossen hat, wird in eine andere Anstalt mit Mittelschule verlegt. Nichts anderes ist mit meiner Schwester geschehen, doch niemand wollte es mir erklären.

Während meines letzten Grundschuljahres wird genau gegenüber vom Heim eine Mittelschule gebaut, sodass im Gegensatz zu meiner Schwester für mich kein Grund mehr für einen Ortswechsel besteht.

Am Ende meines ersten Schuljahres dort sieht die Mutter Oberin sich allerdings durch mein »unmögliches« Verhalten veranlasst, mich doch noch zu verlegen. Ich brauche eine Luftveränderung, ich gebe ein schlechtes Vorbild ab. Die Entscheidung fällt nicht aus Menschenfreundlichkeit, sondern ist vielmehr eine Disziplinarmaßnahme, aber dennoch soll sie sich für mich als Glücksfall erweisen. Da es in der Stadt nur zwei Einrichtungen für Mädchen unserer Altersstufe gibt, werde ich in dem Heim, in das ich zum zweiten Mittelschuljahr geschickt werde, Clotilde wiedersehen.

Im ersten Jahr der Mittelschule mache ich neue Erfahrungen: Endlich bekomme ich eine kleine Ahnung von der Außenwelt. Da es keine Schule mehr nur für uns ist, gehen wir Waisenkinder mit Mädchen aus normalen Familien in eine Klasse. Dieser Umstand stellt sich als nicht gerade angenehm heraus.

Es ist der erste Schultag. »Wie heißt du?«, fragt die Lehrerin.

»Emma«, antworte ich.

»Und weiter?«

Wie, und weiter? Ich verstehe nicht. Ich bleibe stumm.

Die anderen Mädchen lachen, erst leise, dann schallend.

Die Lehrerin schaut im Klassenbuch nach. Sie geht nach dem Ausschlussverfahren.

»Vielleicht bist das du: La Spina«, sagt sie.

So also erfahre ich meinen Nachnamen.

Bis zu diesem Augenblick hatte ich noch nie ein Gefühl von Unzulänglichkeit, von Scham, war ich doch stets unter meinesgleichen. Der Unterschied nun – in der Kleidung, der Art zu reden und sich zu verhalten – quält mich. Ich fühle mich minderwertig, kenne mich mit den grundlegendsten Dingen nicht aus, kann nicht mit der Wimper zucken, ohne mich zu blamieren. Meine Klassenkameradinnen und Lehrer sehen mich mitleidig an. Unter ihren Blicken fühle ich mich dumm, fehl am Platz.

Die anderen kommen mir wunderschön vor, und was sie auch besitzen, ist herrlich: ihr Malkasten, ihr Aufgabenheft, ihr Zeichenblock. Sie riechen auch anders. Auf Schritt und Tritt nehme ich merkwürdige, ungewohnte, angenehme Gerüche wahr. Den Geruch von Büchern und Heften, sogar von Federmäppchen, Stiftboxen und Buntstiften. Ganz zu schweigen vom Duft ihrer Schulbrote, alles unbekannte Aromen, die ich mit der Zeit einzuordnen lerne, Schinken, Wurst, Käse.

Die Pausen sind schrecklich. Alle essen, ich sehe ihnen zu. Da mir niemand etwas anbietet, halte ich es nach einer Weile nicht mehr aus und mache es mir zur Gewohnheit, mich im Bad einzuschließen.

Ich bin guten Willens, lerne gern, doch habe ich weder die Mittel noch die Zeit dazu. Ich besitze weder ein Buch noch ein Heft, nicht einmal einen Kugelschreiber oder Bleistift. Der Nachmittag im Heim ist gänzlich der Stickerei, dem Rosenkranzgebet und dem Hausputz gewidmet. Am Abend ist Zeit für die Bestrafungen. Ohne es zu wollen, erscheine ich Tag für Tag völlig unvorbereitet zum Unterricht.

Schon wenn die Lehrerin meinen Namen aufruft, beginne ich zu zittern. Nicht vor Angst wie im Heim. Vor Scham. Der Weg zum Pult fühlt sich an, als würde ich barfuß über Nägel laufen, manchmal mache ich dabei in die Hose. Hier drohen keine Prügel, ich muss höchstens zur Strafe hinter die Tafel, aber das Gelächter der Klassenkameraden trifft mich hart wie ein Peitschenhieb. Ich spüre ihre Blicke auf mir, die Demütigung ist vernichtend. Oft ist mein Stuhl nass, niemand will neben mir sitzen, ich *stinke*.

Eines Tages, als ich mich auf den Weg zurück zu meinem Platz machen will, hält die Italienischlehrerin, eine strenge, abweisende Frau, mich auf: »Setz dich bitte dort hinten hin.« Ganz hinten im Klassenzimmer steht neuerdings ein Einzeltisch mit einem Stuhl.

Nach und nach entwickle ich so einen glühenden Hass auf die Schule, die mir anfangs so schön vorkam. Ich trauere der anderen, alten nach: Zumindest waren wir dort in unserem Unglück alle gleich.

Trotz allem werde ich versetzt. Kurz nach Ende des Schuljahres ruft die Schwester mich eines Tages zu sich und befiehlt mir, ihr zu folgen. Unter den neugierigen Blicken meiner Kameradinnen gehe ich voller Sorge mit ihr. Wir durchqueren den Flur, den Hof und die Säulengänge und erreichen das Eingangstor. Ich werde einer anderen Nonne anvertraut, die ich noch nie gesehen habe. Was geschieht hier? Verwirrt schaue ich mich um.

An der Straße parkt ein gelber Schulbus mit der Aufschrift eines mir unbekannten Kinderheims. Gern würde ich ein paar Fragen stellen, doch ich bekomme kein Wort heraus, ich bin wie versteinert. Ich muss einsteigen, die Nonne setzt sich neben den Fahrer, und wir fahren los.

Es ist ein schöner warmer Junitag, typisch für den Frühsommer in Sizilien. Sonnenstrahlen blenden mich, aber ich achte nicht auf die Sonne, die ich doch so bitter nötig hätte. Tausend Gedanken schwirren mir durch den Kopf, vor allem aber ahne ich, dass ich nie mehr an den Ort zurückkehren werde, an dem ich meine Kindheit verbracht habe. Niemand hat die schicksalhaften Worte gesprochen: »Pack deine Sachen«, ganz einfach deshalb, weil ich nichts besitze. Ich durfte mich nicht einmal von den anderen Mädchen verabschieden. Sie werden denken, ich wäre verschwunden, ebenso wie ein Jahr zuvor meine Schwester und die anderen verschwunden sind.

Während der Fahrt sehe ich auch nicht aus dem Fenster und betrachte die Landschaft: Zwar kann ich für gewöhnlich gar nicht genug Neues entdecken, nun aber bin ich zu unruhig. Über Clotildes Verbleib und die Verlegungen weiß ich noch nichts. Ich vermute einfach, dass nun ich an der Reihe bin für die Höchststrafe: Nach meiner Schwester werde nun auch ich verschwinden. Wer weiß, was mit mir passiert, vermutlich werde ich in der Hölle enden, bei all den »Schandtaten«, die ich begangen habe.

Am Ende finde ich mich auf einem langen, von Bäumen gesäumten Weg wieder. Er führt zu einem Haus, das kleiner ist als das, in dem ich bis zu dem Zeitpunkt gelebt habe. Über dem Eingang prangt ein großer Schriftzug.

Radikalkur

So komme ich also in ein anderes Kinderheim. Der Eingang ist groß und schmucklos, nur ein Stuhl steht dort für die Nonne an der Pforte, die anders gekleidet ist als die Ordensschwestern in der vorherigen Anstalt. Sie trägt keine breite Schmetterlingshaube, sondern ein schlichteres schwarzes Gewand mit einer weißen Kopfbedeckung, die auch die Stirn umhüllt, darüber, wiederum in Schwarz, den typischen Schleier sowie um den Hals einen steifen weißen Kragen und eine dunkle Kordel mit einem Kreuz. Den Ringfinger der linken Hand schmückt ein Ring mit dem eingravierten Antlitz Christi.

Ich schaue mich um, suche nach Orientierung. Während ich noch immer verwirrt dastehe, kommt eine Nonne von kräftiger Statur und imposantem Auftreten auf uns zu: die Mutter Oberin. Sie nimmt mich in Empfang und führt mich ins Heim.

Ich stehe in einem kreisförmigen Vorhof, der an einen von runden Säulen getragenen Bogengang grenzt. Der Bau wirkt antik, Stille herrscht über allem. Außer uns beiden keine Menschenseele. Ein Heim voller Kinder und Jugendlicher und kein einziges Geräusch. Alles scheint in Erwartung, alles steht still, ich habe den Eindruck, als würde das altertümliche Heim meine Anwesenheit mit stummer Feindseligkeit quittieren, aber das mag an meiner mangelnden Erfahrung mit freundlichen Empfängen liegen.

Hinter den Arkaden liegen die einzelnen Wirtschaftsräume: Küche, Speisesaal, Wäscherei. Außerdem die Kapelle, die Grundschulklassen und der Saal für das Rosenkranzgebet. Im Obergeschoss befinden sich die Wohnräume sowie die Klassenzimmer der Mittelschule.

Die Mutter Oberin führt mich in den Gebetsraum, einen großen Saal mit einem Pult und zahlreichen Stühlen, auf denen bereits Mädchen sitzen. Auf den ersten Blick fällt mir auf, dass sie im Gegensatz zu mir keine weiße Heimkluft tragen, sondern andere Kleider. In dem Moment kommt es mir vor wie eine Farbexplosion, in Wahrheit aber dominiert Dunkelblau bei den langen Röcken und hochgeschlossenen, langärmeligen Blusen.

Ich bin ängstlich und ratlos: Werde ich hier für immer bleiben, oder bin ich nur zu Besuch? Bis zu diesem Tag hatte ich nie den Gedanken, es könnte andere Heime ähnlich dem meinen geben, und nun frage ich mich, wie das Leben hier wohl sein mag.

Die Oberin flüstert kurz mit den beiden Nonnen im Raum, bevor sie verschwindet, ohne mich noch eines Blickes zu würdigen. Eine der beiden Schwestern bedeutet mir, ihr zu folgen. Ich kann das Aussehen dieser Frau unbestimmten Alters gar nicht beschreiben, so sehr gleicht sie allen anderen, die ich bisher gesehen habe und die zumeist zu keiner liebevollen Geste, zu keinem Lächeln fähig waren.

Schweigend bringt die Schwester mich nach oben in den Schlafsaal, der in verschiedene Abschnitte für die verschiedenen Altersstufen unterteilt ist. Am Ende des Saals trennt ein blauer Vorhang eine kleine Ecke ab, in der die beiden dem Trakt zugeteilten Nonnen untergebracht sind. Entlang der Wände links und rechts stehen dicht aneinandergerückt, ohne Hocker oder Nachttisch, etwa hundert Betten.

Die Schwester gibt mir alles in doppelter Ausführung: Laken, Unterwäsche, Kleider. Sie weist mir das zehnte Bett auf der linken Seite zu. Sofort muss ich es beziehen, anschließend befiehlt sie mir: »Zieh dich um.« Sie bleibt stehen und mustert mich. Ich habe keine andere Wahl, als mich vor ihren Augen nackt auszuziehen, und geniere mich: Schließlich haben auch Waisenkinder Schamgefühl.

Ich schwimme in den neuen Kleidern. Bei den Schuhen dauert es eine Weile, bis mir klar wird, warum ich fast bei jedem Schritt mit den Füßen herausrutsche: Sie sind mir eine Nummer zu groß. Noch mehr Zeit brauche ich, um eine Lösung für das Problem zu finden: Ich stopfe sie vorn mit zusammengeknülltem Papier aus. Auf die Idee, die jedes andere Kind gehabt hätte, nämlich um Schuhe in der richtigen Größe zu bitten, komme ich nicht einmal.

Meine alte weiße Kluft soll ich wegwerfen: Also gibt es tatsächlich kein Zurück mehr. Nach den Schrecken der Reise wird mir bewusst, dass ich zumindest am Leben bleiben werde, ich habe ein Bett und neue Kleider – der Teufel muss noch warten.

Wenn man sich einen Schlafsaal vorstellt, denkt man vermutlich an einzelne Spinde für persönliche Gegenstände, aber bei uns ist das anders. Persönliche Gegenstände besitzen wir nicht, wir haben gar nichts, also auch keine Spinde. Was zufällig in unseren Besitz gelangt (ein Bonbon, ein Zettel, Geld), tragen wir die ganze Zeit am Körper versteckt mit uns herum.

Der Tagesablauf im neuen Heim ist nicht viel anders als im vorherigen, nur dass wir hier nicht sticken, sondern nur lernen und putzen müssen, und natürlich wird hier wie dort strengster Gehorsam verlangt.

Es ist eine reine Mädchenanstalt, und zu der Grund- und Mittelschule sind auch externe Schülerinnen und Lehrer zugelassen.

Auch hier gibt es den allmorgendlichen Gottesdienst und das Rosenkranzgebet am Nachmittag. Die Gebete muss man in- und auswendig können, um sie zügig aufzusagen. Das Problem ist, dass vor allem während der Messe auf Latein gebetet wird; ich werde die Texte lernen müssen, ohne ein Wort zu verstehen.

Nachdem ich mich umgezogen habe, führt die Schwester mich sogleich in den Speisesaal, denn es ist schon Mittagszeit. Der Speisesaal sieht mehr oder weniger so aus wie im vorherigen Heim, nur der Petzentisch fehlt. Die Tische sind in ähnlicher Weise angeordnet, wieder sitzen vier Mädchen zusammen, es gibt jedoch keine Schublade. Wo mag das Besteck sein? Mit Freude stelle ich fest, dass man hier sauberes bekommt. Das Essen allerdings ist der übliche Fraß.

Ich werde zu drei anderen Mädchen an den Tisch gesetzt, doch nicht eines von ihnen nimmt meine Ankunft mit einem Gruß oder einem neugierigen Blick zur Kenntnis. Alles geht weiter seinen Gang, als wäre ich nur Zuschauerin der Szene. Ich fühle mich einsam und allein.

In diesem Heim herrschen etwas weniger strenge Regeln, bei Tisch dürfen sogar ein paar Worte gewechselt werden. Anfangs allerdings dröhnt mir das Geplapper, verglichen mit dem eisigen Schweigen im vorherigen Speisesaal, unerträglich in den Ohren und bereitet mir geradezu Unbehagen.

Mit einem Mal setzt mein Herz aus. Ganz hinten an einem Tisch sitzt ein hübsches, schlankes, dunkelhaariges Mädchen mit glattem Haar, mandelförmigen Augen, schmaler Nase, zarten Gesichtszügen. Ist das meine Schwester Clotilde?

Mein Herz beginnt wieder zu schlagen, und wie: Ich zittere am ganzen Körper, meine Hände werden feucht, und wie immer, wenn ich sehr aufgeregt bin, mache ich in die Hose. Ist sie das wirklich? Gern würde ich zu ihr gehen, um Gewissheit zu bekommen, aber ich kann nicht vom Stuhl aufstehen.

Im Nu ist das Mittagessen vorbei, ich erinnere mich nicht einmal, was ich gegessen habe. Während alles hinausströmt, geht das Mädchen im Kreise eines kleinen Hofstaates plaudernd und gestikulierend an mir vorbei. Nach zwei Jahren (so viel Zeit ist vergangen) erkenne ich Clotildes Stimme kaum wieder: Kinder verändern sich schnell, besonders wenn sie in die Pubertät kommen. Auch körperlich scheint sie mir nicht mehr dieselbe, und doch hätte ich sie unter Tausenden wiedererkannt. Wie immer sticht sie aus der Menge hervor und wird von allen umringt.

Meine Beine zittern, aber ich zwinge mich, vom Stuhl aufzustehen, damit ich sie noch einholen kann. Ich habe Angst, sie könnte sich in Luft auflösen und mir entwischen, als wäre sie nicht real, sondern nur eine Erscheinung. Ich laufe hinter ihr her und tippe ihr, da ich kein Wort herausbringe, zaghaft auf die Schulter. In banger Erwartung frage ich mich, welchen Empfang sie mir wohl bereitet. Wird sie ihre wiedergefundene kleine Schwester an ihr Herz drücken oder mich, wie damals, beharrlich ignorieren?

Sie dreht sich um: »Was willst du?« Dann sieht sie genauer hin und erkennt mich wieder. Neugierig stehen die anderen um uns herum und verfolgen die Szene.

So sehr habe ich sie vermisst, habe voller Wut über ihr Verschwinden ständig rebelliert und mir jede erdenkliche Strafe eingehandelt. Kein Tag ist vergangen, an dem ich nicht um sie geweint habe. Doch dieser Moment soll mich für alles entschädigen, mir meine verlorene Schwester zurückbringen.

Sie aber schaut mich unbeteiligt an: keine Geste, kein Wort.

Mit zitternder Stimme bringe ich schließlich hervor: »Ich bin's, Emma, deine Schwester.«

Darauf sie ganz ruhig: »Aha. Was machst du hier?«

»Ich bin hierher verlegt worden.«

»Schön, such dir ein paar Freundinnen und lauf mir nicht hinterher.«

Zwei lange Jahre habe ich geglaubt, ich würde sie nie wiedersehen, außer in meinen Gedanken und Träumen; ich dachte, sie wäre tot oder irgendwo in unerreichbarer Ferne. Und nun steht sie da, teilnahmslos. Lieber würde ich tausend Tode sterben, als von ihr zurückgewiesen zu werden. Ich fühle mich hässlich, nutzlos, schmutzig. Auch die anderen werfen mir ungehaltene Blicke zu, als hätte ich ein Sakrileg begangen, weil ich es gewagt habe, mich auf eine Stufe mit ihrem Liebling zu stellen.

Clotilde wendet sich ab, und alle folgen ihr.

Es ist Sommer, die Schule hat noch nicht wieder begonnen. Unsere Hauptbeschäftigung besteht darin, unter strenger Aufsicht bis zum Umfallen zu putzen. Die Arbeit ist so strapaziös, weil die Böden nicht mit Putzlappen, sondern mit alten Strickjacken oder abgelegten Wollsachen gewischt werden. Sobald sie sich mit Wasser vollsaugen, werden sie sehr schwer, sie auszuwringen ist eine Tortur. Den ganzen Tag schrubben wir auf allen vieren. Geputzt wird mit Bleichlauge und einem weißen Scheuerpulver. Hände und Knie sind schlimm zugerichtet, und ständig tut mir der Rücken weh.

Seltsamerweise überwachen die Nonnen äußerst streng den Hausputz (wehe dir, wenn du dabei nicht ordentlich bist, dann lassen sie dich noch einmal von vorn anfangen), kümmern sich aber nicht im Geringsten um unsere persönliche Hygiene. Wir können vor Schmutz stinken, das ist ihnen egal. Alles, was der persönlichen Reinlichkeit dient, Seife, Shampoo, Zahnbürste und Zahnpasta, ist ein Luxus. Wer von seinen Eltern damit versorgt wird, hat Glück; ansonsten muss man eben ohne auskommen.

Alles in allem jedoch lebt man hier besser. Niemand muss Durst leiden, aus jedem Wasserhahn darf nach Belieben getrunken werden. Es gibt kein allabendliches Strafgericht, den Fuß auf dem Rücken oder andere Misshandlungen, bloß Ohrfeigen, Kniffe und die gängigen Züchtigungen.

Zudem dürfen wir mehr Zeit miteinander auf dem Hof verbringen, wobei ich mich allerdings lieber absondere. Ich bin wie besessen von Clotilde: Von Weitem beobachte ich, wie sie redet, spielt, singt. Gesungen werden immer noch einzig und allein Kirchenlieder, wir hören nichts anderes. Sie besticht durch ihre schöne Stimme, die höchste von allen. Ich beneide alle, die in ihrer Nähe sein dürfen.

Die Nächte treiben mich zur Verzweiflung. Kaum geht das Licht aus, warten die Mädchen, bis die Nonnen eingeschlafen sind, dann beginnen sie sich zu regen. Ich höre ihr Getuschel, weiß, wo welches Bett steht, sehe, wer zu ihr geht und mit ihr erzählt und lacht. Ich hingegen bleibe allein: Ich will keine andere als sie und weine bitterlich.

Mit zunehmendem Alter aber verändert sich etwas in uns Mädchen, ich erkenne es an den Mienen, am Verhalten: Ein gestiegenes Selbstwertgefühl scheint uns daran zu hindern, uns vor aller Augen unbeholfen oder lächerlich zu benehmen. Ich für meinen Teil behalte meine Marotten bei (ich rolle mein Nachthemd auf, lutsche am Zeigefinger), schäme mich aber nun, wenn ich dabei beobachtet werde. Auch tagsüber suche ich in schwierigen Momenten Trost in meinem gewohnten Ritual. Stundenlang ziehe ich mich dann ins Bad zurück, ohne dass jemand nach mir sucht: Ich bin niemandem wichtig, so denke ich, selbst wenn ich sterben würde, fiele es keinem auf.

Die neue Umgebung bietet mir keine Anreize, nichts, was mein Interesse wecken und mich von den düsteren Gedanken ablenken könnte; der Sommer vergeht in einem Gefühl der Verzweiflung. Zu tief sitzt die Enttäuschung über das Verhalten meiner Schwester, ich schaffe es nicht, sie hinzunehmen und zu verwinden. Die einzige mir mögliche Reaktion besteht darin, mich immer mehr abzusondern: Eine Freundin, die diesen Namen verdient, habe ich nicht, ich weine ständig, niemand schenkt mir Beachtung. Später einmal wird man all das als Depressives Syndrom beschreiben. Im Heim jedoch würde eine solche Bezeichnung nur Gelächter ernten, hier ist kein Platz für derartigen »Unfug«.

Eines Tages ruft die Schwester Clotilde und mich herbei und stellt uns einer elegant gekleideten Frau mittleren Alters vor, die mit zahlreichen Armbändern, die bei jeder Bewegung klimpern, und einer hübschen, das ausladende Dekolleté betonenden Kette geschmückt ist. Die Frau verströmt einen angenehmen Duft, scheint aber sehr beschäftigt und widmet uns nur einen kurzen Augenblick. Sie wirkt ungeduldig und fahrig.

»Ich bin die für euch zuständige Sozialarbeiterin, ich kümmere mich ab jetzt um euch.«

Wir hätten noch mehr Geschwister, erklärt sie weiter, die alle in unterschiedlichen Heimen untergebracht seien. Unsere Mutter habe kein Sorgerecht für ihre Kinder, daher könne sie uns nicht zu sich nehmen, auch nicht vorübergehend. All das verkündet die Sozialarbeiterin im Stehen, wie wenn sie alsbald etwas anderes zu tun hätte.

Ich habe also noch andere Geschwister außer Clotilde. Es ist seltsam: Die wichtigsten Offenbarungen in meinem Leben erreichen mich beiläufig, beinahe unbeabsichtigt. Als wären es Nebensächlichkeiten, als hielte man es für reine Zeitverschwendung, mich über mein Schicksal zu informieren. Die Frau jedenfalls, die sich um mich kümmern soll, werde ich während des einen Jahres, das ich in dem Heim verbringe, nicht wieder zu Gesicht bekommen.

Endlich nimmt der schreckliche Sommer ein Ende, die Schule wartet: eine Herausforderung, die mich meiner tränenreichen Einsamkeit entreißen soll. Nicht alle Heimkinder werden regelmäßig ins nächste Schuljahr versetzt, und nur wenige von uns schaffen den Sprung auf die Mittelschule. So bin ich in meinem zweiten Mittelschuljahr nur noch mit Externen in einer Klasse.

Ich werde in die erste Reihe gesetzt, das Klassenzimmer ist klein, wir sitzen alle eng beieinander. Für mich jedoch ist der

Raum wie eine Wüste, die Klassenkameradinnen kommen mir vor wie Außerirdische, so verschieden von mir sind sie in ihrer Art, sich zu kleiden, ihrem Verhalten, ihrer Denkweise, selbst ihr Geruch ist anders. Sie und mich trennt eine unsichtbare Wand, ich existiere schlichtweg nicht für sie. Es quält mich zu sehen, wie sicher, unbeschwert, kontaktfreudig sie sind. Es quält mich zu sehen, wie sie ihre Brote essen, auch wenn ich mir nun schon seit einem Jahr zu helfen weiß: Ich verstecke mich die ganze Pause über im Bad.

Auch an Gruppenarbeiten in der Klasse beteilige ich mich nicht, bleibe immer nur für mich. Meine Leistungen sind indiskutabel. Ich bin ständig unvorbereitet, was mit meinem Ehrgefühl nur schwer vereinbar ist. Es quält mich, wie ich mich ein ums andere Mal vor den Lehrern blamiere.

Für Clotilde ist alles anders. Sie kommt auch mit den externen Mädchen bestens zurecht, ich sehe sie im Flur reden und lachen. Auch sie sehen Clotilde als ebenbürtig an, suchen ihre Nähe und umlagern sie.

Am schlimmsten ist es am Nachmittag, wenn es ans Selbststudium geht. An die Hausaufgaben. Mir erscheint das einfach nur absurd. Während die anderen zu Hause lernen, muss ich mich ohne Lehrer im einsamen Klassenzimmer auf meinen Platz setzen und lernen. Und zwar ohne Hefte, Stifte und Bücher, denn das alles besitze ich nicht. Jeden Nachmittag verkrieche ich mich allein, tue nichts, hänge nur dunklen Gedanken nach und beweine mein Schicksal.

Irgendwann fällt der Technikkundelehrerin auf, dass mir zum Lösen der Aufgaben, die sie uns gestellt hat, das nötige Material fehlt, woraufhin sie mich zur Strafe hinter die Tafel schickt. Am selben Tag kommt der Lehrer für Italienisch und Latein während des Technikkundeunterrichts zur Tür herein, um etwas mit seiner Kollegin zu besprechen. Er sieht mich hinter der Tafel stehen. Ohne etwas zu sagen, geht er hinaus.

Am Ende der Stunde ruft er mich zu sich und fragt: »Emma, wieso musstet du hinter die Tafel?«

Unter Tränen stammele ich den Grund hervor. Ich bin ohnehin extrem schüchtern, mit einem Mann zu reden fällt mir noch einmal schwerer. Außerdem bin ich nicht gewohnt, von mir selbst zu sprechen, laut zu sagen, was ich empfinde und was mir fehlt. Entbehrung war für mich immer der Normalzustand, auf den Gedanken, etwas für mich beanspruchen zu können, komme ich gar nicht erst.

Als ihm klar wird, dass ich weder Bücher noch Hefte besitze, schenkt er mir mit viel Taktgefühl, ohne dass die anderen es bemerken, ein Buch, ein paar Hefte und Steinchen, aus denen ich im Technikkundeunterricht ein Mosaik basteln kann.

Er fragt mich: »Was würdest du gerne als Motiv wählen?«

»Die Muttergottes mit dem blauen Schleier.«

Endlich habe ich ein Buch, Hefte und Mosaiksteinchen, um die Muttergottes darzustellen. Als er mir die Sachen bringt, ist das Erste, was ich zu ihm sage: »Alles für mich?«

Ich kann mein Glück gar nicht fassen. Nun habe ich in der nachmittäglichen Einsamkeit des Klassenzimmers etwas zu tun. Das Buch ist wunderschön, genüsslich schnuppere ich daran, weil es so neu riecht. Ich fange an, Tagebuch zu schreiben. Ich schreibe und weine. Das Heft saugt sich mit Tränen voll und ist im Nu doppelt so dick.

Der Trost ist nur von kurzer Dauer. Clotildes Zurückweisung frisst sich wie ein Holzwurm durch meine Seele und lässt mich nicht los. Verzweifelt nehme ich eines Tages all meinen Mut zusammen und spreche sie an: »Du bist meine Schwester. Warum verhältst du dich bloß so?«

»Wann kapierst du endlich, dass du mich nicht als Schwester betrachten sollst? Lass mich in Frieden. Sieh zu, wie du allein zurechtkommst!«

Das ist zu viel. An dem Tag beschließe ich, aus Protest gegen die ganze Welt fortan zu schweigen und mit niemandem mehr ein Wort zu wechseln.

Zunächst fällt es keinem auf. Ich war ohnehin immer unsichtbar. Die Nonnen bemerken nichts: Für gewöhnlich haben sie mir nichts zu sagen, ebenso wenig wie ich ihnen. In der Schule ist es ganz ähnlich. Ich antworte nicht auf die Fragen der Lehrer, aber da ich chronisch unvorbereitet bin, messen sie dem keine Bedeutung zu. Der Einzige, dem mein hartnäckiges Schweigen nicht entgeht, ist der Literaturlehrer. Nach Kräften müht er sich, mich zum Sprechen zu bewegen, aber ich bleibe stumm.

Gewiss ist er es, der die Nonnen alarmiert, denn die für meinen Trakt zuständige Schwester fängt an, mich unter Zuhilfenahme von Ohrfeigen und Kniffen einem regelrechten Verhör zu unterziehen: »Hörst du wohl auf mit dieser Posse. Benimm dich normal, wie alle anderen auch!«

Als Reaktion stehe ich nicht mehr aus dem Bett auf, was einen äußerst schweren Verstoß gegen die Heimregeln darstellt. An diesem Punkt nun sehen sich die Schwestern durch mein stures Verhalten, vielleicht auch durch den Druck des Literaturlehrers, zu ernsten Schritten genötigt.

Eines Morgens befiehlt eine Schwester mir in harschem Ton aufzustehen: »Wir bringen dich ins Krankenhaus!«

Obwohl ich schon einmal im Krankenhaus war, erscheint mir das Wort noch immer rätselhaft. Zumindest aber komme ich so endlich einmal hier heraus, entdecke etwas Neues. Das ist gewiss besser, als immer nur im Heim zu sein. Also lasse ich es mir nicht zwei Mal sagen, springe, ohne zu wissen, was auf mich zukommt, aus dem Bett und ziehe mich rasch an.

Mein Weg führt an den anderen Mädchen vorbei, die mich neugierig und vielleicht auch neidisch mustern, weil ich nach draußen gehe. Ihre Blicke belohnen mich. Ich komme mir sehr schlau vor, immerhin habe ich es wenigstens einmal geschafft, im Zentrum der allgemeinen Aufmerksamkeit zu stehen. Auch Clotilde begegne ich. Mit einem schnellen Blick versuche ich, ihr zu vermitteln, wie es mir geht, wie sehr ich wegen ihr leide. Aus dem Blick, den sie mir zurückwirft, spricht die übliche Gleichgültigkeit.

Der gelbe Schulbus fährt uns in ein städtisches Krankenhaus ganz in der Nähe des Heims. Als Erstes kommen wir in einen großen Raum voll mit Kranken und Verletzten: die Notaufnahme. Ich höre Menschen wimmern, Angehörige in Tränen ausbrechen, die Sirenen von Krankenwagen, aus denen Tragen ausgeladen werden.

Nach langem Warten sind wir an der Reihe. Die Nonne stellt mich dem Arzt als »schwieriges, sehr nervöses Mädchen« vor und sagt abschließend: »Jetzt spricht sie nicht mehr.«

Der Arzt vermutet bei mir eine Geistesstörung, untersucht mich kurz und entscheidet dann: »In Ordnung, wir weisen sie in die Neuro ein.« Damit überlässt er mich einer Krankenschwester.

Die Nonne verschwindet sofort. Hätte ich in dem Moment gewusst, was die Neuro ist, würde ich ihr auf dem Absatz folgen. Ich würde wieder gesprächig, sogar singen würde ich. Da ich aber keine Ahnung habe, was mich erwartet, gehe ich bis zum Äußersten.

Durch zahlreiche Flure führt die Krankenschwester mich zu einem Zimmer mit acht Betten, je vier rechts und links, das Fenster gegenüber ist vergittert. Wie angewurzelt bleibe ich an der Tür stehen: In den Betten liegen nur erwachsene Frauen, ihre Blicke, mal wild, mal völlig abwesend, sind furchteinflößend. Eine von ihnen wiegt sich hin und her, eine andere lacht grundlos vor sich hin, wieder andere führen Selbstgespräche oder schreien, während sie auf der Bettkante sitzen oder ausgestreckt im Bett liegen.

Von Panik ergriffen will ich das Zimmer auf keinen Fall betreten, die Krankenschwester aber bezwingt meinen Widerstand und weist mir ein Bett zu. Da mache ich mir erst einmal in die Hose, worüber die Krankenschwester sehr ärgerlich wird. Die Nonne hat nichts zum Wechseln für mich dagelassen, nicht einmal ein Nachthemd. Sie setzt mich neben dem Bett auf einen Stuhl, befiehlt mir, mich nicht zu rühren, und weist mich, bevor sie geht, zurecht: »In deinem Alter machst du noch immer in die Hose, schämst du dich nicht? Was sollen wir jetzt tun? Du hast nichts zum Anziehen!«

Schutzlos bleibe ich in dem Unordnung und Wahnsinn ausdünstenden Raum zurück. An den Stuhl geklammert halte ich die Augen die ganze Zeit fest geschlossen, kann aber nichts gegen die Geräusche und Stimmen tun, die an mein Ohr dringen. Diese seltsame Welt macht mir Angst, und mir wird klar, dass ich einen großen Fehler begangen habe. Der Albtraum wäre leicht zu beenden, ich müsste bloß den Mund aufmachen und sprechen, doch fürchte ich die brutale Reaktion der Nonnen so sehr, dass ich beschließe abzuwarten.

Die Krankenschwester kommt mit frischer Wäsche und einem Schlafanzug zurück. Er ist riesengroß, offenbar gibt es auf der Station keine Kinder. Da ich noch nie Hosen getragen habe, kommen mir die Schlafanzughosen ebenso seltsam vor wie die Schuhe an den Füßen der anderen Patientinnen: Sie sind leicht und aus Stoff, wie ich sie noch nie gesehen habe. Später erfahre ich, dass man sie Pantoffeln nennt; ich jedenfalls habe keine und trage weiter meine feuchten Schuhe, die unter dem Stuhl trocknen und einen üblen Geruch verströmen.

Ich ziehe mich um, so rasch es nur geht, denn dazu muss ich die Augen öffnen, und was ich sehe, macht mir Angst. Sofort schlüpfe ich ins Bett. Schutz suchend ziehe ich mir die Decke über den Kopf und verstecke mich.

Mein Bett steht günstig, um die Lage zu erkunden. Ich habe

die Tür und einen Teil des Flurs im Blick. So luge ich ab und an verstohlen unter der Decke hervor, besonders wenn ich ungewöhnliche Geräusche höre. Mit einem Mal beginnt es zu scheppern, Kellen schlagen gegen Töpfe, und ein einladender Duft breitet sich im Zimmer aus.

Aus meinem Versteck erspähe ich die Krankenschwester, die am Essenswagen Schüsseln füllt und mehrere Teller vorbereitet. Sie richtet alles auf Tabletts an. Acht Tabletts, also ist auch eines für mich dabei.

Sie ruft mich beim Namen, aber ich bleibe unter der Bettdecke, daher stellt sie das Tablett auf dem Nachttisch ab. Ein leckerer Essensgeruch steigt mir in die Nase: Ich ändere meine Beobachtungsposition, luge nun zum Nachttisch hinaus und versuche herauszufinden, was es zu essen gibt. Welch bezaubernde Aussicht: eine Schüssel Minestrone, ein Teller Fleisch mit Salat, ein Apfel und ein ganzes Brötchen. Alles für mich? Ist das möglich?

Heimlich überlege ich, wonach ich zuerst greifen soll. Nach dem Besteck oder der Suppenschüssel? Nachdem ich mich für eine Reihenfolge entschieden habe, merke ich mir, wo alles steht, und gehe in Gedanken die nötigen Bewegungen durch. Tapfer greife ich blitzschnell zu und hole mir meine Beute Stück für Stück unter die Bettdecke. Ich esse alles auf, nur das Brot hebe ich für später auf.

Den ganzen Tag über bleibe ich in meinem Versteck, finde jedoch nach und nach heraus, wie ich mit meiner Angst umgehen kann. Es reicht, niemandem ins Gesicht zu sehen und mir in den schlimmsten Momenten die Ohren zuzuhalten. Auf dem Nachttisch entdecke ich gelegentlich etwas Essbares, Brot oder Obst, ich strecke die Hand aus und schnappe es mir. Ich habe den Eindruck, dass hier ständig Essen ausgeteilt wird, was mir mehr als recht ist. Endlich kann ich so mein ewiges Hungergefühl stillen. Erst dann begreife ich, dass es die anderen Patientinnen sind, die mir das Essen auf den Nachttisch legen. Ungeachtet ihres Geisteszustandes hatten sie Mitleid beim Anblick eines derart ausgehungerten Kindes. Wie schön wäre es, dieses Glück mit meiner Schwester zu teilen. Dann würde sie mir ein wenig mehr Beachtung schenken, denke ich.

Beim Abendessen wiederholt sich das Ganze, und ich halte unter der Bettdecke ein himmlisches Festmahl ab. Dann aber geht das Licht aus. Die Nacht ist endlos. Geräusche, Stimmen, herzzerreißendes Gewimmer. Ab und an höre ich, wie die Nachtschwester den unruhigsten Patientinnen gut zuredet. Ich hingegen esse, um gegen die Angst anzukämpfen, auch noch die letzten Reste auf, bevor ich Brotkrumen zu kleinen Bällchen forme und sie mir in die Ohren stopfe.

Der nächste Morgen bricht an. Von meinem kleinen Observatorium aus nehme ich ein großes Hin und Her wahr. Ich höre die Krankenschwestern mit ihren Holzschuhen klappern, sehe Männer im weißen Kittel kommen und gehen. Schließlich das Frühstück.

Unter der Bettdecke stoße ich auf Neues: Was mag in dem winzigen Plastikdöschen sein? Ich untersuche es genau, komme dahinter, dass die kleine Lasche geöffnet werden kann, was mir nach ein paar Versuchen gelingt. Der Inhalt ist weich, bunt und klebrig, ich probiere mit dem Finger, es schmeckt süß, köstlich: Ich habe Marmelade entdeckt. Noch ein Rätsel: In einer Hülle aus Stanniolpapier verbirgt sich ein weicher gelber Würfel. Ich verschlinge ihn in einem Stück, aber er schmeckt mir nicht, ich finde ihn vielmehr etwas eklig: Es ist Butter.

Nach einer Weile erscheinen zwei Männer im weißen Kittel und überreden mich freundlich, aus meinem Versteck zu kommen. Einer der beiden untersucht mich akribisch: Mund, Hals, Ohren, Brust. Unterdessen stellt er mir Fragen, die ich mit Bedacht nicht mit Worten, sondern nur mit Zeichen beantworte, um ihm begreiflich zu machen, dass ich verstehe, was ich gefragt werde. Nach der Untersuchung wechseln die beiden ein paar unverständliche Worte und gehen. Später unterziehen sie mich weiteren Tests und lassen mich schließlich für den Rest des Tages unter meiner Decke in Ruhe.

Tags darauf bittet mich eine Krankenschwester, ihr zu folgen: Ich schlüpfe in meine inzwischen getrockneten Schuhe und gehe mit ihr. Wir laufen lange Flure entlang, die zu Zimmern führen, aus denen laute Geräusche und markerschütternde Schreie dringen. Sie dröhnen mir in den Ohren. Verstört folge ich der Krankenschwester, klebe beinahe an ihr, bis wir einen besonderen Raum erreichen.

Überall finden sich Drähte und ungewöhnliche Apparaturen, Stühle mit ledernen Armlehnen, weiße Geräte mit schwarzen Zeigern und Pulte mit vielen Schaltknöpfen. Ich muss auf ein eisernes Podium steigen und den Rücken an eine Metallstange lehnen. Mit Lederbändern bindet man mir Hände und Füße zusammen. Mein Kopf wird mit einem Metallstreifen an einem Pfosten fixiert. Auf die Stirn klebt man mir eine Vielzahl von Drähten. Schon allein das alles erschreckt mich zu Tode, und ich ahne nicht, was ich noch werde durchmachen müssen. Ich weiß, ich könnte all dem ein Ende bereiten, würde ich nur wieder sprechen, doch die Angst vor der Reaktion der Nonnen auf meinen Betrug lähmt mich. Ich versuche, mir Mut zu machen, und denke daran, dass ich ja auch an diesem Tag wieder reichlich zu essen bekommen würde.

Plötzlich durchfährt mich ein heftiger Kopfschmerz. Ich beginne zu zittern, unaufhörlich zu schlottern. Wie lange die Tortur dauert, weiß ich nicht: Eine Sekunde, eine Minute oder auch zehn, Zeit hat in diesem Zustand keine Bedeutung mehr. Als sie mich schließlich von der Maschine abschnallen, sinke ich kraftlos in mich zusammen; sie heben mich hoch und legen mich auf eine Trage. Noch immer pocht mein Kopf, meine Schläfen scheinen fast zu platzen, und unterwegs muss ich mich übergeben. Beinahe bewusstlos werde ich zurück auf mein Zimmer gebracht. Das Mittagessen lasse ich stehen, da ich nicht zur kleinsten Bewegung fähig bin. Obwohl ich schreien möchte, tue ich es nicht, warum auch immer. Mag sein, dass die Furcht vor der drohenden Strafe größer ist als der Schmerz. Mag sein, dass ich in dem Moment tatsächlich unfähig bin, einen Laut hervorzubringen. Am Abend und in der Nacht komme ich langsam wieder zu vollem Bewusstsein, allerdings nicht zu Kräften: Ich bin erschöpft, als hätte ich stundenlange Prügel eingesteckt.

Am nächsten Morgen erleide ich die gleiche Folter. Dieses Mal weiß ich, was mich erwartet, und um Zeit zu gewinnen, bitte ich darum, ins Bad gehen zu dürfen, danach aber ist die Qual unausweichlich. Kaum habe ich das Zimmer mit der Apparatur betreten, nässe ich ein, was die Ärzte jedoch nicht von ihrem Vorhaben abhält. Sie binden mich fest und beginnen mit den Stromstößen.

Das Ganze nennt sich Elektroschocktherapie. Für den Rest des Tages starre ich nur noch vor mich hin, meine Ohren summen. Ich begreife nichts mehr von dem, was man zu mir sagt. Meine Zimmergenossinnen, die mir zuvor Angst eingejagt haben, existieren nun gar nicht mehr.

Vier Tage lang mache ich diese Behandlung durch. Verängstigt horche ich morgens auf die Schritte des Personals auf dem Flur. Bei jedem Schritt fürchte ich, er führte zu mir, sie kämen mich holen, bis sie schließlich tatsächlich vor meinem Bett stehen, und dann kann ich nur noch still vor mich hin weinen.

An einem der Nachmittage scheint mir, als hörte ich die Signora mit der Krankenschwester reden. Aus Furcht, sie könne es tatsächlich sein, öffne ich für einen Moment die Augen: Kaum erkenne ich sie, kneife ich die Augen sofort wieder zu, ziehe die Bettdecke über den Kopf und tue so, als ob ich schliefe. Sie kommt näher, schaut unter die Decke, sieht mich schlafend und verschwindet ohne ein Wort.

Am fünften Tag komme ich zu dem Entschluss, dass es nun genug ist und ich unbedingt wieder sprechen muss. In der Nacht übe ich im Bad, denn nachdem ich so lange geschwiegen habe, fällt es mir tatsächlich schwer, mich zu artikulieren. Am Morgen darauf, als ich mir sicher bin, meine Stimme wieder zu beherrschen, warte ich, bis der Arzt kommt. Er stellt mir einige Fragen, und endlich antworte ich ihm. Darüber wirkt er sehr zufrieden: Seine Miene hellt sich auf. Dreist behauptet er, es sei ihm gelungen, den Fall zu lösen. Im Laufe des Tages tritt ein Arzt nach dem anderen an mein Bett und mustert mich interessiert und voll Stolz, weil die Wissenschaft gesiegt hat. Der Arzt, der mich »geheilt« hat, erläutert vor seinen versammelten Kollegen den Nutzen des Prachtgeräts.

Tags darauf werde ich entlassen. Bevor ich gehe, stopfe ich mir alles, was ich an Essbarem zu fassen bekomme, in den Schlüpfer: Brot, Butter, Marmelade, einen Apfel. Zum Glück ist mir mein Kleid noch immer zu groß. Im Heim werde ich tagelang von diesem Essen zehren.

Meinen Kameradinnen erzähle ich kein Sterbenswort, nicht einmal Clotilde. Zu gern würde ich mich ihr anvertrauen, mich bei ihr ausweinen, aber ihr Verhalten lässt es nicht zu: Sie würdigt mich kaum eines Blickes und will auch nicht wissen, wo ich so lange war und was ich gemacht habe.

Im Heim hat sich einiges verändert. Ein paar Mädchen sind neu hinzugekommen, die im Vergleich zu uns aus ganz anderen Verhältnissen mit ganz anderen Erfahrungen stammen. Hinter ihren aggressiven, teils grausamen Mienen lassen sich von Gewalt oder Wahnsinn geprägte Familien oder gar ein früher Kontakt mit Kriminalität erahnen. Sofort verschaffen sie sich mit Gewalt das Sagen über uns andere.

Sie erwarten, dass wir ihnen in allem gehorchen, andernfalls hagelt es Tritte, Ohrfeigen, Fausthiebe. Sogar die Nonnen, die doch unser Schrecken waren, werden neuerdings häufig angegriffen: Wir haben nun neue Gebieterinnen. Wenn die Grenze des Zumutbaren erreicht ist, werden sie entlassen und in »Besserungsanstalten« überführt. Vorher jedoch verbringen sie mal mehr, mal weniger Zeit bei uns. Um nicht angegriffen und verprügelt zu werden, beugen sich alle ihrem Willen. Selbst Clotilde, die doch großen Einfluss auf die anderen Mädchen besitzt, hat der stumpfen Brutalität nichts entgegenzusetzen.

In der Schule begegne ich dem Literaturlehrer wieder, der über meine Rückkehr erfreut scheint. Gern würde ich ihm alles erzählen, um mich von der Last zu befreien, die mir auf der Seele liegt, aber ich schaffe es nicht. Ich spreche mit niemandem über die Elektroschocks, eine Art Scham hält mich davon ab.

Langsam nehme ich mein gewohntes Leben wieder auf. Dank der Bücher, die ich von meinem Lehrer bekommen habe, kann ich am Nachmittag lernen: Ich werde recht gut in Latein und den anderen sprachlichen Fächern. Mit einem Mal fragen meine Mitschülerinnen mich um Hilfe, und ich willige gegen kleine Gefälligkeiten ein: Sie leihen mir Bücher aus oder lassen mich ihre Mathematikaufgaben abschreiben. Auch mein Mosaik vollende ich, die Muttergottes gelingt mir sehr gut. Eine schöne, wenn auch kleine Befriedigung, ein Wassertropfen im Ozean.

Da wir auch Externe in der Klasse haben, wird uns unsere eigene Situation immer bewusster: Wir sind arm, schmutzig, stinkig, ausgehungert. Nicht anders als im Heim zuvor werden unsere Bedürfnisse, und seien sie noch so bescheiden, auch in der neuen Anstalt völlig missachtet. Nicht einmal ein Stück Seife besitzen wir, keine Zahnbürste, keine Unterwäsche. Eine der Nonnen führt ein kleines Büdchen, eine Art Verkaufsstand, wo sie alles anbietet, was wir bräuchten, Zahnpasta, Seifen, Damenbinden, Shampoo und Ähnliches. Wer es sich leisten kann, kauft dort ein, wer nicht, geht leer aus. Oder behilft sich – mit anderen Worten: bestiehlt andere.

Im Vergleich zu den externen Mädchen sind wir nicht nur ungepflegter, sondern auch unbedarfter, denn wir haben keine Ahnung, was in der Welt vor sich geht. Während sie die aktuellen Hits vor sich hin trällern, haben wir die Lieder noch nie gehört. Das gehört zu den Dingen, die uns am meisten deprimieren und uns das Gefühl geben, unterlegen zu sein. Wir leben eingesperrt wie in einer Kiste, die so groß ist wie die Mauern rings um das Heim.

Mir wird bewusst, dass ich die Externen und ihre Welt verachte. Aus einem Minderwertigkeitsgefühl heraus will ich von ihnen und allem, wofür sie stehen, nichts wissen. Dass ich die Schule überstehe, verdanke ich den Büchern, die mir der Literaturlehrer geschenkt hat, und meinem Lerneifer, durch den ich mich auf eine Stufe mit den anderen zu stellen vermag. Ich begreife, dass auch ich etwas wert bin. Die bittere Armut jedoch bleibt, und dass ich mir hier und da das Nötigste zusammenstehlen muss, quält mich. In der Schule habe ich keine Skrupel, den Schulranzen irgendeiner unsympathischen Externen zu erleichtern, im Heim jedoch weiß ich, dass ich es von jemandem nehme, der ebenso wenig hat wie ich; dennoch scheint in solchen Momenten mein eigenes Bedürfnis stärker zu wiegen als alles andere.

Irgendwann einmal bringt eines der nur kurzzeitig bei uns untergebrachten Mädchen ein Paar Rollschuhe mit. Eine neue Mutter Oberin mit moderneren Ansichten, die noch nicht lange im Amt ist, erlaubt uns, auf dem Hof zu laufen. Daraufhin bricht unter uns eine Jagd auf Rollschuhe aus. Wer von seinen Eltern ein Paar bekommt, macht es sich zur Gewohnheit, unter den neidischen Blicken der weniger Begünstigten hin und her zu fahren. Vereinbarungen werden getroffen, nach denen die Rollschuhe für ein paar Minuten ausgeliehen werden können. Beliebt, wie Clotilde bei allen ist, gibt man sie ihr gern; die Aggressiveren nehmen sie sich mit Gewalt. Manchmal verleihen die Besitzerinnen ihre Rollschuhe gegen einen Gefallen. Ich gehe leer aus. Ich schaue nur zu, wie die anderen flink vor meiner Nase umherfahren. Aber im Heim sind Festtage für niemanden von langer Dauer. Am Ende wird die allzu »moderne« Oberin entlassen, und die Rollschuhe verschwinden vom Hof.

Am Ende des Schuljahrs erscheint mir die Aussicht auf die Sommermonate unerträglich.

Die Schule war eine Herausforderung, schenkte mir ein klein wenig Befriedigung. Ich konnte vor allen glänzen, mich einmal wenigstens ein bisschen bedeutend fühlen. Doch mit der letzten Unterrichtsstunde ist es damit vorbei, stattdessen wächst in mir das Bewusstsein über meine Gefangenschaft, und meine Lage wird mir immer verhasster.

Anstatt meine Freizeit im Hof mit den anderen zu verbringen, ziehe ich mich nun ins Klassenzimmer zurück und grüble (jedes Mal hoffe ich, meine Schwester würde nach mir suchen, doch vergebens). Nach und nach nimmt eine faszinierende und riskante Idee in mir Gestalt an. Von hier zu fliehen. Für immer.

Vom Hof aus hat man den Eingang im Blick, der häufig offen steht. Die lange Zufahrtsallee und am entfernten Ende das Gittertor, das uns einsperrt. Dahinter dann die öffentliche Straße, wo das Leben pulsiert. Mein Entschluss steht fest. Ich werde fliehen und mich in die Welt stürzen.

Vor dem Eingang, gleich neben dem Drücker, mit dem das Tor geöffnet wird, sitzt stets eine alte Nonne auf einem Stuhl und hält Wache. Ab und an nickt sie ein und schafft es auf wundersame Weise, sich schlafend auf dem Stuhl zu halten. Nachdem ich sie lange verstohlen beobachtet habe, weiß ich, was zu tun ist. Eines Nachmittags, nachdem ich gewartet habe, bis die Nonne eingeschlafen ist, krieche ich auf dem Boden unter ihrem Stuhl hindurch und gelange auf diesem Weg nach draußen.

Ich renne die Allee entlang, das Gittertor steht offen, da ich zuvor den Drücker betätigt habe. Schon stehe ich auf der Schwelle. Die Außenwelt liegt unmittelbar vor mir, doch plötzlich macht mir Angst, was ich sehe. Was erwartet mich dort draußen? Ich bin nicht mehr sicher, ob ich es herausfinden will. Schreckliche Gefahren male ich mir in meiner Fantasie aus. Ich fange an zu zittern. Schlagartig erscheint mir das Eingesperrtsein im Heim in einem anderen Licht: als einzig sichere Bleibe. Die Hand am Tor, stehe ich für einen langen Augenblick auf der Schwelle, ohne dass ich sie zu überqueren vermag. Am Ende schließe ich das Tor und mache kehrt. Noch einmal krieche ich durch die Beine der Nonne, die den Schlaf der Gerechten schläft, und komme so zurück auf den Hof.

Der Gedanke an die abgebrochene Flucht verstärkt an den Tagen darauf nur noch meine Angst, meine Einsamkeit, meinen Kummer. Nachts quälen mich oft Albträume, die vom Elektroschock verursacht werden und mich noch lange begleiten sollen. Die Wirklichkeit selbst scheint mir inzwischen ein Albtraum. Seit Langem habe ich den Verdacht, dass all das Schöne und Tröstliche, von dem der Priester spricht, nichts als ein Haufen Lügen ist. Die Wirklichkeit sieht anders aus. Ich verstehe ihn nicht, den Gott, der Mensch geworden und für uns gestorben ist. Christus, von dem Priester und Nonnen behaupten, er sei immer bei uns, hat uns verlassen. Und der Schutzengel, von dem sie reden, wo ist der?

Alles kommt mir vor wie eine riesige Heuchelei. Ganz besonders die Pflichtbeichte. Ich muss vor dem Priester meine Sünden bekennen und zermartere mir jedes Mal das Hirn, was ich bloß sagen soll. Die echten Sünden, die ich begehe, einige Diebstähle also, will ich auf keinen Fall verraten, da ich Bestrafung fürchte. So erfinde ich kleine Verfehlungen bei Gehorsam und Gebet, die es nie gegeben hat, aber im Grunde ist es genau das, was der Priester bei der Beichte von mir hören will.

Tag für Tag allein in meinem Klassenzimmer vertraue ich mich meinem Tagebuch an und komme zu dem Schluss, dass es keinen Sinn hat zu leben. Also beschließe ich, erneut zu fliehen, dieses Mal jedoch vor allem und jedem. Ich gehe in die Waschküche. Dort breche ich einen Schrank auf und lasse eine Flasche Bleichmittel mitgehen. Stundenlang steht sie dann in der Klasse neben mir auf der Schulbank und leistet mir Gesellschaft. Unter reichlich Tränen, die auf mein geliebtes Tagebuch tropfen, formuliere ich meinen letzten Willen, in der Hoffnung, im letzten Augenblick möge meine Schwester zur Tür hereinkommen und mich retten.

Mit Mühe würge ich nach und nach einen ersten Schluck aus der Flasche hinunter. Der Geschmack ist widerlich. Ich brenne innerlich, anfangs muss ich mich übergeben, meine Augen treten aus den Höhlen hervor, aber es gelingt mir, alles auszutrinken. Damit ich das Gift nicht gleich wieder ausspucke, versuche ich mit aller Kraft, den erneuten Brechreiz zu unterdrücken.

Als ich wieder zu mir komme, liege ich im Krankenhaus auf einer Trage: Der Arzt, eine Krankenschwester und die Nonne foltern mich mit einem Schlauch, den sie mir in den Hals stecken, und überall ist Wasser. Die Magenspülung rettet mir das Leben.

Ich bleibe eine Weile im Krankenhaus, um die Nachwirkungen meiner Tat auszukurieren. Ein Polizist befragt mich. Auch andere Leute (Journalisten, wie ich später erfahre) wollen den Grund für meine Tat wissen, aber niemand bekommt von mir eine Antwort. In der Lokalzeitung heißt es unbestimmt, ein Heimkind habe in einem verzagten Moment versucht, sich das

Leben zu nehmen. Davon weiß ich, weil eine Krankenschwester es in meinem Beisein den anderen Patientinnen erzählt.

Nach meiner Entlassung werde ich wieder ins Heim gebracht. Am liebsten würde ich nicht dorthin zurückkehren, es ist mir peinlich, was die anderen Mädchen, allen voran Clotilde, von mir denken werden. Tatsächlich hat sich meine Aktion bei ihnen herumgesprochen. Ein Zeichen der Solidarität bekomme ich von ihnen nicht, sondern nur Kritik, weil ich eine solche Dummheit begangen habe. Im Hof kommen einige auf mich zu und beschimpfen mich. Auch meine Schwester ist in der Nähe.

Ich nehme sie zur Seite. »Ich habe niemandem gesagt, dass ich es wegen dir getan habe.«

»Wegen mir?«, gibt sie ungehalten zurück. »Wieso das denn?«

»Weil du meine Schwester bist, mich aber nicht lieb hast.«

Clotilde schüttelt den Kopf. »Halt dich von mir fern«, sagt sie, »du bist *ihr* viel zu ähnlich.«

Da beginne ich endlich zu verstehen, weshalb Clotilde mir gegenüber eine solche Abneigung an den Tag legt.

Auch in diesem Heim gibt es ein Besucherzimmer, in dem die Eltern empfangen werden. Die Signora taucht nur noch selten auf. In dem Päckchen, das sie uns nun mitbringt, sind keine Süßigkeiten mehr, sondern ein Brathähnchen und zwei Bier. Sie will, dass wir ohne Teller und Besteck im Stehen vor ihr essen und trinken. Als wir uns weigern, fordert sie uns auf, das Zimmer zu verlassen, geht mit uns nach draußen auf den Weg vor dem Heim und befiehlt uns, dort unter den Bäumen zu essen und zu trinken. Ich widersetze mich erneut. Obwohl ich mir dafür eine Ohrfeige einfange, bleibe ich störrisch. Clotilde hingegen gibt nach, mit unterwürfigem Blick trinkt sie das Bier und schlingt das Hähnchen hinunter. Eine ziemlich seltsame

Frau, die Signora. Ohne je irgendetwas von uns wissen zu wollen, zieht sie nach diesem Ritual zufrieden davon.

Eines Sonntagvormittags jedoch nimmt sie uns zu unserem großen Erstaunen mit hinaus vor die Tore des Heims. Über eine halbe Stunde folgen wir ihr durch die Straßen in ein altes Arbeiterviertel mit engen, verwinkelten Gassen, die vom typisch schwarzen Gestein meiner Stadt geprägt sind. Wir durchqueren ein breites Portal und blicken durch ein antikes Atrium auf ein einst prunkvolles Gebäude. Die Fenster sind mit vormals weißen Steinsimsen verziert, seitlich führen zwei ausladende Treppen in die Beletage. Hinter dem Eingang liegt ein weiterer Innenhof, an dessen Ende eine Stiege zu einem Absatz mit einer einzigen Tür hinaufführt. Die Signora schließt auf, und wir finden uns in ihrem Esszimmer wieder: Die gesamte Einrichtung besteht aus einem Tisch, zwei Sesseln und ein paar Kleinmöbeln.

Überraschung! Vor uns sitzt ein schlaksiger junger Mann mit langen dunklen Haaren, der traurig dreinblickt.

Die Signora wirkt über seinen Anblick verärgert. »Was machst du hier?«, will sie wissen.

»Nichts, ich will bei dir sein«, erwidert er.

Dann steht er auf. Er ist riesig, seine Erscheinung schüchtert mich ein. Männer sind mir ein Rätsel. Der hier erst recht: so lang und dürr, mit dunklen, tiefgründigen Augen und einem Blick wie ein Hilfeschrei.

Niemand sagt ein Wort. Die Signora lässt uns Platz nehmen und stellt dann etwas zu essen auf den Tisch. Mich beunruhigt der Anblick des Jungen mir gegenüber, der uns unterdessen stumm fragend mustert. Um den unangenehmen Blicken auszuweichen, bücke ich mich, als müsste ich mir die Schuhe zubinden. Lange dauert der Besuch nicht, gleich nach dem Mittagessen brechen wir wieder auf. Der Junge tritt auf uns zu. Als dieser große Mann sich zu mir hinunterbeugt und meine Wange küsst, zittere ich bei der Berührung.

Ich vermute, dass er einer der Brüder ist, von denen die Sozialarbeiterin gesprochen hat.

Sehr viel später werde ich darüber Gewissheit bekommen.

Sein Name ist Andrea. Auch er lebte bis zu seinem achtzehnten Lebensjahr im Heim. Er suchte und fand seine Mutter, die jedoch auf die Bitten des Sohnes, ihn zu sich zu nehmen, wie nicht anders zu erwarten mit Ablehnung reagierte. Andrea gibt nicht auf. Er findet einen Weg, durch das Küchenfenster ins Haus zu gelangen. Mehr als einmal findet die Signora ihn so bei sich vor. Sie ruft die Polizei, und da das Viertel heruntergekommen ist, schickt die Leitstelle »Die Falken«, eine Spezialeinheit, vorbei. Die machen kurzen Prozess. Andrea wird mehrfach wie ein Verbrecher verprügelt. Ihm bleibt nichts anderes übrig, als das Haus zu verlassen, ohne Obdach und mittellos. Bevor die Falken ihn zum letzten Mal hinausjagen, zündet er in einem Kämmerchen irgendetwas an. Der Brand, der sich daraus entwickelt, verläuft zum Glück glimpflich.

Einige Zeit später dann geht Andrea nach Holland, wo er unter Umständen, über die ich nie völlige Klarheit gewinnen werde, zu Tode kommt. Ich begegne ihm nach besagtem Tag nie wieder. Sein Anblick, seine traurige Geschichte, verbunden mit dem unerfüllbaren und verzehrenden Wunsch, ihn wiederzusehen, brennen sich mir in die Seele. Immer wieder denke ich über sein kurzes, unglückliches Leben und die Umstände nach, die ihn mit gerade einmal zwanzig Jahren zum Verhängnis wurden.

Da Clotilde die Mittelschule abgeschlossen hat, muss sie in ein anderes Heim wechseln. Bei der Gelegenheit beschließen die Nonnen, mich ebenfalls zu verlegen, obwohl ich mit der Schule noch nicht fertig bin. Sie fürchten mein irrationales Verhalten, und mit der Ausrede, die beiden Schwestern nicht trennen zu wollen, befreien sie sich so von mir und legen die Last auf die Schultern anderer.

Es ist Juli. Wir steigen in den gelben Schulbus, der uns in ein anderes Heim bringen soll. In der Hand halte ich mein geliebtes Buch und das Madonnenmosaik, das ich in der Schule gebastelt habe. Clotilde hingegen hat nur ein dickes Heft dabei: Das ist alles, was wir an persönlichen Gegenständen besitzen.

Dieses Mal dauert die Fahrt länger, und ich habe mehr Zeit, auf Straßen und Häuser und Menschen, die sich frei und ungehemmt bewegen, zu achten. Mir fällt auf, dass die Frauen weit ausgeschnittene Kleider, kurzärmelige Blusen und T-Shirts tragen. Ich wusste gar nicht, dass es solche Kleidung überhaupt gibt. Die Schamlosigkeit verwundert mich. Stets haben die Nonnen mir eingebläut, kein Körperteil dürfe unbedeckt bleiben, Strümpfe seien auch im Sommer ein Muss, und Hosen gehörten sich nicht für Frauen. Nach einer Weile jedoch verwandelt sich die Empörung in Neugier: All die Farben und Schnitte verzaubern mich derart, dass ich mir ausmale, wie ich wohl in diesen Kleidern aussähe.

Die ganze Fahrt über redet Clotilde kein Wort mit mir, aber ich bin glücklich, weil ich neben ihr sitze. Auch an unserem Zielort werden wir zusammen sein, weshalb mir ganz egal ist, wohin sie uns bringen.

Die Welt draußen

Als ich Clotildes Blick begegne, sehe ich in ihren Augen die gleiche Angst, die mich selbst umtreibt. Wir haben eine Welt zurückgelassen, die gewiss nicht schön war, in der wir uns aber auskannten, um nun in einer anderen Welt mit neuen Regeln, neuen Schwierigkeiten zu landen. Wir sind Federn im Wind, unser Leben ist dem Zufall überlassen. Zwar dürfen wir hoffen, es nun besser anzutreffen, doch keine von uns kann Bedingungen stellen.

Der Bus hält vor einem großen Gebäude, das direkt an der öffentlichen Straße liegt. Das Namensschild über dem Eingang kann ich nicht entziffern, es hängt sehr hoch, und ich bin schon zu nah an der Tür. Was ich jedoch sehe, sind Bänke zu beiden Seiten des Eingangsbereichs und links eine Tür zu einem Raum, der sich als Besucherzimmer entpuppen wird.

Wir betreten einen großen, hellen Innenhof. Zur Linken befinden sich die Kirche, die Schwesternwohnräume und der Gebäudetrakt der Kleinen. Gegenüber im Erdgeschoss der Trakt der Mittleren, im ersten Stock der für die Großen. Rechter Hand blickt man auf einen nicht sonderlich gepflegten Garten, durch den ein von Bäumen gesäumter Weg führt. Dort steht eine Statue der Muttergottes mit blauem Schleier und goldenem Diadem: Genau so hatte ich mir meine Mutter vorgestellt, bevor mein kindliches Bild durch die Bekanntschaft mit der Signora zerstört wurde.

Im Hof geht es gerade sehr lebhaft zu. Kinder und Jugendliche aller Altersstufen weinen, reden, streiten, spielen Fangen (das Heim beherbergt etwa sechshundert Mädchen im Alter von fünf bis achtzehn Jahren). Einmal mehr springen mir zuallererst die Farben der Kleider ins Auge. Kein einheitliches Weiß oder Blau mehr wie in den anderen Heimen, hier tragen nicht alle das Gleiche. Obwohl Sommer ist, dürfen die langen Ärmel an Blusen und T-Shirts nicht fehlen. Doch ich entdecke ein neues Kleidungsstück: Hosen. Zudem tragen vor allem die älteren Mädchen ihre Haare unterschiedlich lang. Das erstaunt mich sehr, denn in den anderen Heimen hatten alle kurzes Haar. Die Methode war simpel: Die Nonne setzte uns eine Schüssel auf den Kopf, und was an Haaren herausschaute, wurde abgeschnitten. Die Aktion dauerte nur wenige Minuten.

Unterdessen haben die anderen uns bemerkt. Clotilde und ich spüren ihre Blicke, ein Gemisch aus Neugier und Misstrauen schlägt uns entgegen. Wir setzen uns ein wenig abseits hin, wobei meine Schwester jedoch auf ausreichend Abstand zu mir bedacht ist. Nach einer Weile holt man uns ab: Wir werden zwei verschiedenen Ordensschwestern anvertraut, meine ist für die Mittleren zuständig, Clotildes für die Großen.

Das Läuten einer Glocke ruft uns zum Abendessen. Einmal mehr das übliche Szenario: ein großer Speisesaal, Vierertische, feste Plätze. Die Kleinen essen zuerst, dann folgen die Mittleren und Großen zusammen. Wie gewohnt ist auch die Qualität der Mahlzeiten, außer dass es hier auch essbares Obst gibt. Gekochte Äpfel und Birnen, Orangen im Salat. Die Menge reicht nie aus, der chronische Hunger wird bleiben. Auch hier tauschen die Tischgefährtinnen untereinander Gefallen aus, stets mit großer Vorsicht, denn die Nonnen wachen streng über alles.

Am Ende des Speisesaals gelangt man in einen kleinen Raum, in dem ein Tisch mit einem Brotschneider steht. Damit umzugehen ist für Mädchen unseres Alters recht gefährlich. Abwechselnd müssen wir in Windeseile Brot für alle schneiden:

Meine anfängliche Ungeschicklichkeit bezahle ich mit einem tiefen Schnitt in den Finger.

Das Brotzimmer ist ein Durchgangsraum: Auf rechten Seite gelangt man durch eine Tür, die stets verschlossen gehalten wird, in den Speiseraum der Nonnen. Wenn sie essen gehen, sperren sie von innen ab. Geradeaus führt eine zweite Tür in die Speisekammer, die ebenfalls doppelt verriegelt ist. Die Nonnen essen gleich nach uns, während wir mit dem Hausputz beschäftigt sind. Wer zum Geschirrspülen eingeteilt ist, späht natürlich durch das Schlüsselloch: Viel erkennt man nicht, doch mehr als einmal sehen wir sie Eis und andere, uns gänzlich unbekannte Leckereien verspeisen.

Als ich später ein Bett zugewiesen bekomme, verstecke ich erst einmal meine Schätze unter dem Kopfkissen, das Madonnenmosaik und mein neues Tagebuch, das ich dann aus Angst, jemand könnte es lesen, tagsüber stets mit mir herumtragen werde.

Kleidung zum Wechseln gibt man mir nicht. Was ich besitze, trage ich am Körper, und so schlafe ich in der ersten Nacht angezogen. Am nächsten Tag finde ich im Bad ein Nachthemd, das irgendjemand dort vergessen hat, ich nehme es mit und lege es unter meine Matratze. Da niemand danach sucht, wasche ich es und trage es selbst. Fehlende Kleidung, vor allem Unterwäsche, wird immer ein Problem bleiben. Der einzige Weg, sich welche zu beschaffen, besteht darin, eines der Mädchen zu beklauen, die das Heim endgültig verlassen. Dabei darf man sich natürlich nicht erwischen lassen, denn auf derartige Taten folgen die Hiebe zahlreich und unausweichlich.

Die Nonne, die über mich richtet, ist groß, von imposanter Erscheinung und äußerst streng. Schon bei Lappalien schlägt sie mit einem nassen Rohrstock zu. Ihr eisiger Blick beherrscht uns, ihre vom schweren, klirrenden Schlüsselbund an ihrem Gürtel angekündigten Schritte verfolgen uns bis in den letzten

Winkel des Heims. Das Rasseln setzt sich mir im Geiste fest wie ein Albtraum. Sie bevorzugt niemanden, für Schwäche scheint in ihrem Herzen kein Platz. In all der Zeit, die ich dort verbringe (sechs lange Jahre!), werde ich nicht erleben, dass sie einer von uns Zuneigung oder auch nur die geringste Sympathie entgegenbringt. Zudem hat sie einen leichten Schlaf, beim leisesten nächtlichen Geflüster springt sie auf. Wenn sie dann auf ihren Ruf nach der Übeltäterin keine Antwort bekommt, schlägt sie auf die Erste ein, die ihr unter die Augen kommt.

Nun aber stehen viele Betten im Schlafsaal leer. Ab dem Alter von dreizehn Jahren werden alle, die keine Familie haben, während der Ferien zu wohlhabenden Leuten geschickt, bei denen sie den ganzen Sommer über als Hausmädchen arbeiten und wohnen. In diesem Jahr ist der Kelch noch einmal an mir vorübergegangen: Ich bin erst zwölf.

Je älter ich werde, umso mehr Bedürfnisse habe ich, die in irgendeiner Weise befriedigt werden wollen, selbst wenn dabei andere, nicht weniger Leidgeprüfte das Nachsehen haben. Es ist ein Kampf ums Überleben, der auch mit Gewalt geführt wird, wobei jedoch nichts davon herauskommen darf. Um in diesem Heim zu überleben, gilt es, ungeschriebene Regeln einzuhalten. Vor allem das Gesetz der *Omertà*. Wenn jemand stiehlt, etwas Verbotenes tut, eine Kameradin schlägt, gilt als eiserne Regel: Schweigen.

Botschaften werden per Augenkontakt übermittelt. Ein Blick genügt, um zu wissen, was zu tun oder zu lassen ist. Selbst wenn die Nonne unser Geständnis mit Schlägen zu erzwingen versucht, wagt niemand, die Schuldige zu verraten. Wenn doch, wird die Denunziantin früher oder später von den anderen auf das Grausamste bestraft. Durch das Schweigen werden wir alle zu Komplizinnen, doch auch Sympathie macht aus uns keine Verbündeten: Jede ist nur auf ihr eigenes Wohl bedacht. Dies gilt auch im Umgang mit denen, die es am schlimmsten getroffen hat. In manchen Fällen kann man gar nicht anders, als Mitleid zu empfinden, dennoch sind diese Mädchen die Ersten, die bestohlen und eingeschüchtert werden.

Einige unter uns sind durch vorausgegangene Erfahrungen schwer traumatisiert. Die einen wurden von den eigenen Eltern oder engen Verwandten missbraucht. Andere sind geistig verwirrt. Wieder andere leiden an Epilepsie. Die Schwächeren auszunutzen ist ein Leichtes. Wenn die Not mich jedoch zu Taten treibt, die ich in meinem Innersten verurteile, sehe ich mich sofort zur Strafe schon in der Hölle. Längst hat die Furcht vor dem Teufel meine Gedanken bereits völlig durchdrungen.

Wie ein Schwamm sauge ich gleichzeitig Neues auf. Mir fällt auf, dass manch eine aus einer Tube eine weiche Masse auf eine kleine Bürste aufträgt und dann auf den Zähnen verteilt, was für einen guten Atem sorgt: Ich habe Zahnbürste und Zahnpasta entdeckt. Bis dahin habe ich zur Körperpflege immer nur Wasser benutzt. Wie ich nun sehe, besitzen einige Mädchen ein blaues Stück Seife mit der Aufschrift *Aiax*, mit dem sie sich selbst und ihre Wäsche waschen. Sich mit Seife, auch wenn sie eigentlich für Kleidung gedacht ist, waschen zu können, ist eine angenehme Neuerung. Da die Seife notgedrungen im Bad bleiben muss, benutze ich sie heimlich mit. Ich lecke den Zeigefinger meiner rechten Hand an, wische damit mehrmals über die Seife und anschließend über meine Zähne. So fühle ich mich sauberer. Als Nächstes greife ich mir meine Schmutzwäsche, die aus einer einzigen Unterhose zum Wechseln besteht, mehr besitze ich nicht, reibe sie wieder und wieder an einem Seifenstück und wasche sie anschließend aus.

Ich habe weder ein zweites Nachthemd noch ein anderes Kleid als das, was ich am Körper trage, da es so gut wie unmöglich ist, so etwas zu stehlen. Keine von uns ist so reich, dass sie ihre Kleidung aus den Augen lassen würde, zudem versieht jede ihre Sachen mit einer geheimen Markierung. Das Nachthemd zu waschen ist kein Problem, dann schlafe ich eben ein paar Nächte angezogen. Die Reinigung des Kleids stellt mich vor eine größere Herausforderung; ich wasche es am Abend und lege es zum Trocknen aus. Bis zum Morgen ist es selten trocken, vor allem im Winter nicht, und so muss ich es nass anziehen. Die aus der Not geborene Angewohnheit führt dazu, dass ich häufig krank werde: Fieber, Halsweh, Gelenkschmerzen, nichts davon wird je behandelt. Noch heute leide ich unter den Folgen.

Im neuen Heim gibt es mehr Zeit für soziale Kontakte. Sobald der Hausputz erledigt ist, dürfen wir zum Spielen und Reden hinaus auf den Hof. Wir spielen nicht anders als andere Kinder draußen, denken uns oft spontan etwas aus, werfen Steinchen und hüpfen oder spielen klassisch Verstecken und Fangen.

Clotilde lebt sich schnell ein und schließt viele Freundschaften mit den Großen. Mir, die ich weitaus introvertierter bin, fällt es sehr schwer, mich einzufügen. Nicht zuletzt, weil ich in einer Art Tunnel feststecke, aus dem ich erst viele Jahre später wieder herausfinden werde: Es gelingt mir nicht, ich selbst zu sein und meiner wahren Natur zu folgen, weil ich mich geradezu besessen danach sehne, so zu sein wie meine bewunderte Schwester und von ihr akzeptiert zu werden. Ständig frage ich mich, was ich tun oder sagen könnte, um sie für mich einzunehmen oder ihr auch nur das Wasser zu reichen, was mir den Umgang mit anderen mehr und mehr erschwert.

Wie ich am Ende des Sommers erfahre, sollen Clotilde und ich eine externe öffentliche Schule besuchen, da das Heim selbst nur eine Grundschule unterhält. Anstatt mich auf mehr Freiheit und die neuen Bekanntschaften, die auf mich warten, zu freuen, mache ich mir größte Sorgen. Schon jetzt weiß ich, dass ich schrecklich unter dem Vergleich mit den Externen leiden werde; zudem ist das letzte Mittelschuljahr das anspruchsvollste von allen.

Am schicksalhaften ersten Schultag ruft eine Schwester uns morgens zu sich und begleitet uns zur Schule. Nach dem Unterricht wird sie wieder da sein, um uns abzuholen. Sogleich stelle ich fest, dass ich auch in diesem Schuljahr wieder das einzige Heimkind in meiner Klasse bin: das hässliche Entlein.

Die Schulbücher werden von der Stadt gestellt, während für alles andere die Familien selbst aufkommen müssen. Ich muss mich irgendwie behelfen, aber das bin ich gewohnt. Meine Selbstschutzmechanismen sind bewährt: Um dem quälenden Anblick der Pausenbrote anderer zu entfliehen, verbringe ich die Pausen im Bad, und mit Geschick besorge ich mir Stifte und Papier zum Schreiben. Da man uns im Heim genügend Zeit zum Lernen lässt, bin ich in den mündlichen Fächern recht gut. Schwerer tue ich mich mit den schriftlichen Arbeiten und beim Zeichnen, dafür fehlt es mir stets am nötigen Material.

Ich könnte neue Freundschaften schließen, die Klassen sind sogar gemischt, aber für mich endet jede Gelegenheit dazu zumeist mit einer neuen Demütigung. So bleibe ich wie gewohnt für mich. Der Unterschied zwischen mir und den anderen wird bereits beim Betreten des Klassenzimmers sichtbar. An einer langen Garderobenleiste hängen meine Mitschüler in bunter Folge ihre Jacken und Mäntel auf. Ich dagegen habe nichts, was ich ausziehen könnte. Sobald ich den Raum betrete, versuche ich, die Kälte abzuschütteln, die mir auf dem Schulweg in die Knochen gekrochen ist. Am schwersten sind die Tage, an denen ich mein einziges Kleid waschen muss und mir am nächsten Morgen nichts anderes übrig bleibt, als es noch nass wieder anzuziehen. Wenn ich dann auf meinem Platz sitze, hinterlasse ich einen Wasserfleck auf dem Stuhl, was dazu führt, dass meine Klassenkameradinnen mich auslachen, weil sie denken, ich hätte uriniert. Daher versuche ich, so selten wie möglich aufzustehen, und halte dafür meine körperlichen Bedürfnisse zurück.

Die Lehrer verlangen von allen ordentliche Schulhefte mit verschiedenfarbigen Umschlägen je nach Schulfach und Zeichenmappen mit buntem Blümchenmuster. Von mir verlangen sie nichts. Das aber ist mir keine Hilfe, vielmehr demütigt es mich zutiefst. Es gibt mir das Gefühl, weniger wert, manchmal geradezu unsichtbar zu sein, wie wenn an meinem Platz gar niemand säße. Meine Mitschülerinnen streiten darum, wer das schönste Schulheft, ein angesagtes Tagebuch oder den buntesten Ranzen hat. Ich tue so, als würde mich all das nicht interessieren. In Wahrheit aber lausche ich begierig auf jedes Wort, beobachte sie verstohlen, glühe vor Neid.

Mich wundert, dass kein Lehrer je etwas davon bemerkt und mir diskret zu Hilfe kommt. Rückblickend war der Literaturlehrer in meinem zweiten Jahr an der Mittelschule der einzig einfühlsame Mensch, dem ich während meiner Schulzeit begegnet bin. Meine Mitschüler unterstützen mich ebenso wenig, doch das überrascht mich nicht sehr. Die Kindheit ist jenseits des Mythos, den wir im Nachhinein um sie erschaffen, ein ziemlich grausamer Lebensabschnitt, in dem man seinem Nächsten vor allem mit Aggressivität und Gleichgültigkeit begegnet. Wer anders ist, wird systematisch ausgegrenzt. Sobald ich mich nähere, stellen meine Mitschüler sogar ihre Gespräche ein.

Eines Tages wird meine Klasse früher nach Hause geschickt, weil einige Lehrer fehlen. Ein Hausmeister teilt mir mit, die Nonne könne mich nicht holen kommen, und da es bis zum Heim nicht weit sei, solle ich mich allein auf den Weg machen.

Ich nehme all meinen Mut zusammen, schließlich bin ich schon zwölf, und der Weg ist nicht lang. Aber nicht immer läuft alles so glatt, wie es laufen sollte. Unterwegs versperren mir plötzlich zwei Hunde den Weg. Das Hundezimmer zur Bestrafung hat seine Spuren hinterlassen: Hunde jagen mir einen Riesenschrecken ein, werden es immer tun. Also renne ich los, ohne zu wissen, dass ich sie damit nur aufhetze. Als ich auf der Suche nach einem Versteck vor den beiden Kläffern, die mir dicht im Nacken sitzen, eine nur angelehnte Tür entdecke, stürze ich hinein und schlage sie hinter mir zu.

Wahrscheinlich bin ich in einem alten Lagerraum oder einem verlassenen Stall. Ich kann drinnen nichts sehen, denn ich stehe im Dunkeln, während ich voller Panik vor den bellenden Hunden draußen die Tür versperre. Dann setze ich mich mit dem Rücken zur Tür und warte. Nach einer Weile beginne ich, um Hilfe zu rufen. Ich schreie, bis mir die Stimme versagt, zittere, weine verzweifelt, niemand kommt.

Ich verliere jedes Zeitgefühl, finde nicht einmal den Mut nachzuschauen, ob die Hunde fort sind. Mag sein, dass ich kurz eingeschlafen bin, als mich das Kläffen wieder weckt. Zugleich höre ich noch andere Geräusche.

Mit einem Mal drückt jemand gegen die Tür. Obwohl ich am Ende meiner Kräfte bin, versuche ich dagegenzuhalten, bis eine Männerstimme mir befiehlt zu öffnen. Es ist ein Polizist. Mir wird bewusst, dass ich mich einen ganzen Nachmittag lang und die folgende Nacht über in dem Raum verschanzt habe. Nachdem die Nonnen mein Verschwinden gemeldet hatten, konnte die Polizei mich dank des Hundegebells aufspüren.

Ich bin in einem erbarmungswürdigen Zustand: unterkühlt, nass, ausgehungert. Zum Glück beziehe ich im Heim keine Prügel. Man begnügt sich damit, mich für dumm zu erklären und aufs Schärfste zu tadeln. Die Schwester schimpft, ich hätte um nichts auf der Welt meinen Heimweg unterbrechen dürfen, und schickt mich weg, ohne sich um mein Befinden zu scheren. Ich wünschte, jemand würde mich trösten. Ein paar freundliche Worte zu mir sagen. Mir etwas Wärmendes zu essen geben, mich zu Bett bringen und mir vorher noch etwas Sauberes anziehen anstelle des einen zerlumpten Kleides, das ich schon so lange trage. Aber nichts davon geschieht. Ich bin ein Nichts, kümmere niemanden, bin nur eine Zahl in einem Register.

Während die Tage vergehen, passe ich mich mehr und mehr den gegebenen Umständen an. Menschen und Gewohnheiten zu kennen macht mich mutiger, bis ich sogar gegen den Hunger aufbegehre. Er ist groß, ich muss etwas tun. Die zur Küchenarbeit eingeteilten Mädchen, die Vorräte in die Speisekammer tragen müssen, berichten wunderbare Dinge. Mir kommt es vor, als würde der aus dem Speiseraum der Schwestern herüberwehende Duft mich rufen: »Komm her, hier gibt es viele Köstlichkeiten für dich.« In meinem Kopf reift der Plan für einen groß angelegten Beutezug.

Zuerst bräuchte man dafür die Schlüssel für den Speisesaal und die Vorratskammer, die an einem dicken Bund an den Hüften meiner gefürchteten Nonne hängen und rasseln.

In der Nacht beginne ich, meine Widersacherin zu studieren. Leise schlängele ich mich zwischen den Betten im Schlafsaal hindurch bis zu ihrem Zimmer. Eine Tür gibt es nicht, die beiden Räume sind nur durch einen Vorhang getrennt. Ich hebe den Stoff ein wenig an und sehe im Halbdunkel die Nonne friedlich und ohne zu schnarchen schlafen: Sie hat einen leichten Schlaf, man bemerkt es kaum, wenn sie wach wird. Ihre Kleider liegen gefaltet auf einem Stuhl, sie trägt ein langes weißes Nachthemd und ein Häubchen auf dem Kopf. Eine Haarsträhne ragt ihr in die Stirn. Wie sie ihr Haar wohl trägt? Die Schwestern im Heim zuvor waren kahl rasiert. Einmal wehte der Wind einer von ihnen die Haube vom Kopf, sodass ihr kahler Schädel zum Vorschein kam. Die Ärmste, vor lauter Scham rannte sie einfach nur davon!

Das Bett der Nonne steht quer zum Schlafsaal. Davor steht

ein Nachttisch mit einem Spitzendeckchen, auf dem ein großer Wecker laut tickt und eine phosphoreszierende Marienfigur so hell leuchtet, dass sie mir eine wertvolle Verbündete auf dem Weg zu meinem Ziel sein könnte: dem Schlüsselbund. Auch der liegt auf dem Spitzendeckchen.

Der Weg zum Speisesaal und der Vorratskammer führt aus dem Haus hinaus und dann durch den Garten unter den Bäumen entlang. An neuralgischen Punkten werde ich Wachen aufstellen müssen, die Alarm schlagen, sobald etwas schiefgeht. Ich brauche Komplizinnen, aber wen kann ich fragen? Es müssen Mädchen sein, die sich etwas trauen und sich überall gut auskennen.

Giusy wäre die Richtige, ein kleiner Wildfang, der sich bei allen Respekt zu verschaffen weiß und sich nicht einschüchtern lässt. Ihr Auftreten hat etwas Männliches: Ihre Ohrfeigen hinterlassen einen Abdruck im Gesicht, und wenn man sie zur Feindin hat, macht sie einem das Leben zur Hölle. Außerdem hilft Giusy der Nonne beim Tragen der Lebensmittel, daher behauptet sie stets, sie wisse, welche der vielen Schlüssel am Bund die »Tore zum Paradies« öffnen.

Nach langem Zögern fasse ich mir ein Herz, gehe zu ihr und weihe sie in meine Pläne ein. Verblüfft sieht sie mich an. Dann stößt sie einen bewundernden Pfiff aus.

»Na klar bin ich dabei«, sagt sie.

An ihre Rolle als Anführerin gewöhnt, zählt sie im Nu vier weitere mögliche Verbündete auf. Alles knallharte Mädchen, die von den Nonnen für kleine Delinquentinnen gehalten werden. Sie schlagen sofort mit Begeisterung ein.

Nach ein paar Tagen, in denen wir alles bis ins kleinste Detail zu planen versuchen, machen wir uns zu vorgerückter Nachtzeit an die Umsetzung unseres Vorhabens. Alle anderen brechen zu den ihnen zugewiesenen Standorten auf, nur ich bleibe im Schlafsaal. Als der richtige Moment gekommen ist, schleiche ich mich durch die Reihen bis ans Bett der Nonne. Als ich fast bei ihr bin, überwältigt mich plötzlich die Stille ringsum, die nächtliche Finsternis scheint mich zu verschlingen. Erschrocken bleibe ich stehen. Mein Herz schlägt wie verrückt, aber ich zwinge mich, ruhig zu bleiben. Ich muss mein Ziel erreichen, koste es, was es wolle.

Im Schein der phosphoreszierenden Muttergottes schiebe ich den Wecker vorsichtig vom Spitzendeckchen. Da die Nonne einen so leichten Schlaf hat, besteht die Schwierigkeit darin, die Schlüssel geräuschlos in die Hand zu bekommen. Aber wir haben an alles gedacht, ich weiß, was ich zu tun habe. An allen vier Zipfeln hebe ich das Spitzendeckchen an und mit ihm den Schlüsselbund. Dann greife ich mir die Muttergottes, die mir als Taschenlampe dienen soll. Leise nähere ich mich der Tür, die zum Weg unter den Bäumen hinausführt.

Da ich kein Husten gehört habe (das vereinbarte Alarmsignal), ist offenbar alles ruhig. Und nun zum Speisesaal. Ich gebe die Schlüssel an Giusy weiter, doch das Aufschließen erweist sich als nicht so leicht wie gedacht. Endlose Minuten lang hantiert sie im Halbdunkel herum, bis sie den richtigen Schlüssel findet. Endlich gelangen wir hinein, schließen die Tür hinter uns ab und schalten das Licht an. Die Fenster zeigen nicht zum Garten, daher sind wir vom Schlafsaal aus nicht zu sehen.

Zwei geheimnisvolle Türen erwarten uns: der Speiseraum der Nonnen und die Vorratskammer. Als Erstes nehmen wir uns den Speiseraum vor. Und finden dort, was das Herz begehrt. Geradeaus steht ein rätselhafter weißer Schrank, der leise brummt. Als wir ihn öffnen, schlägt uns eine kalte Brise entgegen: Zum ersten Mal im Leben sehen wir einen Kühlschrank. Wir sind verdutzt, sprachlos, als hätten wir einen Piratenschatz entdeckt. Dann bricht das Chaos los, alle drängeln, sodass ich versuche, die Mädchen zur Ordnung zu rufen: »Langsam, Leute, es ist genug für alle da.«

Und so ist es in der Tat. Da gibt es seltsame, nie gesehene Dinge, doch wenn sie dort liegen, müssen sie essbar sein. So finden wir kleine weiche, glänzende Gebilde. Ich beiße in eines hinein: Das Innere ist weiß und schmeckt köstlich! Das Äußere ist Stanniolpapier und wird nicht mitgegessen, was wir jedoch nicht wissen, und so futtern wir uns durch Weichkäse und Stanniol. Danach probieren wir andere Käsesorten, Schinken, Wurst, Joghurt. Wahllos verschlingen wir alles, schlimmer als eine Horde Heuschrecken. Aus einem Glas schlecken wir mit dem Finger eine braune Creme. Lecker, das Glas trägt die Aufschrift *Nutella*. Auf dem Esstisch stehen Teller mit teils unbekannten Früchten zur Wahl. Ich greife mir eine krumme Frucht, lang und gelb, und beiße hinein: Sie ist hart, scheint nicht essbar. Was ist denn das? Giusy nimmt sie mir aus der Hand. »Die muss man schälen«, erklärt sie mir. »Ich habe die Schalen im Müll gesehen.« So lernen wir Bananen kennen: Weich, süß, wohlschmeckend, wir essen sie alle auf.

Noch ein weißer Schrank harrt seiner Entweihung, wir öffnen auch ihn: Frostige Kälte und sehr viel Eiscreme erwarten uns. Eis in Waffeln, Bechern, allen Geschmacksrichtungen. Wir verschlingen es in rauen Mengen, werden einfach nicht satt.

Dann wenden wir uns der Vorratskammer zu: noch mehr Wunder! Die Dosen mit geschälten Tomaten können wir unmöglich aufbekommen. Deshalb lassen wir sie liegen. Doch da gibt es noch andere geheimnisvolle Früchte, annähernd zylinderförmig, gelb oder rot und mit kleinen Punkten übersät. Ich versuche, eine davon zu essen, doch wehrt sie sich: Ihre vielen Stacheln bohren sich mir in Hände und Mund. Wie das brennt! Auf diese Weise lerne ich, dass man Kaktusfeigen schälen muss, bevor man sie isst. Als wir weiterstöbern, finden wir Dosen mit Keksen, Hefegebäck und weiteren, nie zuvor gesehenen Leckereien. Sie lassen es sich gut gehen, die Nonnen.

Wir platzen bald, so vollgestopft sind wir. Am Ende formt

jede aus ihrem Nachthemd einen Beutel und füllt alles hinein, was ihr in die Finger kommt, auch Eiscreme. Dann machen wir uns auf den Rückweg durch den Garten.

Wohin nun mit der Beute? Ein solcher Überfluss war im Plan nicht vorgesehen, daher muss spontan ein Versteck gefunden werden. Ich schaue mich um. Wo könnte man all die Sachen verstauen? Auf den Bäumen! Wenn es ums Klettern geht, bin ich die Beste von allen, fast wie eine Wildkatze. Ich steige hinauf und lasse mir die Vorräte anreichen. Meine Hände schmerzen nach der bösen Erfahrung mit den Kaktusfeigen, aber die Kameradinnen drängen mich zur Eile, auch weil der Weg vom Haus aus einsehbar ist. So gut es geht, verstaue ich alles auf den Ästen und steige wieder hinab. Allerdings muss ich die Prozedur noch zwei Mal wiederholen, denn auf dem ersten Baum ist nicht genügend Platz. Keine von uns ahnt, dass es ein böses Ende nehmen wird mit all den Köstlichkeiten: Doch wer hat schon jemals Eis und Käse wie die Vögelchen auf Baumzweigen sitzen sehen!

Nun ist es wieder an mir, die schwierigste Aufgabe zu lösen. Ich muss die Schlüssel zurück an ihren Platz legen. Da meine Hände voller Stacheln sind, robbe ich dieses Mal wie ein Soldat auf den Ellbogen über den Boden. Während ich Schlüssel, Wecker und die von der Vorhersehung geschickte Marienfigur wieder so platziere, wie ich sie vorgefunden habe, rinnen mir vor Schmerz und Anspannung stille Tränen über die Wangen, doch alles geht gut, ich kann zu meinem Bett zurückschleichen und mich hinlegen.

Am nächsten Morgen wirkt alles ruhig bis zu dem Moment, als es ans Bettenmachen geht. Überraschend taucht die Oberin persönlich in der Tür auf, geht zur Nonne und flüstert kurz mit ihr. Wir Komplizinnen schauen uns wissend an, da die Mutter Oberin für gewöhnlich nie bei uns hereinschaut, muss der schicksalhafte Augenblick gekommen sein.

Die Nonne des Trakts ist außer sich, ihr sonst eisiger Blick blitzt nun vor Zorn. Sie ruft uns zusammen und sagt: »Ein schweres Vergehen ist entdeckt worden. Jemand von euch hat heute Nacht die Vorratskammer geplündert. Die Schuldigen sollten sich besser auf der Stelle dazu bekennen, denn andernfalls wird es harte Strafen für alle geben.«

Natürlich ist der Selbsterhaltungstrieb stärker als jede Drohung, keine von uns meldet sich. Daraufhin werden wir akribisch durchsucht, jede einzelne Matratze wird angehoben und überprüft. Nachdem nichts gefunden wurde, wird die angekündigte Bestrafung fällig.

Wir alle (etwa fünfzig Mädchen) müssen in einer Reihe auf die Knie gehen. Dann kommt die Schwester zu jeder Einzelnen von uns und drischt mit ihrem langen nassen Rohrstock auf uns ein. Jedes Mal fragt sie: »Warst du das? Gib es zu.« Die Ängstlichsten weinen und beteuern lautstark, sie hätten nichts damit zu tun. Ich halte mich mit dem Gedanken an das Essen auf den Bäumen aufrecht und lasse die Stockhiebe über mich ergehen.

Während ich meinen Teil einstecke, rekonstruiere ich im Geiste die Ereignisse des Morgens. Außer unserer Gruppennonne ist auch die Küchenverantwortliche im Besitz der Schlüssel. Sie schließt morgens die Speisesäle und die Vorratskammer auf, muss also gleich bemerkt haben, was geschehen ist. Da es keine Einbruchspuren gibt, werden die Nonnen im Nu zu dem Schluss gekommen sein, dass jemand die Schlüssel gestohlen haben muss. Und wem, wenn nicht der Nonne der Mittleren? Daraus ergibt sich zwingend, dass eine von uns die Übeltäterin sein muss.

Die folgenden Tage sind von tiefem Misstrauen geprägt. Die zu Unrecht bestraften Kameradinnen versuchen herauszufinden, wer für den Diebstahl verantwortlich ist, weniger, weil sie auf Rache wegen der Strafe sinnen, sondern vielmehr, um selbst am gestohlenen Schatz teilzuhaben. Eine regelrechte Jagd bricht los, niemand jedoch kommt auf die Idee, die Beute auf den Bäumen zu suchen. Wir, die Bescheid wissen, werfen aus der Ferne immer wieder Blicke auf das Versteck und sind vorerst beruhigt: Durch das dichte Laub ist rein gar nichts zu erkennen.

Früher oder später glauben wir, die Früchte unserer Arbeit genießen zu können, doch haben wir nicht bedacht, dass es sich um leicht verderbliche Sachen handelt, von der Eiscreme ganz zu schweigen! Irgendwann geht das Gerücht um: »Der Gärtner hat Essen im Garten gefunden, vielleicht haben das die Diebe in der Eile verloren!« Dann beginnt es zu regnen, und im Schlaraffenland fallen verdorbene Lebensmittel von den Bäumen. Selbst der Gärtner, ein einfacher Mann, der sich nicht durch Scharfsinn auszeichnet, kommt so darauf, wo das Diebesgut versteckt ist. Das ist das Ende unserer Hoffnungen.

Der Weg vom Heim zur Schule ist eine schöne Abwechslung in meinem Tagesablauf. Während ich der Schwester folge, die für meinen Geschmack viel zu schnell läuft, schaue ich mich neugierig nach allem um. Wenn wir an den Geschäften vorbeikommen, dringen aus der Bäckerei, aus dem Café betörende Gerüche an meine Nase. Köstliche, unbekannte Düfte.

Eines Tages ergibt sich eine weitere Gelegenheit, allein ins Heim zurückzukehren. Das böse Abenteuer mit den Hunden liegt schon fern, und so bin ich froh über diese Chance. Entdeckungslustig bleibe ich vor jedem Geschäft stehen, vor allem der Friseursalon erweckt meine Neugierde. Durch das Schaufenster sehe ich Damen unter Trockenhauben auf Friseurstühlen sitzen, Spiegel, Kosmetikprodukte, Lichter, alles ist fantastisch. Ich mache große Augen, wahrscheinlich presse ich die Nase an die Scheibe. Die Friseurin bemerkt mich und winkt mich herein. Das lasse ich mir nicht zweimal sagen.

»Setz dich«, sagt sie. »Wie hättest du die Haare gern? Kurz, glatt oder soll ich sie lockig lassen?«

»Ich weiß nicht, entscheiden Sie«, antworte ich verzückt.

Sie lässt mich auf dem Friseurstuhl Platz nehmen. Während ich warte, bis sie mit einer anderen Kundin fertig ist, schaue ich mich um und rolle mit dem Stuhl, der auf Rädern steht, vor und zurück. In der Wand aus Spiegeln vor mir betrachte ich mich selbst. All das, so sage ich mir, ist Teil des normalen Lebens, wie man es außerhalb der Heimmauern führt, und steht auch mir zu. Und so zaudere ich nicht, als die Friseurin mir einen Umhang über das Kleid legt und mit ihrer Arbeit beginnt. Ich bin einfach nur elektrisiert, glücklich, weil jemand sich um mich kümmert.

Sie wäscht mir die Haare. Die Berührung ihrer Hände fühlt sich sanft, fast zärtlich an – so behandelt zu werden, bin ich ganz gewiss nicht gewohnt. Zum Trocknen benutzt sie einen Apparat, der warme Luft verströmt, und eine dicke Bürste. Wie wunderbar, ich besitze nicht einmal einen Kamm.

Als sie fertig ist, stehe ich auf, betrachte mich im Spiegel und sehe einen ganz anderen Menschen. Meine Haare sind glatt, duftend, mit Haarspray fixiert. Ich bin glücklich, beschwingt, danke der Friseurin, grüße alle zum Abschied und gehe zum Ausgang.

Doch die Friseurin hält mich auf. »Willst du etwa gehen? Du musst doch noch zahlen.«

»Was heißt das, ich muss zahlen?«

»Für die Frisur, die ich dir gemacht habe. Ich habe über zwei Stunden dafür gebraucht.«

»Sie haben mich doch hereingewunken«, erwidere ich. »Ich habe kein Geld.«

Da erst werde ich mir meiner Lage bewusst. In den Wortschwall hinein, der sich aus ihrem Mund ergießt, frage ich: »Wie spät ist es?«

»Ah, auch noch die Uhrzeit willst du wissen! Hast du nicht einmal eine Uhr?«

Nun ist es nicht mehr die Reaktion der Friseurin, die ich fürchte. Ich habe Angst, ins Heim zurückzukehren. Angst vor meinem neuen Aussehen. Ohne zu hören, was sie mir nachschreit, stürze ich aus dem Salon und renne zum Heim.

Ich frage einige Passanten nach der Uhrzeit und dann: »Sieht man, dass ich beim Friseur war?«

Die Leute sind so verdutzt, dass sie mir gar nicht erst antworten. Kopfüber zerzause ich mein Haar, doch nun ist es glatt, und daran ändert sich auch nichts.

Von Weitem schon sehe ich die Umrisse des Heims und zwei Nonnen draußen auf der Straße. Zum Glück ist keine Polizei da. Kaum bin ich in ihrer Nähe, packt mich eine der Schwestern brüsk am Arm und zieht mich hinein. »Wenn du die Heimregeln noch immer nicht kennst, bringe ich sie dir sofort bei!« Ich kann mich losreißen und flüchte in die Küche, wo wir so lange rings um den großen Tisch in der Mitte Karussell spielen, bis mich die erste Ohrfeige erwischt.

In der Schule verfolge ich das Leben der externen Klassenkameraden wie einen Film. Für gewöhnlich lachen sie unbeschwert, wenn sie jedoch eine schlechte Note bekommen, sind sie niedergeschlagen, weil man deshalb zu Hause mit ihnen schimpfen wird. Normal. Nicht aber für mich. Ich bin nicht wie die anderen. Ich wäre es gern, doch fehlt mir dazu etwas Grundlegendes. Ich habe keine eigene Identität, nichts, was es zu schützen und zu verteidigen gilt. Niemand erwartet irgendetwas von mir, und ich habe keine Ahnung, wer ich bin. Was die Leere füllen könnte, ist Liebe, eine Liebe, die ganz mir gehört, jemand, der sich für mich interessiert, an dem ich mein Bedürfnis, Liebe zu geben, stillen kann. Hätte ich wenigstens ein Haustier, einen Hund oder eine Katze, könnte das meine Gefühlswelt vielleicht ins Gleichgewicht bringen. Aber um mich herum ist nichts als Wüste. Selbst der Traum ist mir genommen, seitdem die Signora mein Mutterbild hat zerplatzen lassen. Am schlimmsten sind nicht die materiellen Entbehrungen. Kein Spielzeug, nun gut, grausamer jedoch erscheint mir, dass ich nicht einmal den Wunsch danach empfinden kann. In mir ist nur Leere, die ich nicht zu füllen weiß. »Von dem, was nicht existiert, kann man sich keine Vorstellung machen«, hat ein Philosoph gesagt. »Stellt man sich einen fliegenden Vierfüßler vor, kommt einem ein Pferd mit Adlerschwingen in den Sinn.« Auch ich kann mir nicht vorstellen, was ich nicht kenne, dennoch fehlt es mir schmerzlich.

Gleichzeitig bin ich noch zu jung, um mich in die Spiritualität zu flüchten: Gott, Engel, Teufel – so wie sie mir bislang nahegebracht wurden, sehe ich in ihnen vor allem Gefahren, gegen die ich mich verteidigen muss. Ein strenger Gott sieht und richtet über meine Taten. Meine kleinen Verfehlungen, die als regelrechte Untaten hingestellt werden, verursachen mir schwere Schuldgefühle, die ich vergeblich vor seinem unerbittlichen Blick zu verbergen suche. Ich kann ihm nicht entkommen, er weiß alles. Genau wie der Teufel, der mich unentwegt verfolgt. Ich bin nicht mehr sicher, wer von beiden mein Verbündeter ist.

Das Beichtsakrament kann ich nicht unbeschwert empfangen, doch wird es mir aufgedrängt. Um im Heim zu überleben, begehe ich ständig irgendeine Sünde: Ich stehlen verspüre Neid und Eifersucht, lüge. Niemals würde ich das jedoch vor unserem Geistlichen preisgeben. Es ist, als spräche ich mit einem Automaten. Ganz offensichtlich betrachtet er die Beichte als Ritual, das in möglichst kurzer Zeit abzuhalten ist, als reine Formsache, die er wie eine lästige Pflicht abwickelt. Und dann nichts wie weg.

Von der Zukunft zu träumen scheint mir gar nicht möglich. Hier gleicht ein Tag dem anderen, und wir denken uns Tricks aus, um einfach nur weiterzuleben. Das Heim hat die Aufgabe, die Mädchen so zu verköstigen, dass sie nicht verhungern. Ihnen ein Bett zum Schlafen bereitzustellen, egal wie unbequem es ist. Den Schulbesuch sicherzustellen, ohne jedoch ernsthaft eine gute Ausbildung anzustreben. Tatsächlich schafft es kaum eine, ihre Schullaufbahn wie vorgesehen zu beenden, und nur wenige lernen in der Zeit wirklich etwas. Unsere persönliche Entwicklung interessiert niemanden. Es kommt mir vor, als wären wir alle Marionetten, ich und meine Heimgefährtinnen. Rädchen in einem nur aus Regeln bestehenden Getriebe, in dem nicht ein einziges Rädchen unentbehrlich ist.

Die Mädchen, die Besuch von Verwandten bekommen, führen nur zu gern ihre Geschenke vor und sorgen damit für großen Neid bei den anderen. Elena beispielsweise hat einen Kaugummi. Frech kaut sie ihn vor unseren Augen, macht sogar Blasen, und wir schäumen vor Wut. Wie sehr sie an diesem Kaugummi hängt! Während der Mahlzeiten klebt sie ihn unter den Tisch und steckt ihn nachher wieder in den Mund. Vielen von uns verspricht sie, sie werde ihn ihr überlassen, sobald sie genug davon habe, doch ist das nie der Fall. In der Nacht behält sie ihn in der geschlossenen Faust: Aus Erfahrung weiß sie, dass er, würde sie ihn ans Bettgestell kleben, sofort gestohlen würde. Nachdem Elena in den Genuss verschiedenster Gefallen gekommen ist und eine Woche lang gekaut hat, gibt sie den Kaugummi schließlich an eine Freundin weiter. Ab da gilt dem anderen Mädchen sämtliche Aufmerksamkeit. Schließlich liegt der Kaugummi im Hof auf dem Boden. Doch auch das ist noch immer nicht sein Ende. Der abgelegte Kaugummi landet in weiteren Mündern.

Die Reichen, also diejenigen, die etwas so Außergewöhnliches wie einen Kaugummi, einen Bonbon oder Zahnpasta besitzen, haben kein ruhiges Leben. Ständig müssen sie sich vor den Wölfen in Acht nehmen, die sie in räuberischer Absicht verfolgen. Dafür fühlen sie sich den anderen überlegen, was ihr Selbstvertrauen stärkt: Die Unglücklichsten sind sie hier gewiss nicht. Den Ton aber geben nicht sie an, sondern die Herrischen. Schwer verhaltensgestörte Mädchen, von denen viele aus einem Umfeld stammen, in dem Gewalt an der Tagesordnung ist. Sie terrorisieren ihre Kameradinnen, während die Nonnen gleichgültig wegschauen und häufiger das Geschrei der Opfer bestrafen als die Übergriffe der Schuldigen.

Einer von ihnen gerate ich in die Klauen.

Im Garten stehen schlanke Bäume mit hellgrünen, lanzenförmigen Blättern. Noch seltsamer sind die Früchte, braune Kugeln, die mit zunehmender Reife fast schwarz werden. Sie bestehen aus einem dicken Kern und einer dünnen Schicht Fruchtfleisch ringsum. Wie wir herausfinden, sind sie essbar: Viel ist zwar nicht dran, aber wenigstens helfen sie, den schlimmsten Hunger zu stillen. Da sie hoch hängen, muss man, wenn man sie pflücken will, auf den Baum hinaufklettern. Und ich bin die beste Kletterin der Gruppe. Zwei meiner Kameradinnen stützen sich am Baumstamm ab, eine auf den Schultern der anderen, und ich klettere an beiden hoch. Dann schwinge ich mich auf die Äste, pflücke die Früchte und werfe sie zu Boden, bevor ich wieder hinunterklettere.

Als ich eines Tages gerade mit einigen Früchten in der Hand vom Baum hinabsteigen will, drückt Cettina das unterste Mädchen zur Seite und bringt uns alle zu Fall. Während ich mit Schmerzen am Boden liege, stürzt eine Bande Mädchen herbei und reißt sich die auf so halsbrecherische Weise geernteten Früchte unter den Nagel. Mit einem Rest Beute in meinen geschlossenen Fäusten renne ich trotz Schmerzen davon. Cettina verfolgt mich bis kurz vor eine Glastür. Gegen diese stößt sie mich mit solcher Wucht, dass die Scheibe zerbricht. Ich verletze mich. Aber sie hat noch nicht genug. In blindem Zorn greift sie nach einer Scherbe am Boden und beginnt auf mich einzustechen, was für mich mit tiefen Schnitten am Arm, an der rechten Hand, am Handgelenk und am Ohr endet.

Ich blute stark. Auf mein Geschrei hin holen einige Kameradinnen erschrocken die Nonne, die einschreitet und mich zum Eingang zerrt. Unterdessen hat Cettina sich davongemacht.

Ich höre merkwürdige Gespräche. Man könne mich nicht mit dem Bus ins Krankenhaus bringen, sagen sie, weil autofreier Sonntag sei. Die Schwester ist angesichts des unliebsamen Zwischenfalls gereizt und spürbar feindselig. Schließlich komme ich doch ins Krankenhaus, wo ich mit zahlreichen Stichen genäht werde.

Ich schreie und weine, doch niemand hat ein tröstendes Wort für mich. Die Schwester steht mit verärgerter Miene tatenlos dabei. Dem Arzt, der sie erstaunt ansieht, erklärt sie, wir Mädchen seien einfach nicht zu bändigen. Was mag nur mit dem Gewissen dieser Frau und anderer Nonnen, die ich kennengelernt habe, geschehen sein? Es ist, als wäre bei ihnen die Seele in ihrer ursprünglichen Empfindsamkeit durch einen bösen Zauber in einen für das Leiden anderer unempfänglichen harten Klotz verwandelt worden.

Unter Vorwürfen bringt mich die Schwester ins Heim zurück. Sie will gar nicht wissen, was sich genau zugetragen hat. Wenigstens hoffe ich, dass mir in meinem Zustand die übliche Bestrafung erspart bleibt. Ich soll mich irren.

Das ist nur eine Begebenheit von vielen, und eben da liegt das Problem. Es geschieht oft. Jeden Tag. Die Tatsache, dass die aggressiven Mädchen in keiner Weise gemaßregelt werden, lässt ein gewaltbereites Klima entstehen und zieht Persönlichkeiten heran, die alle Voraussetzungen mitbringen, nach ihrem Abschied aus dem Heim kriminell zu werden. Die empfindsamsten Mädchen, die am häufigsten das Ziel von Schikanen sind und sich nicht zu wehren wissen, tun mir leid. Aber ich habe nicht die Kraft, sie zu verteidigen. Die Wahrheit ist, dass unsere

Not und das Umfeld uns alle böse werden lassen. Mich selbst eingeschlossen.

Maria hat eine Mutter, lebt aber im Heim, weil ihre Familie sehr bedürftig ist. Eines Tages kommt sie hüpfend aus dem Besucherzimmer zurück, ihre Mutter hat ihr ein Hundert-Lire-Stück geschenkt. Hundert Lire entsprechen dem Wert zweier Telefonmünzen, aber für uns ist das eine große Summe. In ihrer Unbedarftheit fällt ihr die Münze beim Hüpfen herunter. Sie bemerkt es nicht. Ich sehe es und behalte sie im Auge; genau genommen beobachten wir immer die Mädchen, die aus dem Besucherzimmer kommen, um nach Möglichkeit irgendeinen Vorteil herauszuschlagen. Ich warte, bis sich alle zum Speisesaal aufmachen, und hebe die Münze auf. Mit meinem Schatz in der Hand renne ich ins Bad, um nach einem passenden Versteck zu suchen. An der Wand fällt mir eine lose Kachel ins Auge, ich klemme die Münze dahinter und drücke die Fliese wieder fest an.

Als Maria den Verlust bemerkt, sucht sie unter Tränen die Münze überall. Sie ist so verzweifelt, dass ich Mitleid bekomme, und mein Herz mahnt mich, sie ihr zurückzugeben. Doch dafür ist es nun zu spät. Der Vorfall hat sich herumgesprochen, alle helfen bei der Suche, doch natürlich nicht, weil sie die Münze ihrer rechtmäßigen Eigentümerin zurückgeben wollen, sondern um sie selbst zu behalten. Was für eine Tracht Prügel würde ich außerdem beziehen, gäbe ich zu, dass ich sie genommen habe?

Ich lasse viel Zeit verstreichen. Hin und wieder schaue ich nach der Münze, und als die Wogen sich schließlich glätten, beschließe ich wie ein hartgesottener Dieb, die Beute auszugeben. Jeden Tag stelle ich mir auf dem Schulweg vor, was ich mir Schönes kaufen könnte. Ich schmiede Pläne, ohne den Wert des Geldes zu kennen. Was bekommt man für hundert Lire? Schließlich hole ich die Münze aus ihrem Versteck. Sie begleitet mich so lange, bis es sich irgendwann wieder ergibt, dass ich den Rückweg von der Schule ins Heim allein zurücklege. Am Stehcafé mache ich Halt und frage an der Kuchentheke bei jeder einzelnen Sorte nach dem Namen und den Zutaten, bis der Kellner schon ganz ungeduldig wird. Nach reiflicher Überlegung entscheide ich mich schließlich für eine weiße Iris, ein frittiertes Törtchen mit Semmelmehlkruste und heller Cremefüllung. Auf der Straße hineinzubeißen ist mir peinlich, doch kann ich es nicht mit zu den hungrigen Horden ins Heim nehmen, wo ich zudem den Kauf nicht zu erklären wüsste. So schlüpfe ich in den nächsten offenen Hauseingang, lasse mich auf der Treppe nieder und verzehre mein erstes Gebäckstück.

An einem von unzähligen langweiligen Sonntagnachmittagen erreicht mich plötzlich eine neue Enthüllung über meine Familie. Ich bin mit den anderen im Hof, als ich zusammen mit Clotilde gerufen werde. Im Besucherzimmer erwartet uns lächelnd ein mittelgroßer junger Mann mit grünen Augen und hellem Haar. »Ich bin euer Bruder«, erklärt er uns.

Noch einer?

»Ich heiße Giancarlo. Ich habe Himmel und Hölle in Bewegung gesetzt, um euch zu finden, und einiges riskiert, damit ich zu euch kommen konnte. Das wird sicher noch Folgen für mich haben. Aber das ist mir egal, ich bin froh, euch kennenzulernen.«

Als wir Näheres erfahren wollen, bleibt er ziemlich vage. »Ich lebe an einem Ort, den ich nicht verlassen kann, es sei denn, ich reiße aus. Aber ich werde euch trotzdem wieder besuchen kommen.«

Zum Abschied schenkt Giancarlo uns ein Päckchen Kaugummi, das wir natürlich gern annehmen.

Seine Worte, sein Lächeln beeindrucken mich, dass jemand so viel riskiert hat, um mich kennenzulernen, macht mich glücklich. Ich beginne mir auszumalen, welche Gefahren er wohl auf sich genommen haben könnte, ohne eine Vorstellung zu haben, wo er lebt: Ein gefährlicher Ort sei es, sagt er, aber was für einer? Ein Gefängnis, ein Krankenhaus, ein Piratenschiff?

Ich werde ihn lange nicht wiedersehen. Im Nachhinein erfahre ich, dass Giancarlo, nachdem er mit achtzehn Jahren aus dem Heim entlassen worden war, ebenso wie Andrea nach seiner Mutter gesucht hat. Die Signora wollte ihn nicht um sich haben und rief die Polizei. Daraufhin wurde er fern von unserer Stadt in eine Besserungsanstalt gesteckt.

Einige Zeit später bekommen wir Besuch von der Signora. Sie will, dass wir sie nach Hause begleiten, wir aber zeigen uns störrisch, da uns allein schon der Gedanke an einen ganzen Tag mit ihr Angst einjagt. Madre Ranno, die für den Trakt der Großen zuständige Nonne, besteht darauf, dass wir mitgehen. Wenigstens für eine Weile hat sie uns so auf den Beinen und zwei Mädchen weniger zu beaufsichtigen.

Die Signora mit ihrem starren, beunruhigenden Blick bleibt wie gewohnt stumm. Sie vorneweg und wir hinterher, machen wir uns auf den Weg zu ihrer Wohnung, wo wir schweigend Platz nehmen. Wir rechnen damit, Andrea zu begegnen, doch er ist nicht da. Wie immer bin ich neugierig. Während die Signora sich in der Küche zu schaffen macht, öffne ich eine Tür und stelle überrascht fest, dass in dem Zimmer alles schwarz verkohlt ist (hier hat Andrea den kleinen Brand gelegt).

Zu Mittag essen wir das übliche Hühnchen, und wie immer drängt sie uns zum Biertrinken. Währenddessen schaue ich mich verstohlen um, bis mein Blick durch die offene Tür ins Schlafzimmer fällt. Vieles weckt dort meine Neugier. Das ordentlich gemachte und mit einer hübschen rosafarbenen Tagesdecke überzogene breite Bett, der Frisiertisch samt Hocker und einem großen Spiegel. Auf dem Regalbrett unzählige kleine und große Fläschchen, mit Anhängseln aus goldfarbenem Stoff verzierte Flakons, kleine Döschen und dann … die Puppen. Puppen in großer Zahl, auf dem Bett, den Nachttischen, der Kommode. Wunderhübsch angezogen mit Kleidern in allen Farben und weiten Volantröcken, die Gesichter aus Porzellan, rote Lippen und Wangen. Ich traue mich nicht, die Signora zu bitten, sie mir zu zeigen, und so behaupte ich nach dem Essen, ich sei müde, und frage um Erlaubnis, mich ein wenig hinlegen zu dürfen. Die Signora befreit einen Teil des Bettes von den Puppen, ich lege mich hin, und sie löscht das Licht, bevor sie nach tausend Ermahnungen – »Fass nichts an, mach nichts schmutzig …« – das Zimmer verlässt und die Tür hinter sich schließt.

Natürlich schalte ich sofort das Licht an. Ich setze mich im Bett auf und greife nach der ersten Puppe. Wie ist sie gemacht? Sind die Kleider echt? Ich ziehe sie aus, streiche über ihr langes Haar und löse die Frisur. Planvoll nehme ich mir danach die anderen vor, ziehe alle nacheinander aus.

Nun ist es an der Zeit, den Frisiertisch zu inspizieren. Welch ein Duft, als ich die Parfümflaschen öffne! Ich entdecke, dass die weichen Kugeln, die an den Fläschchen hängen, kleine Pumpen sind: Wenn man sie drückt, zerstäuben sie das Parfüm. Glücklich gehe ich nach allen Seiten sprühend durch das Zimmer. Auch die Puppen besprühe ich großzügig, das haben sie sich verdient, die Ärmsten, wie sie so nur noch im Höschen dasitzen.

Und dann sind da all diese Cremes und Lippenstifte. Die Frau, die in mir steckt, versteht gleich, dass die roten Stifte dafür da sind, sich die Lippen anzumalen. Die Lippen der Signora haben diese Farbe, meine sollen genauso aussehen! So bemale ich mich gründlich und ziehe auch allen Puppen die Lippen nach. Da ich aber wenig Übung habe, landet der Lippenstift überall: Meine bunten Finger hinterlassen, ohne dass ich es bemerke, ihren Abdruck auf allem, was ich anfasse. Ich bin völlig versunken im Hier und Jetzt, denke nicht an die nahe Zukunft, die in dem Moment über mich hereinbricht, als die Signora die Tür öffnet.

Erst da werde ich mir des Desasters bewusst. Clotilde schaut entgeistert drein. Die Signora beginnt zu schreien, packt mich an den Haaren und schlägt zu. »Was hast du angestellt? Du hast meine Puppen ruiniert! Den ganzen Duft verschwendet, was für eine Katastrophe!« Die Luft im Zimmer ist schwer von Parfüm.

»Nicht eine Sekunde kann man dich allein lassen, ich nehme dich nie wieder mit!«

Die Drohung am Schluss würde mir nichts ausmachen, ihre wütende Reaktion allerdings erschreckt mich doch sehr. Und so geschieht, was mir schon lange nicht mehr passiert ist: Ich nässe ein.

»Das erfährt gleich die Mutter Oberin von mir, die wird schon wissen, wie sie dich zu bestrafen hat.«

Sie tobt weiter, während wir das Haus verlassen und ich ihr in meinen nassen Sachen bis ins Heim folge. Dort spricht meine Mutter sofort mit der Mutter Oberin, die ganz ihrer Meinung ist. Anders als in anderen Heimen, wo die Oberin sich kraft ihres hohen Amtes darauf beschränkt, Strafen anzuordnen, legt diese hier mit Leidenschaft selbst Hand an. Sie verpasst mir ein paar Ohrfeigen, auf dass die Signora zufrieden nach Hause gehen kann. »Der Rest folgt später«, droht sie. Was das angeht, ist auf die Mutter Oberin Verlass.

Kein Essen am Tag darauf, weder morgens, mittags noch abends. Hofverbot. Die dreifache Menge an Gebeten, in Knien auf dem nackten Boden. Dafür stehe ich nun aber wirklich im Mittelpunkt der allgemeinen Aufmerksamkeit: Ich beschreibe den Mädchen die wundervollen, wie Menschen angezogenen Puppen mit ihren herrlichen Kleidern. Ich erzähle, dass ich Lippenstift und Parfüm benutzt habe, verschweige jedoch, welches Chaos ich dabei angerichtet habe. Als sie mich nach dem Grund für die Bestrafung fragen, wechsle ich das Thema. Wer weiß, welch verdrehte Gedanken ich damit in ihre kleinen Köpfe pflanze – womöglich, dass einem Strafe droht, sobald man etwas Schönes sieht.

Sehr liebenswürdige Herrschaften

Ich bin dreizehn Jahre alt, soeben mit der achten Klasse fertig und ziemlich beunruhigt. Aus Gesprächen der Älteren habe ich erfahren, dass Mädchen ohne eigenes Zuhause während des Sommers als Arbeitskräfte an reiche Familien vermittelt werden. Dort müssen sie die niedersten Arbeiten tun, die eigentlich zu schwer sind für ihr Alter, und werden zudem häufig misshandelt. Keine Sicherheiten, kein Schutz. In der Tat bekomme ich wenige Tage nach Ende des Schuljahres Besuch von der Sozialarbeiterin. Ohne sich nach meinem Befinden zu erkundigen, erklärt sie mir, ich werde, da das Heim den Sommer über schließe und ich niemanden habe, der sich um mich kümmern könne, bei einer Familie untergebracht und solle für sie die Hausarbeit erledigen.

Die Wahl der Familie bleibt den Nonnen überlassen: Anfragen gibt es reichlich, so preiswerte Haushaltshilfen sind sehr gefragt. An Disziplin gewöhnte Mädchen für alles, die sich über keine Strapaze beschweren, nichts fordern und den großen Vorzug haben, verschwiegen zu sein.

Eigentlich sind wir noch Kinder, wissen nichts von der Welt. Ich habe keine Ahnung, was zwischen Mann und Frau geschieht, wenn sie zusammen sind. Niemand hat es mir je erklärt, und unter uns Mädchen spricht man über solche Dinge nicht. Von den Nonnen oder den Sozialarbeiterinnen ist erst recht keine Erklärung zu erwarten. Und so werden von da an die kommenden Sommermonate zu meiner »Schule des Lebens«, auch wenn ich aus Unerfahrenheit nicht gleich Gut von Böse zu unterscheiden weiß. Auf einen Schlag und in traumatischer Weise werde ich lernen, was man nach und nach und auf ganz andere Art erfahren sollte.

Die Mutter Oberin ruft mich zu sich. »Morgen wirst du von einer Familie abgeholt.«

Am Morgen darauf stellt sich ein junges Ehepaar mit einem wenige Monate alten Säugling vor. Ich hole all meine Sachen, also eigentlich nur mein Tagebuch, und folge ihnen.

Es ist ein herrlich sonniger Tag. Der Wagen fährt schnell zu einem mir unbekannten Ort. Rechts sehe ich das blaue Meer und links Orangengärten, während die Frau mir erklärt, dass ich mich nicht nur um den Hausputz, sondern auch um das Kind kümmern soll.

Unser Ziel ist ein doppelstöckiges Haus direkt am Meer: Durch ein Gittertor und einen kleinen Vorgarten gelangt man zum Hauseingang. Gleich rechts wohnt das Ehepaar, während geradeaus eine Treppe hinauf zur Wohnung der Eigentümerfamilie führt. Die Frau zeigt mir die Vier-Zimmer-Wohnung. »Du hältst die gesamte Wohnung und den Garten sauber. Kehren, bügeln, den Boden wischen, trockenes Laub aufsammeln, die Pflanzen gießen, eben alles, was im Haus und draußen zu tun ist. Außerdem wirst du das Kind baden, seine Windeln wechseln, ihm Fläschchen und Brei zubereiten.«

Sie redet, als hätte sie eine Dreißigjährige mit drei Kindern vor sich. Ich bin zu schüchtern, um ihr zu sagen, dass ich zwar eine echte Putzexpertin bin, aber natürlich keine Ahnung habe, wie man mit einem Baby umgeht.

Die Badelaken über den Schultern, bricht das Ehepaar am nächsten Morgen wie selbstverständlich zum Strand auf. Ich bleibe mit dem Kind und all den zu erledigenden Aufgaben allein zurück.

Der Junge weint, ich weiß weder wieso, noch was ich mit ihm tun soll. Es dauert wenige Minuten, dann weinen wir beide. Ich nehme ihn auf den Arm, aber sein Köpfchen wackelt hin und her. Oje, an einer Stelle ist er sogar feucht! Ich bekomme einen Schreck, befürchte, ihm wehgetan zu haben. Obwohl ich völlig verwirrt bin, reiße ich mich zusammen und wechsle ihm die Windeln. Aber ich ziehe sie ihm falsch herum an und ohne ihn zuvor sauber zu machen. Dann bereite ich sein Milchfläschchen zu, sein Geschrei jedoch bleibt ohrenbetäubend. Immer wieder nehme ich ihn auf den Arm, und so schreitet die Hausarbeit nur schleppend voran.

Gegen Mittag kommen die Eltern glückselig zurück, ich aber weiß gar nicht, wie spät es ist, denn ich habe nie eine Uhr besessen. Mag sein, dass es in der Wohnung eine gibt, aber auch das würde nichts helfen, denn ich könnte sie nicht lesen. »Nichts hast du getan, du bist eine Katastrophe!«, schreit die Frau. »Dabei haben die Nonnen behauptet, du könntest alles!«

Als ich älter werde und daran zurückdenke, kommen mir Zweifel an der Zurechnungsfähigkeit des Paares. Wie kann man sein Baby einem unerfahrenen Mädchen anvertrauen, das aus einem Waisenhaus stammt?

Wenn auch mit Mühe, finde ich mich mit gutem Willen und Tatkraft in den folgenden Tagen nach und nach halbwegs zurecht. Nur das Bügeln bereitet mir Schwierigkeiten: Ich habe noch nie ein Bügeleisen gesehen. Auch Hemden soll ich bügeln – mit den ersten nimmt es natürlich ein böses Ende. Das Haus liegt nur wenige Schritte vom Meer entfernt, doch nicht einmal den Geruch des Salzwassers nehme ich wahr. Ich arbeite von morgens bis abends.

Hin und wieder gehe ich mit dem Jungen im Kinderwagen hinaus in den Garten, um zu fegen und zu gießen. Ein untersetzter, dunkelhaariger Mann um die dreißig verfolgt aus einem Fenster im ersten Stock jeden meiner Schritte. Er ist der Sohn der Hauseigentümer. Als ich ihn bemerke, überkommt mich eine ängstliche Scheu, und ich flüchte zurück ins Haus, doch als ich später wieder hinausgehe, um meine Arbeit zu beenden, steht er noch immer da und starrt mich an.

Die Frau kümmert sich nur ums Kochen, bei Tisch bediene ich. Die ganze Zeit über stehe ich für sie bereit, esse in der Küche, wenn sie fertig sind, spüle anschließend ab. Am Abend gehen die beiden Verantwortungslosen aus. Das arme Kind trägt unter meiner Pflege ein paar Blessuren davon, aber nichts Gravierendes: eine verbrannte Lippe, weil die Milch zu heiß war, einen geröteten Po, Spucken und Bauchweh, da ich ihm nicht auf den Rücken klopfe, damit es ein Bäuerchen macht.

Eines Abends, als die Herrschaften ausgegangen sind, kehre ich, als das Baby endlich schläft, in den Garten zurück, um meine Arbeit dort zu beenden. Der Mann sitzt da und schaut mir wie üblich zu. Mit klopfendem Herzen beeile ich mich zu tun, was zu tun ist, bevor ich mich wieder auf den Weg in die Küche mache, wo noch schmutziges Geschirr auf mich wartet. Leise folgt er mir ins Haus – alle Türen stehen hier immer offen. Verängstigt drücke ich mich an die Wand.

»Hast du etwa Angst? Ich fresse dich schon nicht«, sagt er. »Ich möchte nur ein bisschen bei dir sein.« Dabei kommt er näher.

Ich schlüpfe zur Seite und versuche, ihm zu entwischen, doch er verfolgt mich um den Tisch herum. Schließlich schafft er es, mich gegen die Wand zu drängen. Vor Angst schreie ich laut, mein ganzer Körper zittert. Er will mich ausziehen, streift mir Bluse und Unterhemd ab. Ich winde mich, wehre mich mit aller Kraft, doch er ist zu schwer und stark für mich. Er presst mich gegen die Wand und versucht, mich zu küssen. Ich werfe den Kopf nach rechts und links, ohne überhaupt zu wissen, dass er meinen Mund sucht, was ihm allerdings nicht gelingt. Vor Angst und Scham sehe ich gar nicht hin und ringe mit geschlossenen Augen weiter. Obwohl ich keine Vorstellung von dem habe, was er mir antun könnte, bin ich mir sicher, dass es etwas Schlimmes ist. Meine Schreie kümmern ihn nicht, dank meines unermüdlichen Widerstandes schafft er es jedoch nicht, mich zu vergewaltigen. Ich spüre, wie er unten herumhantiert, bevor er sein Becken rhythmisch zu bewegen beginnt und sich an mir reibt. Er riecht übel aus dem Mund und atmet keuchend, stößt merkwürdige, ächzende Laute aus wie ein Tier. Schließlich hört er auf zu grunzen, rückt seine Kleidung zurecht und geht. »Du bist doch bloß ein dummes Mädchen!«, ruft er mir noch nach.

In Tränen aufgelöst laufe ich in mein Zimmer und schließe mich ein. Als die Frau nach Hause kommt, fällt ihr sofort die unordentliche Küche ins Auge, sie kommt zu mir und bemerkt, dass die Zimmertür abgeschlossen ist. Sie klopft an und ruft nach mir, doch anstatt zu antworten, weine ich weiter voller Verzweiflung.

»Geht es dir nicht gut? Ist dir etwas passiert?«

»Ja«, sage ich nur.

»Hat dir jemand wehgetan?«

Ich schweige, ich empfinde zu viel Ekel und Scham, als dass ich ihr alles erzählen könnte.

Die Frau lässt nicht locker. »Die Vermieterin? Ihr Mann? Ihr Sohn?«

»Ihr Sohn«, sage ich schließlich.

Sie stellt mir viele weitere Fragen, auf die ich nicht antworte. Bis sie mich irgendwann fragt: »Ist dein Höschen blutig?«

Ich bejahe. Meine Unwissenheit lässt mich den Sinn der Frage missverstehen. Ich bejahe, weil der Schock eine verfrühte Monatsblutung ausgelöst hat, und nicht aus dem Grund, den das Paar vermutet.

Der Ehemann befiehlt mir, die Tür zu öffnen. Ich gehorche. Seine Frau läuft zu der Familie, die im Obergeschoss wohnt.

Der Mann, der mir Gewalt angetan hat, streitet alles ab. Er behauptet, die ganze Zeit in der Wohnung gewesen zu sein.

Auf der Suche nach einer Lösung ruft meine Gastgeberin einen Freund an, erzählt ihm, was geschehen ist, und beschreibt ihm ihre Sorge angesichts der Tatsache, dass ich minderjährig bin. Man rät ihr, mich sofort zurück ins Heim zu bringen und Anzeige zu erstatten. Und so endet am Morgen darauf mein erstes Arbeitsabenteuer. Unnötig zu erwähnen, dass sie mir keinen Cent bezahlen und das Ganze mir nichts als Schwierigkeiten einbringt.

Die Mutter Oberin empfängt mich mit Ohrfeigen und Vorwürfen. Sie gibt mir das Gefühl, eine Verbrecherin zu sein, wie wenn ich eine schlimme Straftat begangen hätte. Tags darauf bringen zwei Schwestern mich für eine gynäkologische Untersuchung zum Arzt. Beim Frauenarzt war ich zuvor noch nie. Er bittet mich, die Beine anzuheben und zu spreizen. Ich bin wie gelähmt vor Scham und blicke hilfesuchend zu den Nonnen.

»Tu nicht so prüde nach dem, was du angestellt hast!«, herrscht mich eine von ihnen an.

Der Arzt, der die Geduld verliert, beschwert sich: Meine Launen kosten ihn nur Zeit. Und so ziehen mir die Schwestern, eine rechts und eine links von mir, mit Gewalt den Schlüpfer herunter und spreizen meine Beine.

Der Arzt untersucht mich und urteilt: »Das Mädchen ist unberührt.«

Daraufhin braust eine der Nonnen auf: »Du hast dir also alles nur ausgedacht? Du verlogenes Ding hast diese hübsche Komödie aufgeführt, um dich vor der Arbeit zu drücken.«

Für die entsprechende Bestrafung bringen sie mich auf schnellstem Wege zurück ins Heim. Während die Oberin mich verprügelt, droht sie, das Schauspiel werde mich teuer zu stehen kommen, der Sommer werde die Hölle für mich sein. »Für den

Moment ab in den Schlafsaal, allein, ohne Essen, im Dunkeln, damit du über deine Verfehlungen nachdenken kannst.«

In der Dunkelheit denke ich weniger nach, als dass mir das abstoßende Geächze des Mannes, der mich bedrängt hat, in den Ohren klingt. Ich verstehe nicht, was man mir vorwirft und wieso man mir nicht glaubt. Kein einziges Wort hat man von mir hören wollen. Weder eine Nonne noch der Arzt noch die Sozialarbeiterin haben mich gebeten zu erzählen, was geschehen ist.

Ein paar Tage später gehen sie mit mir zur Polizei. Die Schwestern legen einem Beamten das medizinische Gutachten vor. Ich hätte alles nur erfunden, erklären sie ihm, der angezeigte Mann habe nichts verbrochen, und so wird der Fall zu den Akten gelegt.

Daraus lerne ich eine wichtige Lektion: Opfer von Gewalt gehören bestraft. In der Tat leide ich den ganzen Sommer über unter meiner »gerechten« Strafe. Die gewohnte in Form von Ohrfeigen und die der Mutter Oberin. Die Strafmaßnahmen sind vielfältig. Mit leerem Magen im dunklen Schlafsaal liegen. Zusätzliche Putzarbeit. Stunde um Stunde in der eiskalten Kirche mit Nachdenken über meine Vergehen verbringen.

Der Zwangsaufenthalt im Schlafsaal bringt mir jedoch einige Vorteile. Da ich allein bin, plündere ich, so gut es geht. Viel gibt es zwar nicht zu stehlen, weil ich aber die meistgenutzten Verstecke kenne, kann ich mir die Kleidungsstücke zulegen, die ich brauche. Unter einer Matratze entdecke ich ein Paar blaue Cordhosen, die mir in den folgenden fünf Jahren einen guten Dienst erweisen werden. Aus anderen Verstecken staube ich Unterwäsche, eine Strickjacke und schließlich, zum ersten Mal in meinem Leben, ein Handtuch ab. In keinem der Heime, in denen ich bis dahin gelebt habe, waren Handtücher vorgesehen, auch hier nicht. In den seltenen Fällen, in denen wir uns das Gesicht waschen, muss es von selbst trocknen, wir bleiben also erst einmal nass. Wenn es richtig kalt ist (warmes Wasser gibt es nicht), kommen Bluse, Rock oder Bettlaken zum Einsatz. Oder wir profitieren davon, wenn externe Bewohnerinnen ihre Handtücher über das Bettgestell hängen: Im Vorbeigehen reiben wir unauffällig unser Gesicht daran. Nun aber habe ich ein eigenes ganz für mich allein.

Nach den Sommerferien beginnt wieder der Unterricht. Die Mittelschule habe ich erfolgreich abgeschlossen und bin in die Oberschule versetzt worden, was nur wenige von uns erreichen. An diesem Punkt des Heimaufenthalts teilen sich die Bewohnerinnen auf. Wer seine Schulausbildung fortsetzt, hat Privilegien gegenüber den anderen, denn die Arbeit in der Küche und der Wäscherei fällt weg. Um die eigene Wäsche hat sich jede selbst zu kümmern, und die Reinigung der Zimmer obliegt allen, für den Rest jedoch, einschließlich der Wäsche der Schwestern, sind die zuständig, die nicht zur Schule gehen.

Ich wechsle den Trakt, man verlegt mich ins Obergeschoss, zu den Großen. Das Beste daran ist, dass ich Clotilde wiedersehe.

Der Schlafsaal gleicht im Großen und Ganzen dem vorherigen. Zusätzlich gibt es dort, ganz in der Nähe meines Bettes, einen Abstellraum, aus dem es stark und hin und wieder sogar ekelerregend nach Käse, Wurst und anderen Lebensmitteln riecht. Im Schlafsaal sind auch Mädchen aus den umliegenden Dörfern untergebracht, in denen es keine Oberschule gibt. Wenn sie sich dem Heimleben leicht anpassen, stammen sie offensichtlich aus ärmlichen Verhältnissen. Der Abstellraum ist der Aufbewahrungsort für ihre Koffer, die häufig auch Lebensmittel enthalten. Für uns Interne stellt er natürlich eine Beute dar, die es zu plündern gilt.

Für die Glücklichen, die den Abschluss der Mittelschule geschafft haben, entscheiden die Nonnen, welche Art von höherer Schule sie besuchen sollen. In meinem Fall fällt die Wahl auf eine Berufsschule für Mädchen.

Auf den Schulweg schicken sie mich nun allein, so ist das für alle Großen. Wenn es regnet, werde ich nass, denn einen Schirm besitze ich nicht. Meine wenigen Bücher versuche ich, unter der Strickjacke zu schützen.

Das Problem sind weniger die zurückzulegenden Kilometer als die abgelaufenen Schuhe, die ich schon seit zwei Jahren trage. In den Sohlen bilden sich Löcher, und ich brauche festes Papier um sie zu stopfen. Wo kann ich das bekommen? Ich habe eine Idee. Meine Mitschülerinnen besitzen herrliche Zeichenhefte mit sehr dicken Blättern. Ich lasse ein solches Heft am Körper versteckt mitgehen. Daraus schneide ich ein Paar Sohlen aus, die ich mir in die Schuhe lege: Nun sitzen sie enger, aber zumindest berührt mein Fuß beim Laufen nicht mehr den nackten Boden.

Leider halten auch die Papiersohlen nicht lange, und so fasse ich den Entschluss, mir neue Schuhe zu besorgen. Was bedeutet, sie zu stehlen. Auf dem Weg zur Schule komme ich durch zwei lange, gerade Straßen, die zu den schönsten und ältesten der Stadt zählen. Die erste verläuft fast bis zum Meer. Ich biege rechts ab in die Straße, die zur Schule führt. Auf halber Strecke ist ein Verkaufsstand aufgebaut, an dem ich eines Tages stehen bleibe, um die hübschen Schuhe in der Auslage zu betrachten. Ich überlege, wie ich mir ein Paar davon zulegen könnte. Hinter dem Stand sehe ich nur einen alten Mann, weshalb ich mir gute Chancen ausrechne, ungesehen davonzukommen. Ich bitte den Verkäufer, ein Paar Schuhe anprobieren zu dürfen. Er ist sehr freundlich, sucht sie in meiner Größe heraus und gibt sie mir zur Anprobe. Sie passen wie angegossen, dennoch frage ich nach einer Nummer größer: Das arme Mädchen weiß, es wird nicht so schnell wieder an andere Schuhe herankommen, und da es noch wächst, werden diese hier bald zu eng sein. Der Verkäufer erfüllt meinen Wunsch, und endlich trage ich ein Paar neue Schuhe. Während er mich ermahnt, ich solle mich nicht von der Stelle bewegen, wird er von einer Dame etwas gefragt, woraufhin er sich abwendet, um ihr zu antworten. Darauf habe ich gewartet. Ich springe auf und schieße wie der Blitz unter einem Hagel an Beschimpfungen davon.

An der ersten Querstraße biege ich ab und laufe mit meinen neuen Schuhen zur Schule. Die durchlöcherten habe ich ihm dagelassen. Mein Herz rast, das schlechte Gewissen nagt an mir. Ein Blick auf meine glänzenden Schuhe jedoch tröstet mich schnell. Nun fühle ich mich den anderen ebenbürtiger. Endlich kann ich die Füße heben, ohne mich zu schämen.

Und dann kommt der Tag der Gitarre. Eines Nachmittags taucht die Signora im Heim auf und bringt eine mit. Eine wunderschöne weiße E-Gitarre. Sie sei ein Geschenk unseres Bruders Andrea, erklärt sie und überreicht sie Clotilde.

Die Gitarre wird für mich zu einer Art Devotionalie. Meine Schwester bewahrt sie in der Nähe ihres Bettes auf, hin und wieder nehme ich sie in die Hand, streichle sie, zupfe an den Saiten. Wenn ich sie betrachte, kommt es mir vor, als sähe ich meinen Bruder. Ich fühle mich ihm nah, und es ist, als würde ich mit ihm kommunizieren. Clotilde geht es genauso, das spüre ich. Die Gitarre macht sie glücklich. Und eben das macht Madre Ranno, die Nonne unseres Traktes, misstrauisch. Von kleiner Statur, stämmig und plump, hat sie gegenüber Clotilde von Anfang an eine besondere Missgunst an den Tag gelegt. Eine Missgunst, die mit der Zeit noch zunimmt. Meine Schwester wird immer schöner: schlanker Körperbau, helle Haut, schwarzes Haar, mandelförmige Augen. Mit ihrem sonnigen Gemüt und ihrer kommunikativen Art hat sie eine Gruppe Freundinnen um sich geschart, die mit ihr in ihrer jugendlichen Keckheit rivalisieren. Ihr helles Lachen klingt durch das ganze Heim. Mir entgeht nicht, dass Madre Ranno meine Schwester um ihre Schönheit, ihren Unternehmungsgeist, sogar um ihre Stimme beneidet. Es sind kirchliche Lieder, die Clotilde singt, wir kennen keine anderen, doch selbst das bereitet der Nonne Verdruss. Sie lässt keine Gelegenheit aus, Clotilde zu schikanieren und sie grün und blau zu schlagen. Es kommt vor, dass sie sie zu Boden stößt und an den Haaren in den Schlafsaal schleift. Wahrscheinlich würde sie ihr gern alle ausreißen, damit Clotilde genauso hässlich wird wie sie selbst.

Die Freude, die meine Schwester an der Gitarre hat, macht die Nonne fuchsteufelswild. Es endet damit, dass sie uns das Instrument wegnimmt. Unser lebhafter Protest dringt bis zur Mutter Oberin durch. Sie ist eine ganz andere Nonne, hat spanische Wurzeln und eine Vorliebe für Musik. Sie will uns das Gitarrespielen erlauben, ohne allerdings Madre Ranno offen zu widersprechen. Daher verbietet sie uns, die Gitarre im Schlafsaal aufzubewahren, engagiert jedoch externe Ehrenamtliche, die uns und anderen Mädchen Musikunterricht geben.

Es sind vier Jugendliche, die ihre eigene Band haben. Der Gitarrist Michele ist groß und dünn, Schnurrbartträger, von eindrucksvoller Ernsthaftigkeit, immer korrekt, ein wenig steif. Luca, der Bassist, ist extrovertierter und schaut uns Mädchen mit dem für junge Männer normalen Interesse an. Die Seele der Band ist Filippo, der Keyboarder, sympathisch, tatkräftig. Und dann ist da noch Gianni, ein dunkler Lockenkopf am Schlagzeug. Er ist so introvertiert, dass man ihn für stumm halten könnte.

Das Heim stellt den Raum, die Gitarre, die Mädchen und guten Willen zur Verfügung.

Die jungen Leute bringen Keyboard, Schlagzeug, Bass und Verstärker mit. Clotilde wählt die anderen aus: Ada, Graziella und Cettina. Jede bekommt ein Instrument zum Üben, an der Gitarre wechseln meine Schwester und ich uns ab.

Der Unterricht findet alle zwei Wochen statt. Wenn es so weit ist, warten wir Mädchen ungeduldig am Fenster auf die Ankunft des weißen Lieferwagens. Meine Schwester lernt auch weltliche Lieder, und natürlich ist sie die designierte Sängerin der Gruppe. Ob nun mit oder ohne Gitarre, immer singt Clotilde.

Einige Zeit später besucht uns dann mein Bruder Giancarlo und erzählt uns die traurige Geschichte der Gitarre.

Nachdem Andrea von unserer Mutter abgewiesen wurde, ging er nach Holland und fand Arbeit in einer Fabrik. Er schloss sich einer Band an, die durch die Kneipen tingelte. Er kaufte die Gitarre. Dann wurde er krank – Giancarlo behauptet, durch den Biss eines Papageien, doch das fällt mir schwer zu glauben – und starb. Er war erst zwanzig. Seine Freunde und Arbeitskollegen glauben, er habe ein enges Verhältnis zu seiner Mutter gehabt, da er ihr viele Briefe schrieb und häufig Fotos schickte. In Wahrheit erhielt Andrea auf diese Briefe nie eine Antwort, seinen Freunden aber machte er weis, seine Mama habe ihn sehr lieb und lebe in großer Armut. Als er stirbt, sammeln sie daher Geld, um seiner Mutter die Reise und die Überführung des Leichnams nach Italien zu ermöglichen. Selbst bei dem Anlass bleibt die Signora sich treu: Obwohl man ihr einen stattlichen Betrag überreicht, lässt sie den Jungen in bloßer Erde begraben, mit einem schlichten Kreuz. Giancarlo, der sie nach Holland begleitet hat, sorgt dafür, dass Andreas letzter Wille erfüllt wird: Dazu gehört, dass meine Schwester und ich die Gitarre bekommen.

Ich bin gerührt, das Herz geht mir auf und weint. Ich liebe die Gitarre noch mehr. Ich liebe sie nun, als wäre sie ein Bruder. Unter dem Vorwand, für die Abschlussfeier proben zu müssen, bitte ich darum, sie mit in die Schule nehmen zu dürfen, und bekomme die Erlaubnis. Den Lehrern zum Trotz nutze ich jede Gelegenheit, sie in der Klasse zu spielen. Bei meinen Mitschülern werde ich beliebt und brüste mich damit, jedes Lied spielen zu können. Natürlich stimmt das nicht, aber vom Gitarrespielen verstehen sie noch weniger als ich, und diese kleine Vorrangstellung erfüllt mich zum ersten Mal im Leben mit Stolz.

Mit der sozialen Anerkennung wächst auch mein Selbstvertrauen. Unsere kleine Band macht tatsächlich Fortschritte. Michele organisiert sogar ein paar Auftritte im Heim, und alle bewundern uns. Für Madre Ranno scheint unser Applaus, besonders wenn er Clotilde gilt, pures Gift zu sein.

Da ich das Unglück anzuziehen scheine, bleibt die Rechnung nicht aus. Eines Tages erscheint die Signora und fordert uns auf, ihr die Gitarre zurückzugeben.

Wir protestieren mit aller Kraft: »Das ist unsere Gitarre, Andrea hat sie uns vermacht.«

Triumphierend befiehlt uns Madre Ranno, das Instrument zu holen. Meine Schwester weigert sich. Um ihrer Feindin keine Genugtuung zu verschaffen, biete ich mich an, es zu tun. Mit der Gitarre fest im Arm kehre ich weinend zur Signora zurück. Sie will sie entgegennehmen, doch anstatt sie ihr zu reichen, werfe ich sie wütend zu Boden. Wie wild springe ich dann so lange auf der Gitarre herum, bis ich sie mit meinen Schuhen zertrümmert habe.

Die Signora verprügelt mich vor Madre Ranno. Reglos lasse ich die Schläge über mich ergehen: Es ist mir egal, alles ist mir egal, außer meiner toten Gitarre. Keine Band mehr, keine Musik mehr, ich spüre, dass auch ein Teil von mir nun tot ist.

Das Erlebnis ist traumatisch und trifft mich zutiefst. Ich bin mit einer der schönsten Errungenschaften der Menschheit in Berührung gekommen. Mit Musik. Sie hat mein Innerstes berührt und zum Klingen gebracht, war die einzige Ausdrucksmöglichkeit in meinem von Schweigen geprägten Dasein. Mit der Vorfreude auf die Musiknachmittage im Heim ist es nun vorbei, alle meine Hoffnungen sind zerschlagen. Mein Leben macht eine jähe Rolle rückwärts: Die Tage sind nun wieder traurig, düster, ein sinnloses Nichts.

Mein Rettungsanker bleibt die Schule. Die Gitarre habe ich nicht mehr, doch weil ich mir das bisschen Beliebtheit, das ich gewonnen habe, erhalten will, denke ich mir jeden Tag etwas Neues aus, um bei meinen Mitschülern zu punkten. Wenn kein Lehrer in der Nähe ist, organisiere ich Zaubertricks, Wetten, mehr oder minder spannende Aktivitäten. Doch bin ich auch im Unterricht konzentriert bei der Sache, sodass die Lehrer sich nur über mein Benehmen beklagen können.

Außerhalb des Heims gibt es eine faszinierende Welt zu entdecken. Blitzschnell sauge ich alles auf, eigne es mir an und wandle es dann für mich ab, wobei ich einen gewissen Einfallsreichtum an den Tag lege. Beispielsweise beim Kartenspiel. Nie zuvor habe ich eine Spielkarte gesehen, wusste nicht einmal, dass es so etwas gibt, bis eines Tages eine Klassenkameradin einen Satz Karten in die Schule mitbringt. Die merkwürdigen Symbole nehmen mich sofort gefangen. Eine kurze Erklärung genügt mir, schon habe ich die Regeln begriffen, und beinahe ebenso schnell ist mir klar, wie ich sie brechen kann: Wenn es darum geht, etwas zu bekommen, kann ich mich nicht einfach an die Regeln halten. Das hat mich der Überlebenskampf im Heim gelehrt.

Dann wieder versuche ich mich an spirituellen Sitzungen. Wenn gerade kein Lehrer im Raum ist oder während der Pausen verdunkle ich die Fenster und stelle vier Stühle zusammen, auf die sich eine Mitschülerin legen soll. Nachdem ich so für die richtige Atmosphäre gesorgt habe, stelle ich mich mit drei anderen Kameradinnen jeweils zu zweit neben dem liegenden Mädchen auf. »Auf meinen Befehl«, spreche ich feierlich, »werden wir sie mit gefalteten Händen, aber nur mit den Mittelfingern, zwei unter den Achseln und zwei unter den Knien, anheben und in der Luft schweben lassen.« Entscheidend ist, die anderen vom Gelingen des Experiments zu überzeugen; wer zweifelt, wird aufgefordert zu gehen. Das liegende Mädchen entspannt sich auf meine Worte hin, und dann … gelingt es uns tatsächlich, es um fast einen Meter anzuheben. Ich habe es geschafft, mir die Einbildungskraft meiner Mitschülerinnen zunutze zu machen und sie so zu manipulieren. Am Ende glauben alle an meine übersinnlichen Fähigkeiten.

Auch wenn es um den Pausenimbiss geht, muss ich meine Fantasie anstrengen. In der Klasse wird eine Liste mit Bestellungen für das an die Schule angrenzende Stehcafé geschrieben. Obwohl ich kein Geld habe, biete ich mich jedes Mal an hinüberzugehen, weil ich hoffe, dass irgendetwas für mich abfällt. Eines Tages bringt der Kellner die Bestellung durcheinander und packt, wie ich in der Klasse feststelle, drei Gebäckstücke zu viel ein, die ich daraufhin gierig verschlinge.

An den folgenden Tagen nenne ich mit Absicht immer wieder andere Stückzahlen, auf dass der arme Kerl durcheinandergeraten und sich zu meinen Gunsten verzählen möge. Problematisch wird es, als der Kellner dahinterkommt, dass ich es bin, die Verwirrung stiftet. Er übergeht die anderen Gäste und konzentriert sich nur auf mich, und dennoch gelingt es mir, ihn zu Fehlern zu verleiten. Wenn ich mehr als eine Portion ergattere, verschenke ich das überschüssige Essen an die anderen Mädchen aus dem Heim, nur Clotilde wage ich nichts anzubieten, denn ich scheue ihr Urteil.

Irgendwann werden dann die Vorschriften geändert: Uns Schülern ist es nicht mehr erlaubt, ins Stehcafé zu gehen. Ein Angestellter verkauft nun Snacks an einem eigens auf dem Schulhof aufgebauten Stand. Bestelllisten sind nicht mehr nötig, ich bin arbeitslos. Was tun? Aus purem Zufall spucke ich eines Tages in der Nähe der Verkaufstheke große Töne: Lauthals erkläre ich einer Mitschülerin, ich könne zehn *Panzerotti* in zwei Minuten verdrücken.

»Unsinn«, entgegnet sie, »das schafft niemand.«

Der Verkäufer, der uns gehört hat, lacht. »Pass auf«, sagt er, »wenn du es wirklich schaffst, zehn Stück zu essen, spendiere ich dir einen Monat lang den Pausensnack. Wenn du vorher aufgibst, zahlst du.«

Ich weiß nicht im Mindesten, worauf ich mich einlasse, denn diese Art Kuchen habe ich noch nie probiert. Wüsste ich es, würde ich ganz sicher einen Rückzieher machen, die Teigtaschen sind nämlich trocken und, ohne etwas zu trinken, nur schwer herunterzubekommen. Wie dem auch sei, ich schlage ein.

Der Verkäufer legt zehn Stück in einer Reihe auf die Theke und macht mir Platz. Als ich das erste verschlungen habe, wird mir bewusst, wie gewagt das Unterfangen ist. Auf dem breiten Gesicht des Verkäufers liegt ein siegessicheres Grinsen. Doch meine Heimgefährtinnen feuern mich an: Ich muss es schaffen, unbedingt, auch für sie. Clotilde steht mit missbilligendem Blick dabei und schweigt. Sie fühlt sich überlegen, denn auf eine so gewöhnliche Wette, die allzu deutlich unseren chronischen Hunger verrät, würde sie sich nie einlassen. Weil es mich hemmen würde, beschließe ich, nicht zu ihr hinüberzusehen. Schon nach der Hälfte kann ich nicht mehr und muss etwas trinken.

Noch größer allerdings ist der Wille, nicht schon wieder zu scheitern. Größer als Durst und Ekel. Meine Kehle dehnt sich, so weit es geht, und das Wunder geschieht. Ich sehe die verblüfften Gesichter des Verkäufers und der Zuschauer. Schüler und Lehrer können es nicht fassen, aber sie wissen auch nicht, dass ich eine Geheimwaffe habe: meinen Hunger.

Für einen Monat verdiene ich mir so meinen Pausenimbiss, der mir dann auch ohne Probleme zugestanden wird. Der Verkäufer schaut seltsam drein. Ich bin nicht sicher, was er über mich denkt, ob er Mitleid oder Bewunderung empfindet, aber es ist mir auch egal. Entscheidend ist, dass ich die Vormittage nicht mehr mit leerem Magen verbringen werde.

Die Schule ist für mich zum Spielplatz geworden. Jeden Tag denke ich mir etwas Neues aus, da ich unbewusst Genugtuung für die Demütigungen im Heim suche, wo meine Schwester und ihre Freundinnen mich wie das hässliche Entlein behandeln.

Jede von ihnen will die Schönste sein, in Fenstern und Glastüren begutachten sie ihr Spiegelbild. Graziella erfindet eine Methode, um ihr Haar zu glätten: Nachdem sie es nass gemacht hat, dreht sie eine Strähne mitten auf dem Kopf um den Pappzylinder einer aufgebrauchten Toilettenpapierrolle. Dann wickelt sie das übrige Haar stramm um den Kopf, hält es mit einem Tuch zusammen und geht zu Bett. Mitten in der Nacht macht sie noch einmal das Gleiche, dreht das Haar nun jedoch andersherum auf. Fast die ganze Nacht verbringt sie so mit nassem Haar.

Zum Kreis der Schönen habe ich keinen Zutritt, und wiederholt demütigt Clotilde mich vor den anderen. Als Reaktion darauf stelle ich in der Schule alles Mögliche an. Das Schuljahr wird zum Desaster. Wegen schlechten Betragens bleibe ich in allen Fächern sitzen, doch gibt man mir die Chance, nach den Sommerferien eine Nachprüfung abzulegen, damit ich das Jahr nicht verliere. Obwohl ich den Sommer über kein einziges Buch anfasse, werde ich die Prüfung dennoch mit Bravur bestehen.

Beinahe täglich beneide ich Clotilde. Beinahe täglich wird mir bewusst, wie unsinnig das ist, denn Madre Ranno lässt nicht davon ab, sie zu misshandeln. Je mehr sie zu einer Schönheit heranwächst, umso mehr erniedrigt die Nonne sie vor den anderen und schlägt sie am ganzen Körper grün und blau. In solchen Momenten ist Clotilde nicht mehr das unerreichbare, bewundernswerte Vorbild, sondern ein armes, auf grausame Weise verfolgtes Geschöpf. Instinktiv will ich ihr zu Hilfe eilen, doch die Nonne macht mir zu viel Angst. So schaue ich nur feige zu, wie meine Schwester leidet.

Ein weiterer Sommer

Es ist Sommer und wieder Zeit, das Heim zu verlassen, um bei einer Familie zu arbeiten. Dieses Mal holt mich ein noch junges Ehepaar mit gepflegtem Äußeren und dem eleganten Habitus vornehmer Leute ab. Die Frau ist schlank, perfekt geschminkt und stammt ihrem Akzent nach aus dem Norden. Der Mann, groß und distinguiert, ist Ingenieur, spricht jedoch kein Wort.

Der Schwester, die mich vorstellt, erklärt die Frau, ich solle mich um ihr Ferienhaus, die beiden kleinen Kinder und die Küche kümmern. Meine Dienste würden am Ende mit sechzigtausend Lire entlohnt. Sechzigtausend Lire! Der kleine Betrag bedeutet für mich wahren Reichtum. Glücklich gehe ich mit ihnen mit.

Der Frau gehört eine Apotheke. Am ersten Tag nimmt sie mich mit in ihr Stadtdomizil, trägt mir auf, dort sauber zu machen, und geht. Ich bleibe allein in einer riesigen Wohnung mit gut und gern zehn Zimmern und vier Bädern zurück, für jedes Familienmitglied ein eigenes. Da ich nicht sicher bin, wo ich anfangen und welche Putzmittel ich benutzen soll, schaue ich mich erst einmal um. Als ich dann auf meiner Erkundungstour an den Kinderzimmern vorbeikomme, staune ich nicht schlecht: Sie sind vollgestopft mit Spielsachen, ein wahres Spielzeugland! Im Zimmer der Frau hingegen finden sich unzählige Parfümflaschen, Schminksachen, Schatullen und Schmuckkästchen voller Juwelen, Halsketten und Ringe. Die Einrichtung erscheint mir wundervoll, und überall hängen Spiegel. Auch die Küche ist sehr geräumig, die Vorratskammer randvoll mit einladenden Speisen, aber ich probiere nichts. Dieser verdammte Teufel, der mir ständig auf den Fersen ist, hält mich davon ab.

Tatkräftig mache ich mich ans Werk. Nach ein paar Stunden, als ich noch immer bei der Arbeit bin, kehrt die Hausherrin ganz fahrig zurück. »So weit bist du erst? Du hast ja nichts geschafft ... Wie viele Stunden brauchst du denn zum Putzen?«

Unbedarft antworte ich: »Ich weiß nicht ...«

Sie befiehlt mir, alles stehen zu lassen, packt ein paar Sachen zusammen und fährt mit mir zu ihrem Haus am Meer.

Dessen Ausmaße sind zum Glück deutlich bescheidener. Ein Bungalow in einer großen Wohnanlage. Wenige Stufen führen auf einen Balkon und zum Eingang. Sofort betritt man einen großen, in verschiedene Wohnbereiche aufgeteilten Raum mit einer winzigen Küche. Die Hausherrin lässt mich nicht einmal durchatmen. »Los, an die Arbeit!«, sagt sie. »Der Salat muss gewaschen und geschnitten werden.« Die Küche ist so eng, dass ich Mühe habe, rasch voranzukommen.

Wenig später kommt der Gatte zur Tür herein. Im Taucheranzug. Er hat einen Berg Tintenfische dabei, die gekocht werden müssen. Da ich weder Taucheranzüge noch Tintenfische kenne, starre ich ihn fassungslos an. Diese merkwürdigen, noch lebenden Tiere, die sich wie ein Haufen Schlangen mit nur einem Kopf bewegen und sich überall festsaugen, wirken beängstigend auf mich, und ich fange an zu weinen.

»Was gibt es da zu weinen? Hier wartet Arbeit«, weist mich die Frau harsch zurecht. »Die Tintenfische wirfst du noch lebend in kochendes Wasser, danach ziehst du ihnen die Haut ab und schneidest sie in ganz kleine Stücke. Aber beeil dich, die Gäste haben Hunger!«

Nicht eine Minute unterbreche ich meine Arbeit, während nebenan mehr und mehr gut gelaunte, entspannte Menschen in Badesachen eintreffen, unter ihnen auch die Kinder, um die ich mich kümmern soll, die mir aber nicht einmal vorgestellt werden.

Während ich bei Tisch bediene, komme ich mir vor, als wäre ich unsichtbar. Niemand nimmt Notiz von mir. Nach dem Mittagessen räume ich ab und stelle, da nirgends Platz ist, dem Vorschlag der Hausherrin folgend die gestapelten Teller auf dem Boden ab. Die Teller sind wertvoll, aus feinstem Porzellan. Nicht dass mir das aufgefallen wäre (für mich ist ein Teller wie der andere), aber die Frau legt Wert darauf, es mich wissen zu lassen. Sie baut sich vor mir auf und gibt mir tausend Anweisungen, wie ich sie zu pflegen habe. Und so spüle ich sämtliche Teller und räume die Küche auf. Als ich fertig bin, ist es schon spät am Nachmittag. Nun ist die Wäsche an der Reihe. Draußen steht ein Waschtrog, alles muss mit der Hand gewaschen werden. Die Frau erklärt und dirigiert, sie vergisst nichts, außer dass ich kein Mittagessen hatte. Pausen hat sie für mich nicht eingeplant, nicht einmal zum Essen. Sie redet und redet. Irgendwann kann ich ihr nicht mehr folgen. Mir platzt der Kopf, ich bin erschöpft.

Zum Abendessen gibt es wieder Fisch, die Herrschaften sind jedoch empfindlich, und ich muss jede einzelne Gräte entfernen. Wehe, ich übersehe eine. Für ein zu groß geschnittenes Stück Salat oder Tintenfisch oder eine vergessene Gräte werde ich von der Dame des Hauses scharf getadelt. Ich bediene bei Tisch, und wie schon mittags kommt niemandem in den Sinn, dass auch ich etwas essen müsste, und so endet der Tag für mich ohne Mittag- und Abendessen.

Gegen Mitternacht, nachdem alles geputzt ist, könnte ich endlich zu Bett gehen, doch erst da wird mir klar, dass es im Bungalow keinen Platz für mich gibt. Die Hausherrin bringt mich zu einem kleinen Haus vor den Toren der Ferienanlage. Dort erwartet uns ein Freund von ihr, der mir den Schlüssel zu einer Wohnung im Erdgeschoss aushändigt. Die Frau zeigt mir ein Schlafzimmer mit zwei Betten und verabschiedet sich: »Ich erwarte dich morgen früh, Punkt sieben, im Bungalow.«

Noch nie habe ich eine Nacht allein verbracht, ich fühle mich ein wenig ängstlich in dieser unbekannten Wohnung. Ich habe weder Schlafanzug noch Nachthemd, aber zum Glück haben wir Sommer, und es ist warm. Ich schließe die Tür ab, ziehe mich aus und schlüpfe unter die Bettdecke.

Kaum bin ich eingeschlafen, schreckt mich ein Klopfen an der Tür wieder auf. Sofort stoße ich einen Schrei aus, doch von draußen bittet mich eine freundliche weibliche Stimme, ihr die Tür zu öffnen. Vor mir steht eine junge Frau um die zwanzig, äußerlich und in ihrer Art ein wenig derb, aber sehr umgänglich. Sie ist die Tochter einer Hausangestellten, die in einem der Bungalows der Ferienanlage arbeitet. Sie fragt, wer ich sei, bei welcher Familie ich arbeite und wann ich am nächsten Morgen wieder zum Dienst müsse.

»Ich muss um sieben Uhr da sein«, antworte ich, »aber ich habe weder einen Wecker noch eine Armbanduhr.«

»Schlafen wir erst einmal«, meint sie, »alles andere sehen wir morgen.«

Am anderen Morgen laufe ich gleich nach dem Aufwachen hinüber zum Bungalow, in der Hoffnung, pünktlich zu sein, doch ich bin zu spät. Überaus nervös betont die Dame des Hauses, sie könne keine Verspätung dulden, da sie zur Arbeit müsse. Dann erteilt sie mir ihre Anweisungen für den Tag und ermahnt mich, sofort an die Arbeit zu gehen, obwohl ihre Kinder noch schlafen. Die beiden teilen sich ein Etagenbett, der Größere ist dreizehn (gerade einmal ein Jahr jünger als ich) und das Mädchen zehn.

Ich mache mich an die Arbeit, während ringsum Feststimmung herrscht. Die große Eingangstür steht immer offen, drinnen und draußen scheinen eins. Es wird geredet, gelacht, Männer und Frauen gehen in Badesachen zum Meer, das in der

Ferne zu sehen ist. Unaufhörlich klappern ihre Holzsandalen, Musik liegt in der Luft. Alle scheinen mir schön, reich, braungebrannt zu sein. Die Frauen tragen elegante Taschen, Tücher in leuchtenden Farben, Sonnenbrillen, die unterschiedlichsten Frisuren, wie bei einer Modenschau.

Wie ich sie so anschaue, schäme ich mich in meiner langärmeligen Bluse, den Hosen, Strümpfen und geschlossenen Schuhen. Ich komme mir hässlich vor, wie ein Nichts im Vergleich zu ihnen. Und wie ein Nichts werde ich auch behandelt, nicht viel besser als ein Haushaltsgerät.

Während ich die Erwachsenen beneide und bewundere, verabscheue ich die Kinder. Sie sind mehr oder weniger in meinem Alter, aber was für ein Unterschied! Heiter und sorgenfrei sind sie nur damit beschäftigt, Spaß zu haben. Ich dagegen rackere mich ab, muss Dinge tun, die ich nie zuvor gemacht habe, und jeden Fehler fürchten. Zudem habe ich seit zwei Tagen keinen Bissen gegessen: Auch heute hat die Hausherrin dieses unbedeutende Detail mit keinem Wort erwähnt.

Die Kinder stehen auf, sehen mich, verhalten sich jedoch, als wäre ich nicht da. Sie gehen an den Kühlschrank und nehmen sich, was ihnen gefällt. Ich sehe ihnen beim Frühstück zu. Mir ist schlecht vor Hunger, aber niemand hat mir erlaubt, etwas zu nehmen, also rühre ich nichts an. Innerhalb weniger Minuten stellen sie das Haus auf den Kopf, überall herrscht Unordnung. Dann gehen sie hinaus, ohne ein Wort mit mir zu reden. Es ist absurd: Ich soll Babysitterin spielen für Kinder, die fast in meinem Alter sind, vom Leben nur das Beste bekommen und mir nicht den geringsten Respekt entgegenbringen.

Solange ich für sie nicht existiere, ist es noch erträglich. Dann aber finden sie heraus, dass sie sich auf meine Kosten amüsieren können, augenblicklich werde ich zu ihrem Gespött. Zu meinem Schrecken taucht plötzlich ein Hündchen auf. Bekanntermaßen habe ich Angst vor Hunden, und so renne ich schreiend durch das Haus, das Hündchen hinter mir her, während die Kinder sich halb totlachen, bis sie das Spiel endlich leid sind und das Tier mit nach draußen nehmen.

Der Hund wird mein Albtraum. Den Tag über versuche ich, ihm auszuweichen, verstecke mich im Bad oder springe auf die Betten. Als die Hausherrin darauf aufmerksam wird, lässt sie ihn nach draußen bringen, um missliche Situationen zu vermeiden (vor Schreck laufe ich Gefahr, die Teller samt Essen in die Luft zu werfen), doch in Abwesenheit der Eltern quälen die Kinder mich weiter: Sie treiben den Hund ins Haus, rufen ihre Freunde zusammen und bieten ihnen eine Gratisvorstellung meiner Angst. Die Kinder und der Hund werden mich den ganzen Sommer lang plagen.

Zwischen Angst und Strapazen vergeht auch dieser Tag. Zu vorgerückter Stunde treffen die Herrschaften sich wie gewohnt mit ihren Freunden zum Essen, Trinken und Plaudern. Ich habe mich zu ihrer Verfügung zu halten, bis alle nach Hause gehen. Nachdem ich alles aufgeräumt habe, entlässt die Frau mich. Ich mache mich auf den Weg zu meiner Unterkunft.

Am Eingang der Ferienanlage wohnt der Wächter, der auch die Schranke bedient. Der Mann ist schon alt, hat ein faltiges Gesicht und so dicke Schlupflider, dass seine Augen immer geschlossen zu sein scheinen. Er hält mich an und will wissen, wo ich arbeite, wo ich wohne und wie lange ich in der Gegend bleibe. Aus Schüchternheit gebe ich ihm keine Antwort. Er bittet mich, einen Augenblick zu warten, geht ins Haus und kommt mit einer Tafel Schokolade zurück.

»Die ist aus der Schweiz«, sagt er und hält sie mir hin.

Kurz zögere ich, dann nehme ich sie an, bedanke mich und renne davon. Kaum bin ich außer Sichtweite, verschlinge ich sie gierig. Es ist das erste Mal, dass ich Schokolade koste. Sie schmeckt himmlisch, zumal ich seit achtundvierzig Stunden nichts gegessen habe.

Als ich in der Wohnung ankomme, liegt das Mädchen vom Vorabend auf dem Bett und hört Musik aus einem Plattenspieler. Ich bin begeistert, dem Himmel sei Dank, habe ich sie als Zimmergenossin. Sie hat sogar eine Schminktasche, ein Transistorradio, eine Armbanduhr. Ich betrachte und berühre alles, stelle Fragen.

Durch mein Verhalten neugierig geworden, beginnt das Mädchen sich für mich zu interessieren und stellt sich vor. Ihr Name ist Isabella, und sie macht hier Ferien. »Wie schon gesagt, meine Mutter arbeitet als Hausangestellte. Ich«, fügt sie stolz hinzu, »kann Tag und Nacht gehen, wohin und mit wem ich will.«

Sie fragt nach meiner Arbeit, wie sich die Herrschaften benehmen, ob man bei ihnen gut isst.

»Sie haben mir nichts gegeben«, antworte ich, »weder gestern noch heute.«

Sie schaut verdutzt. Dann schüttelt sie den Kopf. »Heute Abend habe ich keine Lust auszugehen, ich rede lieber weiter hier mit dir. Es gibt einiges für dich zu lernen, wenn du in dieser Welt überleben willst.« Sie beginnt mich zu unterrichten. »Die Herrschaften kümmern sich nicht um ihr Dienstpersonal, du musst heimlich selbst für dich sorgen. Werde clever, sonst kannst du dich irgendwann nicht mehr auf den Beinen halten. Ruh dich auch mal aus, iss, was dir in die Finger kommt. Sieh dich nur an: Du bist zu dünn!«

Sie stellt fest, dass ich keine Unterwäsche zum Wechseln habe und immer dasselbe Kleid trage. Spontan schenkt sie mir etwas von sich. Freudig nehme ich die Sachen an, auch wenn sie mir zu groß sind. Plaudernd verbringe ich eine wunderschöne Nacht mit meiner neuen Freundin, die mir viele Ratschläge gibt. Sie überlässt mir auch ihre Uhr. »Leg sie auf den Stuhl neben deinem Bett, dann siehst du, wie spät es ist.« Ich muss ihr gestehen, dass ich die Uhr nicht lesen kann. Geduldig bringt sie es mir bei.

»Aber wie kann ich sie im Dunkeln sehen?«

»Nimm mein Feuerzeug. Im Zimmer rauche ich sowieso nicht.«

Sie erlaubt mir sogar, in ihrer Abwesenheit den Plattenspieler zu benutzen, und zeigt mir, wie er funktioniert. Und so verliere ich in den folgenden Nächten, während Isabella unterwegs ist, keine Zeit mit Schlafen. Ich höre Musik. Meine Gedanken reisen in eine sorgenfreie Welt. Eine Welt voller Schönheit und Freiheit.

Wie Isabella mir geraten hat, werde ich cleverer. Hin und wieder, wenn mich keiner sieht, nehme ich mir ein bisschen Käse, ein Croissant, ein Stück Brot und esse es heimlich im Bad. Ist die Hausherrin nicht da, wenn ich den Tisch abräume (nach dem Mittagessen legt sie sich in die Sonne, sie ist süchtig nach Bräune), werfe ich die Reste nicht weg, sondern esse sie gierig mit den Fingern.

Jeden Abend erwartet der Wächter mich am Ausgang und lockt mich mit Schokolade in seine Wohnung. Nach und nach versucht er, mein Vertrauen zu gewinnen und mich zu streicheln, mal meine Schulter, dann meinen Arm, mein Gesicht. Ich weiche vor ihm zurück, zwar habe ich keine Ahnung, worauf diese Annäherungsversuche abzielen, aber sie beunruhigen mich. Seine Freundlichkeit hält mich dennoch davon ab, mit Empörung zu reagieren. Ich käme mir undankbar vor, würde ich weglaufen und ihn einfach so stehen lassen. Eines Abends dann baut er sich zwischen mir und der Tür auf, sodass ich nicht hinauskann. Er packt mich und wirft mich auf das Sofa. »Meine Söhne arbeiten in der Schweiz«, sagt er. »Sie schicken ganz viel Schokolade, weiße, dunkle, alle Geschmacksrichtungen, die bekommst du von mir, wenn du nicht wegläufst.«

Als er sich auf mich legt, beginne ich zu zittern. Ich weiß nicht wie, aber ich kann mich befreien und flüchte mich in meine Unterkunft. Isabella sieht mir meine Verstörung an. Ich erzähle ihr alles.

»Was für ein Schwein«, schimpft sie, »sich an einem Kind zu vergreifen. Das soll er mal mit mir probieren!«

Da erzähle ich ihr auch von dem Vorfall im Jahr zuvor. »Aber warum tun die das? Was wollen die Männer denn von mir?«

»Das wirst du schon noch verstehen. Ab jetzt nimm nichts mehr von dem Wächter an und geh ihm aus dem Weg.«

Eines Abends kündigt die Hausherrin an, das Essen solle am Strand serviert werden, was einen größeren Aufwand bedeutet. Ich bin noch nie zum Meer hinuntergegangen, auch tagsüber nicht. Die Felsküste hier ist flach und stark zerklüftet, mit unterschiedlich hohen Klippen. Zwischen den Klippen finden sich abgeschiedene Buchten und kleine Kieselstrände. Der Weg hinunter zum Meer führt über einen holprigen und schlecht beleuchteten Pfad.

An diesem Abend kommt auch die Hausherrin in die Küche, um mir zu helfen, und wir bereiten eine Vielzahl an Gerichten vor. Dann beginne ich, mit den Speisen in der Hand zwischen Küche und Strand hin- und herzulaufen. Der Pfad ist steil, meine Füße tun mir weh. Für den unebenen Weg sind meine Schuhe nicht geeignet, und tatsächlich ruiniere ich sie bei dieser Gelegenheit endgültig.

Der Abend verläuft ereignisreich. Musik, Heiterkeit, Trubel. Als nach einer Weile der Alkohol Wirkung zeigt, beobachte ich mehr und mehr seltsame Verhaltensweisen. Außer mir sind keine anderen Kinder oder Jugendlichen am Strand, aber ich zähle nicht und niemanden kümmert, was ich denke.

Ich sehe Paare, die sich in die Buchten zurückziehen und sich in für mich ungewohnter Weise verhalten. Ich kenne die Leute, meist sind es Gäste meiner Hausherren, doch die Paare, die sich absondern, entsprechen nicht denen, die ich sonst immer zusammen gesehen habe. Die Gäste sind neu gemischt. Die Ehefrau des einen mit dem Ehemann einer anderen.

Im Schein des Mondes und der wenigen Lampen sehe ich Leute ohne Badesachen, völlig nackt, aus dem Wasser kommen und ungeniert an mir vorbeilaufen. Für mich, die ich im Leben noch keinen nackten Mann gesehen habe, ist es ein regelrechter Schock, als sich ein Mann seelenruhig mit erregtem Glied vor meinen Augen abduscht. Ich stoße einen Schrei aus, und das Tablett fällt mir aus der Hand, und doch muss ich bis zum Schluss weiterarbeiten.

Endlich kehre ich in meine Unterkunft zurück. Ich bin verstört, weine. Isabella ist nicht da. Ich schalte den Plattenspieler an und suche Vergessen in der Musik.

Als meine Freundin nach Hause kommt, bin ich noch immer wach. Ich erzähle ihr alles. Sie weiß, was in gewissen Kreisen geschieht, und erklärt mir, man nenne das »Partnertausch«. Die feinen Leute machten das bisweilen, aber nur untereinander, weil sie sehr darauf bedacht seien, die achtbare Fassade nicht zu beschädigen. Auch Paare mit Kindern, natürlich. Damit die Kinder nichts mitbekommen, sprechen sich die Eltern untereinander ab. Im Wechsel opfert sich immer einer, der sie ablenkt.

»Daran musst du dich gewöhnen, hier wird dir das häufig passieren, das weiß ich von meiner Mutter. Sie arbeitet bis nachmittags. Einmal hat man sie gebeten, bis spät am Abend zu bleiben, aber seitdem sie solche Szenen einmal miterlebt hat, weigert sie sich. Du allerdings hast keine Wahl, du wirst dich dieser Situation stellen müssen.«

Isabella schließt nie die Zimmertür ab und sagt, es drohe keine Gefahr. In der Wohnung seien nur wir, und niemand komme herein.

Eines Nachts jedoch spüre ich, wie unter der Decke etwas

meine nackte Haut streift. Im Halbschlaf halte ich es für ein Tier. Ich rufe nach Isabella, die tief schläft und mich nicht hört. Also versuche ich aufzustehen. Und stoße gegen das »Tier«‹. Es ist groß und schwer.

Ich schalte das Licht an. Vor mir steht der feine Herr Freund meiner Hausherrin, der mir zu Anfang den Wohnungsschlüssel gegeben hat. Mit einer Hand masturbiert er, mit der anderen fasst er mich unter der Bettdecke an.

Ich schreie. Isabella fährt aus dem Schlaf hoch. Sie überschüttet ihn mit Beschimpfungen. »Du widerliches Schwein, siehst du nicht, dass sie ein Kind ist? Hau sofort ab. Wenn du das wieder versuchst, erzähle ich es deiner Frau.«

Der feine Herr verschwindet ohne ein Wort.

Ich breche in Tränen aus. Tröstend nimmt Isabella mich in den Arm. »Hör jetzt ein bisschen Musik, beruhige dich. Sie versuchen, sich an dir zu vergreifen, weil du allein auf der Welt bist. Du musst immer die Augen aufhalten.«

Eine Anzeige gegen den Mann ziehe ich gar nicht erst in Betracht. Nur zu gut kann ich mich noch an die Lektion aus dem Jahr zuvor erinnern.

So vergehen meine Sommerferien. Tag für Tag Schufterei, immer auf den Beinen. Sie verputzen alles Mögliche, rauchen, trinken. Einmal in der Woche fährt die Frau mit mir in die Stadt, wo ich die Wohnung sauber machen muss, bevor sie mich pünktlich zum Mittagessen wieder zum Bungalow zurückbringt. Gearbeitet wird jeden Tag: keine Sonntage, keine Freischichten.

In der winzigen Küche das Geschirr zu spülen erfordert die Geschicklichkeit eines Jongleurs. Ich muss die Teller einseifen, auf dem Fußboden stapeln, einen nach dem anderen wieder aufheben, abspülen und abtrocknen. Unglücklicherweise geht eines Tages einer dabei zu Bruch, und in meiner Unbedarftheit beichte ich es der Hausherrin. Hätte ich das bloß nicht getan.

Zornig gibt sie mir zu verstehen, es sei ein wertvolles Stück aus reinem Porzellan mit Golddekor gewesen, der Schaden sei immens, da ich nicht nur einen Teller, sondern gleich ein komplettes Service zerstört hätte.

Nach den Sommerferien kehre ich ins Heim zurück. Die Arbeit hinter mir zu lassen ist eine Erleichterung, aber ich bedaure unendlich, Isabella verlassen zu müssen.

Die Frau bringt mich zu Madre Ranno zurück, die sofort fragt, ob ich gehorsam gewesen sei, tüchtig gearbeitet und keine Probleme bereitet habe. Während sie diskutieren, denke ich daran, dass die Dame mir noch sechzigtausend Lire schuldet, mit denen ich mir endlich das Nötigste zulegen will. Aber siehe da, sie verabschiedet sich und wendet sich zum Gehen. Ich nehme allen Mut zusammen und spreche die Schwester an: »Aber sie hat mir noch nicht das Geld gegeben, das mir zusteht.«

Noch bevor die Schwester den Mund öffnen kann, fährt die Frau giftig herum: »Wie? Du willst Geld? Du müsstest mir welches geben!« Und sie behauptet, ich hätte ein kostbares Tellerservice von unschätzbarem Wert zerstört.

Vor ihren Augen versetzt Madre Ranno mir eine Ohrfeige. »Das wird ein Nachspiel haben, das wirst du alles der Mutter Oberin erklären müssen.«

So lerne ich eine weitere Lektion: Oft sind die Reichen geiziger als die Armen.

Nach dem Sommer ist mein einziges Paar Schuhe nicht mehr zu gebrauchen. Durch die Lauferei über den unebenen Pfad und die Felsen ist es an mehreren Stellen gerissen und durchlöchert. Für ein neues fehlt mir das Geld, und so beginne ich mich umzuschauen; nach einem anstrengenden und demütigenden Sommer bin ich noch immer gezwungen, mich irgendwie zu behelfen.

Bei uns ist es üblich, dass wir den Wechsel einer Kameradin in ein anderes Heim als Gelegenheit nutzen, sie zu beklauen.

Während sie ihre Sachen zusammenpackt, wird sie nach allen Regeln der Kunst abgelenkt und um irgendeinen persönlichen Gegenstand erleichtert. Einem dieser Mädchen, das gerade sein Hab und Gut in einer Plastiktüte verstaut (keine von uns besitzt einen Koffer oder eine Tasche), biete ich meine Hilfe an. Am Ende hat es ein Paar Schuhe »vergessen«.

Leider sind sie mir zu eng. Also trenne ich sie an den Seiten auf und befestige das Oberleder mit Bindfäden an der Sohle. Ich schäme mich, damit herumzulaufen, aber ich habe keine Wahl. Fast ein Jahr lang werde ich diese Schuhe tragen, obwohl ich mir damit meine Füße ruiniere. Für alles andere, was ich benötige, sorge ich auf die gleiche Art. Kleine Diebstähle, immer in der Angst, von den anderen Mädchen oder den Nonnen entdeckt und geschlagen zu werden.

Wie schon in den vergangenen Jahren gilt es im Winter wieder, mit der Kälte fertigzuwerden. Noch nie habe ich eine Sommer- oder Winterjacke oder einen Mantel besessen. Schon im Heim friere ich: Solange es nicht in Strömen regnet, ist der Aufenthalt auf dem Hof auch bei schlechtem Wetter obligatorisch. Noch schlimmer ist es, den langen Weg zur Schule nur im Pulli, an den ich Gott weiß wie gekommen bin, zurückzulegen. Wenn es unterwegs regnet, werde ich bis auf die Knochen nass, weil ich natürlich keinen Schirm habe. Den ganzen Tag über stecke ich dann in den nassen Sachen, bis sie mir am Körper trocknen. Häufig habe ich Fieber, bekomme aber, egal in welchem Zustand ich bin, nie die Erlaubnis, mich tagsüber ins Bett zu legen. In seltenen Fällen, wenn es regnet oder ich mich zu schlecht fühle, nehme ich den Bus, ohne eine Fahrkarte zu kaufen. Ab und an erwischt mich der Kontrolleur; die Strafzettel, die er mir verpasst, bezahlt niemand.

Im zweiten Jahr der Oberstufe lerne ich mich in der Schule zu benehmen, verstehe die Denkweise der Lehrer besser und passe mich an. Die Einzige, die mir Schwierigkeiten macht, ist die neue Literaturlehrerin. Sie verlangt, dass die Klassenarbeiten auf Kanzleipapier geschrieben werden, das man im Schreibwarenladen oder beim Hausmeister kaufen kann. Wie immer behelfe ich mich und reiße die mittleren Seiten aus dem Heft einer abgelenkten Mitschülerin heraus. Darüber aber regt sich die Lehrerin sehr auf und demütigt mich vor der ganzen Klasse. Meinen Fähigkeiten traut sie nicht: Für meine Aufsätze gibt sie mir zwar gute Noten, aber mit Fragezeichen. Sie behauptet, das sei »nicht auf meinem Mist gewachsen«, aber da täuscht sie sich gewaltig. Ihre Strenge soll mich noch die drei Jahre auf der Oberschule verfolgen.

Auch in diesem Jahr gelingt es mir, das Problem mit dem Pausenimbiss zu lösen. Er wird in der Schule an einer langen Theke ausgegeben. Während die Schülerinnen sich dort drängeln, krieche ich auf dem Boden zwischen ihren Beinen hindurch bis unter die Theke. Im allgemeinen Gedränge strecke ich die Hand nach dem Essen aus und bediene mich. Hin und wieder bekomme ich sogar mehrere Gebäckstücke zu fassen und setze sie als Tauschware ein. Oft aber muss ich auch Tritte einstecken, manchmal wird regelrecht auf mir herumgetrampelt. Ich darf behaupten, dass ich mir meinen Pausenimbiss redlich verdiene.

Ich habe das Glück, einen Menschen kennenzulernen, der eine wichtige Rolle in meinem Leben spielen wird. Padre Cantalamessa, der Priester des Heims, wird aus gesundheitlichen Gründen durch einen anderen Geistlichen ersetzt, Padre Marco. Der trägt keinen Talar wie die anderen, sondern ist immer in Zivil gekleidet. Ein freundlicher, hilfsbereiter Mann, der mich für sich einnimmt. Bei Padre Marco begleiten Kinder den Gottesdienst auf der Gitarre. In solchen Momenten bin ich zu Tränen gerührt, so schön ist alles …

Padre Marco ist Jesuit, er kommt zusammen mit Padre Rossi, der demselben Orden angehört, ins Heim. Beide stehen sowohl den Mädchen als auch den Nonnen für persönliche Gespräche zur Verfügung. Die Schwestern halten dafür eigens einen Raum frei. Tatsächlich nehmen nur sehr wenige Jugendliche dieses seelsorgerische Angebot wahr. Viele stammen aus zwielichtigen Verhältnissen, wollen nichts über sich preisgeben. Ich aber bin froh, mit jemandem reden zu können, der mir Verständnis entgegenbringt. Endlich werden meine Beichten zu echten Zwiegesprächen, obwohl ich die materielle Not im Heim auch weiterhin nicht erwähne. Ich fühle mich beschämt und befürchte zudem, meine Klagen könnten der Oberin zu Ohren kommen, was meine Lage nur verschlimmern würde.

Dem Priester zeige ich mich, wie ich bin: einsam, verunsichert. Verlassen von Gott und der Welt ringsum, sogar von meiner Schwester, die doch die gleichen Qualen durchlebt. Ich gestehe ihm auch meine inneren Konflikte, was den Glauben angeht: Was in der Kirche gepredigt wird, was die Nonnen erzählen, was ich über Gott lese, steht in offenkundigem Widerspruch zu meiner Lebensrealität. Diesen Gott, der uns alle liebt, sich für jeden von uns aufopfert, uns immer zur Seite steht, gibt es für mich nicht. Die Vorsehung hat mir noch nie ein Paar Schuhe geschickt, jedes Mal musste ich sie mir stehlen (was ich jedoch nicht sage).

Padre Marco hört zu, auch wenn ich zwischendurch häufig in Tränen ausbreche und verstumme. Er unterbricht mich nicht und ist mir auch im Schweigen nah.

Um mich näher an Gott heranzuführen, schlägt er mir vor, an einem von ihm neu gegründeten religiösen Studien- und Andachtskreis teilzunehmen, für dessen Treffen das Heim ebenfalls einen Raum zur Verfügung gestellt hat.

Der Vorschlag macht mich glücklich und ist wie ein zarter Lichtstrahl in meinem grauen Dasein. Auch schmeichelt mir, dass ich als Einzige unter meinen Kameradinnen eingeladen wurde, der Gruppe beizutreten.

Am verabredeten Tag finde ich mich am vereinbarten Ort ein. Dort treffe ich auf Padre Marco und etwa zwanzig Erwachsene, fast alle Studenten kurz vor dem Universitätsabschluss, manch einer unterrichtet bereits, selbst der ein oder andere Arzt ist dabei. Ich bin ein weißer Rabe: das einzige Mädchen aus dem Heim, mittellos, mit einer Bildung, die keinesfalls einem Vergleich mit der der anderen standhält. Ich fühle mich verunsichert, aber Padre Marco stellt mich freundlich allen vor und tut alles, damit ich mich wohlfühle.

Die Gruppe liest einen Auszug aus dem Evangelium, der anschließend reihum von allen kommentiert wird. Am Ende stellt jeder seine guten Vorsätze für den Alltag vor, wie etwa, Mädchen aus dem Heim bei Bedarf bei den Hausaufgaben zu helfen (ich selbst erhalte so Nachhilfe in Mathematik).

Unnötig zu erwähnen, dass ich weder einen Kommentar abgebe noch fromme Absichten bekunde. Die Art, wie all die anderen reden, sich kleiden, sich präsentieren, die Eindrücke, die sie schildern, der Glaube, den sie zu bezeugen scheinen, all das ist für mich völlig unverständlich, geradezu verwirrend. Ich bin nicht sicher, ob ich in derselben Welt lebe wie sie. Offensichtlich haben sie keine materiellen Probleme, und dieses Nichtvorhandensein handfester Sorgen scheint sie unbefangener und bewusster zu machen. Begünstigt materieller Reichtum womöglich geistiges Wachstum? Mit zunehmendem Alter werde ich begreifen, dass es mitnichten so ist, aber in dem Moment kann ich nicht anders, als so zu denken.

Unterdessen bemerke ich eine Verwandlung in Madre Ranno, allerdings nur, wenn sie auf Padre Marco trifft. Dann wird sie freundlich, heiter, beinahe schön, wenn man bei einem so plumpen Geschöpf von Schönheit sprechen kann. Mir gegenüber verhält sie sich indes noch unerbittlicher, häufig verprügelt sie mich wegen Nichtigkeiten. Mir fällt auf, dass sie mich schlechter behandelt, wenn ich ein Gespräch mit dem

Pater hatte. Die Älteren von uns munkeln, sie sei in ihn verliebt und verhalte sich aus Eifersucht so. In jedem Fall tut sie, was sie kann, um meine Treffen mit dem Priester zu erschweren und mich daran zu hindern, an den Zusammenkünften des Bibelkreises teilzunehmen. Ich berichte Padre Marco von ihrem Machtmissbrauch. Was ihn angeht, stellt sich mir Madre Ranno daraufhin nicht länger in den Weg, doch abgesehen davon macht sie mir das Leben weiterhin zur Hölle.

An Samstagen und Sonntagen, wenn die anderen sich ausruhen, habe ich die Möglichkeit, in einem Privathaushalt zu arbeiten. Der Vorschlag kommt von der Sozialarbeiterin, die ihn allen ihr anvertrauten Mädchen macht. Alle, einschließlich Clotilde, lehnen ab, ich bin die Einzige, die einverstanden ist. Mit meiner Zusage in der Tasche verschwindet die Sozialarbeiterin wieder.

Das Ehepaar, vom dem die Anfrage kommt, hat zwei Kinder im Alter von zehn und zwölf Jahren. Der Mann arbeitet in einer Bank, seine Frau ist Lehrerin. Am darauffolgenden Samstag holen die beiden mich nach der Schule ab und fahren mit mir zu ihrem großen Landhaus, das in einem Dorf etwa fünf Kilometer vor der Stadt liegt. Meine Aufgabe ist natürlich, dort zu putzen.

Sofort mache ich mich ans Werk und arbeite bis zum Abendessen. Die Hausherrin zeigt mir genau, wie sie eine köstliche Creme zubereitet. Sie füllt sie in vier Schälchen für die Kinder, sich selbst und ihren Mann, meins vergisst sie. Im Übrigen bin ich, wenn auch erst fünfzehn Jahre alt, nur eine Haushaltshilfe.

Die folgenden Male bin ich für die Creme zuständig, bekomme aber nie etwas davon ab, weil die Zutaten genau für vier Schälchen bemessen sind. Der Duft quält mich, mein Magen zieht sich zusammen: Ich hasse sie, wie sie sich vor meinen Augen zufrieden ihr Dessert schmecken lassen, während ich damit beschäftigt bin, ihren Schmutz wegzuwischen.

Am Abend gehen sie aus und überlassen mir die Kinder. Vorher jedoch weist die Frau mich an, Nudeln zu kochen, und gesteht auch mir einen Teller voll zu. Aus einer Dose streut sie den Kindern eine gelbliche, körnige Substanz auf ihr Essen. Danach stellt sie den Behälter eifersüchtig wieder zurück in den Kühlschrank. Was ist das? Es riecht ausgesprochen gut. Geriebener Käse, wie ich später herausfinde, Parmesan.

Wenn die Herrschaften nicht da sind, probiere ich genüsslich davon, und nicht nur das. Ihrer Ansicht nach muss der Teller Nudeln als Mittag- und Abendessen ausreichen, aber ich habe dazugelernt, bin clever geworden, wie Isabella mir geraten hat. Heimlich gehe ich an den Kühlschrank und bediene mich jedes Mal an irgendetwas, maßvoll natürlich, ich will ja nicht, dass sie mir auf die Schliche kommen.

Nachdem ich die Küche aufgeräumt und die Kinder ins Bett gebracht habe, wartet die größte Strapaze auf mich, nämlich im großen Wohnzimmer und im Bad sauber zu machen. Oft kommen die Herrschaften mitten in der Nacht nach Hause, und ich bin noch bei der Arbeit. Sie erlauben mir erst, ins Bett zu gehen, wenn ich mit dem Putzen fertig bin. Die Schlafräume liegen alle im ersten Stock, ich aber schlafe im Erdgeschoss in einem Gästezimmer.

Sonntagvormittags steht ein kompletter Hausputz auf dem Programm. Mit Neid schaue ich auf die Kinder, die am Frühstückstisch bei Milch und Keksen sitzen. Ich selbst bereite ihnen das Frühstück zu, für mich aber gibt es nichts, ich muss bis zum Mittag warten. Während meine einzige Mahlzeit am Samstag ein Teller Nudeln ist, sieht es sonntags deutlich besser für mich aus. Da ist die Familie stets bei der Mutter der Frau zu Gast, und die ist großzügiger. Gegen Mittag fahren wir also alle zu ihr in die Stadt, wo wir jedes Mal noch weitere Verwandte antreffen. Ich decke die Tische und trage das Essen auf. Auch ich darf mich nach dem Servieren am üppigen Mahl bedienen, wenn auch nur in der Küche. Aber was kümmert mich der Ort? Endlich bekomme ich etwas zu essen.

Am späten Nachmittag wird mir dann gestattet, ins Heim zurückzukehren. Die Mutter der Frau schenkt mir fünftausend Lire, die mir wie ein Vermögen vorkommen: ein Schein aus Papier, keine schlichten Münzen. Zufrieden gehe ich die letzte Strapaze an und mache mich zu Fuß auf den Heimweg. Vom Landhaus bis zur Bushaltestelle ist es ein gutes Stück zu gehen, und das mit unbequemen und kaputten Schuhen. Durch die Arbeit hoffe ich nun aber, mir bald ein neues Paar kaufen zu können.

Im Heim fühle ich mich wichtig und wedele vor den anderen Mädchen mit meinem Fünftausend-Lire-Schein, um sie neidisch zu machen. Wie eine Reiche behandeln sie mich, suchen meine Nähe, umschmeicheln mich in der Hoffnung, vielleicht ein Bonbon zu bekommen. Allein Clotilde fragt mich nie nach etwas.

Eines Samstagabends, als ich mit der Arbeit fertig bin, teilt die Hausherrin mir mit, ich müsse in Zukunft im Wohnzimmer auf dem Sofa schlafen, weil im Gästezimmer nun ihr Bruder wohne.

In der Nacht fühle ich mich im Wohnzimmer schutzlos. Ich falle nur in einen leichten Schlaf, höre Geräusche, als würde sich jemand im Dunkeln vorantasten. Schließlich geht ein Licht an.

Ein gut aussehender Mann um die vierzig kommt im Pyjama auf mich zu und setzt sich auf die Sofakante. Er habe Streit mit seiner Frau und suche Gesellschaft, sagt er.

»Ich fühle mich einsam und kann ein bisschen Trost gebrauchen. Erlaube mir, dass ich hier bei dir bleibe.«

Darauf ich: »Ich bin nur ein Hausmädchen, ich komme aus dem Heim.« In meiner Naivität beschränkt sich meine Abwehr darauf, ihm unseren Standesunterschied vor Augen zu führen.

Tatsächlich muss er lächeln. »Entspann dich«, sagt er, »denk einfach an nichts.«

Ich jedoch bin so verängstigt, dass ich mich unter der Bettdecke verstecke.

Eine ganze Weile sitzt er still da und schaut mich an, dann verschwindet er.

In der Woche darauf wiederholt sich die Szene. Kaum geht das Licht an, beginne ich zu zittern und denke: Das ist er. Heute Nacht werde ich nicht zum Schlafen kommen. Letztes Mal ist es noch gut gegangen, hoffentlich passiert mir nichts Schlimmes.

Ich flehe ihn an zu gehen, weil am nächsten Tag eine Menge Arbeit auf mich warte, aber er rührt sich nicht vom Fleck, er bleibt neben mir sitzen und schaut mich an. Dann streicht er mir über das Haar und beginnt mein Gesicht zu küssen. »Sprich leise«, sagt er, »meine Schwester könnte uns hören.« Da ziehe ich mir die Decke über das Gesicht und klammere mich an ihr fest. Ich fürchte mich, ihn mit deutlichen Worten zu vertreiben, weiß jedoch nicht, wie ich ihn sonst abwehren soll. So wiederhole ich nur, ich sei müde und müsse am nächsten Morgen früh aufstehen. Zum Glück geschieht nichts weiter. Am Sonntag nach dieser Nacht behandelt mich der Mann, als wäre ich unsichtbar, keines Blickes würdigt er mich.

Die Arbeit und die gesamten Umstände sind sehr hart, doch am Monatsende habe ich endlich genug Geld (zwanzigtausend Lire), um mir ein paar Bedürfnisse zu erfüllen. Damit ich mir ein Paar Schuhe leisten kann, braucht es noch mehr Zeit und weitere Arbeit. Die Sozialarbeiterin benutzt uns Mädchen als billige Arbeitskräfte, für deren Vermittlung sie im Gegenzug alle möglichen Geschenke erhält. Wir sind gehorsam, an Anstrengung und Misshandlungen gewöhnt. Von Geld haben wir nicht die geringste Ahnung, sodass wir die lächerliche Bezahlung für mehr als ausreichend halten. Doch sind wir während der Arbeit uns selbst überlassen, niemand beschützt uns. In fast allen Familien, in denen ich arbeite, werde ich Opfer sexueller Belästigungen. Dass ich nicht vergewaltigt werde, verdanke ich dem Schicksal oder dem Zufall. Vielen Mädchen aus dem Heim ergeht es weniger gut. Sie kehren psychisch traumatisiert und völlig verändert zurück.

Geschichten dieser Art könnte ich zu Dutzenden erzählen. Eine zumindest will ich in Erinnerung rufen.

Graziana hat eine Mutter und eine jüngere Schwester. Per Gerichtsentscheid wurde sie ihrer Mutter, einer Prostituierten, weggenommen und in ein Heim gesteckt. War das familiäre Umfeld schädlich für die Entwicklung des kleinen Mädchens, so erweist sich das Heim als die Hölle. Die Kleine erfährt als Tochter einer »Verlorenen« nur Verachtung. Täglich wird sie von denen, die eigentlich für ihre Erziehung sorgen sollten, bestraft und verprügelt – und zu allem Überfluss während der Sommermonate in das mütterliche Umfeld zurückgeschickt. Es sei denn, sie geht bei beängstigend »liebevollen« Leuten arbeiten.

Die Wohnung der Mutter ist sehr klein. Während ihre Mama »arbeitet«, bleibt Graziana im Flur sich selbst überlassen. Sie bekommt mit, wie die Männer sich auf derselben Matratze abwechseln, beobachtet Dinge, die für ein kleines Mädchen ganz sicher nicht geeignet sind. Am Ende des Sommers kehrt sie ins Heim zurück und erzählt uns, was sie gesehen hat, was dazu beiträgt, in den anderen Mädchen ein verzerrtes, um nicht zu sagen grässliches Bild von der Außenwelt zu erzeugen.

Mit der Geschlechtsreife im Alter von etwa dreizehn Jahren leidet Graziana auf einmal an epileptischen Anfällen. Mit Schrecken beobachten wir ihre Schüttelkrämpfe, ohne dass wir ihr zu helfen wissen. Wir alarmieren die Schwestern. Die erwidern nur, wir sollten uns keine Sorgen machen, sie werde sich schon von allein beruhigen. Daher behelligen wir sie nach ein paar Anfällen erst gar nicht mehr. Im Kreis stehen wir um Graziana herum und warten, bis es vorübergeht. Keine von uns aber weiß, dass es sich um eine Krankheit handelt: Wir glauben, es wäre eine Folge der Gewalt, die Graziana an ihrem Arbeitsplatz erleiden musste.

Auch sie wurde den Sommer über als Dienstmädchen zu einer wohlhabenden Familie geschickt. Auch sie wurde, wie beinahe alle, noch im Kindesalter von ihren vermeintlichen Wohltätern mit Sex bekannt gemacht. Wer mehr Glück hatte, musste sich an intimen Stellen von Männern berühren lassen, die währenddessen masturbierten, ein widerliches Schauspiel. Andere wurden brutal vergewaltigt.

Letzteres war Grazianas Schicksal gleich vom ersten Arbeitseinsatz an. Am Nachmittag, als sie die Küche aufräumt und die Dame des Hauses sich zum Mittagsschlaf auf ihr Zimmer zurückgezogen hat, sucht deren Mann ihre Nähe und bedrängt sie mit den üblichen plumpen Komplimenten.

»Bitte«, sagt sie, »halten Sie ein bisschen Abstand, so kann ich keine Teller spülen, nachher zerbreche ich noch einen.« Er kommt näher und begrapscht ungeachtet aller Proteste und über seine eigene Unverfrorenheit lachend ihre Hüften, ihren Po.

Eines Tages, als die Frau nicht zu Hause ist, wird der Mann noch dreister. Während Graziana am Spülbecken steht, nimmt er sie von hinten fest in den Arm und presst sich an sie. Das Mädchen ist starr vor Angst. Er fixiert sie mit einem Arm und hält ihr mit der anderen Hand den Mund zu. »Sei still«, befiehlt er, »egal, was passiert, sonst kannst du was erleben.« Ganz langsam, um auch sicherzugehen, dass sie nicht schreit, löst er die Hand von ihrem Mund: Aber sie hätte ohnehin nicht geschrien, hat sie doch bei den Nonnen von klein auf gelernt, alles widerspruchslos zu ertragen. Er legt sie rücklings auf den Boden. Dann kniet er sich neben sie und beginnt ihr den Kittel aufzuknöpfen.

»Was tun sie da?«, wispert Graziana.

»Keine Sorge«, sagt er darauf, »es wird dir Spaß machen.«

Er hält ihr sein geschwollenes rotes Glied vor das Gesicht. »Fass ihn an!«

Das Mädchen, das noch nie ein männliches Geschlechtsteil gesehen hat, ist schockiert. Es bricht in Tränen aus. Ihn kümmert das nicht im Mindesten, er setzt sein schmutziges Tun fort. Nachdem er sie ausgezogen hat, legt er sich auf sie und dringt mit Gewalt in sie ein.

Graziana spürt einen heftigen Schmerz im Unterleib, während der Mann sich keuchend in ihr bewegt. Dann steht er auf. Rückt seine Kleider zurecht. Von oben auf das am Boden liegende Mädchen blickend sagt er: »Hör auf zu jammern und zieh dich an, bevor meine Frau zurückkommt. Und sprich mit niemandem über das, was passiert ist, sonst wird es böse für dich enden.«

Graziana weint verzweifelt, während sie ihre blutverschmierten Schenkel betrachtet.

»Hör auf zu jammern. Es ist nichts passiert, wir haben Liebe gemacht.«

Liebe? Graziana hat schon von Liebe gehört. Von der Liebe Gottes, die sie nie verstanden hat. Von Mutterliebe, die sie nie erfahren hat. Von Liebesliedern. Von welcher Sorte Liebe aber spricht ihr Vergewaltiger?

Es ist ein schrecklicher Sommer. Sobald Graziana sieht, dass die Frau im Begriff ist, das Haus zu verlassen, beginnt sie zu zittern. Sie bebt geradezu. »Ich muss arbeiten, Liebes«, erklärt die Frau, »aber hab keine Angst. Du bist nicht allein, mein Mann bleibt zu Hause.« Da weiß Graziana, was sie zu erwarten hat: Der Hausherr wird sie ein weiteres Mal missbrauchen.

Doch das ist nur eine der furchtbaren Erfahrungen in ihrem unglücklichen Leben.

Im Alter von fünfzehn Jahren wird sie den Sommer über als Haushaltshilfe zu einem Paar in eine nahe gelegene Stadt geschickt. Die beiden sind beinahe den ganzen Tag über außer Haus, und Graziana bleibt allein zurück.

Unter der Wohnung, in der sie arbeitet, liegt ein Friseurladen. Der noch junge Inhaber erfährt im Gespräch mit seinen Kundinnen, dass die Familie aus dem ersten Stock vorübergehend ein Mädchen aus dem Heim beschäftigt, das fast den ganzen Tag über sich selbst überlassen ist.

Er gibt sich Graziana gegenüber zuvorkommend und verschafft sich, nachdem er ihr Vertrauen gewonnen hat, in Abwesenheit der Hausherren unter tausend Vorwänden Zugang zur Wohnung. Mit vielen Lügen umgarnt er sie und schafft es, sie für sich einzunehmen. Das Herz eines Geschöpfes zu erobern, das bis dahin vom Leben nichts als Erniedrigung und Gewalt erfahren hat, ist nicht schwer. Graziana verliebt sich in den Mann und gibt sich ihm mit Freuden hin.

Vor Glück strahlend kehrt sie ins Heim zurück. Sogar die epileptischen Anfälle werden seltener. Wieder und wieder betont sie vor allen, ihr Verlobter werde bald vor dem Heimtor stehen, um sie zu sich zu holen, und sie werde an seiner Seite das Leben einer echten Dame zu führen. Allen erzählt sie die gleiche Geschichte, wie der Mann sie zärtlich in die Arme nimmt, ihr versichert, dass er sie liebt, und ihr verspricht, sie werde nie wieder eine solch anstrengende und erniedrigende Arbeit tun müssen. Ihre Augen leuchten, während sie spricht, und auch wir sind gerührt. Wieder und wieder wollen wir die Geschichte hören, und sie ist glücklich, wenn sie sie erzählen kann. Für uns klingt es wie ein Märchen, ein schönes Märchen, von dem wir nicht genug bekommen können. Tja. Leider ist es wirklich nur ein Märchen.

Tage, Monate, Jahre vergehen, ohne dass ihr Leben sich ändert. Graziana wird traurig und verzweifelt. Die epileptischen Anfälle werden häufiger. Sie ist ständig in Gefahr. Die Anfälle können auftreten, wenn sie gerade die Treppe hinaufgeht, sodass sie stürzt und sich verletzt, oder mitten auf der Straße, wenn sie auf dem Weg zur Schule ist. Sie kann nicht mehr schlafen, isst nicht mehr, wird beinahe magersüchtig. Die Schwestern unternehmen nichts, lassen sie allein mit ihrer Verzweiflung. Ihre Schulausbildung kann sie nicht mehr fortsetzen, daher lässt man sie im Heim den ganzen Tag über putzen. So lebt sie, bis sie mit achtzehn Jahren zu ihrer Mutter zurückgeschickt wird.

In deren kleiner Zweiraumwohnung muss sie gezwungenermaßen auf einer Matratze im Flur schlafen. Auf derselben Matratze wird sie, nachdem ihre Mutter den Preis ausgehandelt hat, von den Freiern missbraucht. Ein paar Jahre später kann sie aufgrund ihrer epileptischen Anfälle nicht mehr »praktizieren«. Graziana wird aus dem Haus geworfen und lebt fortan von Almosen. Wie eine Bettlerin.

Die Familie wächst

Nachmittags auf dem Hof, wenn meine Heimkameradinnen spielen oder plaudern, lerne ich oft. Ich halte mich abseits, damit ich nicht erleben muss, wie meine Schwester mit allen anderen unbeschwert redet und lacht, während sie sich mir gegenüber vollkommen gleichgültig gibt.

Eines Tages, als ich mir gerade die Englischlektion einzuprägen versuche, werde ich zusammen mit Clotilde ins Besucherzimmer gerufen. Ich rechne mit dem üblichen Besuch der Signora. Stattdessen aber erwartet uns dort ein hoch aufgeschossener junger Mann, dunkelhaarig und gut aussehend. Unschlüssig schauen Clotilde und ich uns um.

Die Schwester schiebt uns zu ihm hin. »Sprecht ruhig mit eurem Bruder.«

Unglaublich: Die Sippe wächst noch weiter!

Sein Name ist Pino, er arbeitet als Seemann auf der Strecke Catania-Genua und studiert nebenbei Architektur. Er wirkt gebildet und kultiviert, ganz anders als Giancarlo. Auch kleidet er sich ziemlich originell. Während er sich mit uns unterhält, bleibt sein Blick immer wieder an Clotilde hängen, sie fasziniert eben jeden.

Pino erwähnt die Signora mit keinem Wort und verspricht, uns so oft besuchen zu kommen, wie seine Arbeit es zulässt. Ich höre ihn gern reden. Ruhig und mit gewählten Worten erzählt er uns von seinen Reisen. Bei einem seiner nächsten Besuche, sagt er, werde er mit uns hinausgehen und uns traumhafte Orte zeigen.

Das Versprechen und überhaupt die ganze Unterhaltung machen mich glücklich. Wenn auch ein Misston nicht fehlt.

Als Pinos Blick auf mein Aufgabenheft fällt, schlägt er es auf. Er stellt mir Fragen, die ich in meinem Schulenglisch beantworte. Meine Aussprache sei ziemlich schlecht, bemerkt er. Dann wendet er sich Clotilde zu, lässt sie vorlesen. Danach überschüttet er sie geradezu mit Komplimenten. Zwar bin ich gewohnt, in der zweiten Reihe zu stehen, aber es missfällt mir, dass mein neuer Bruder bei unserer allerersten Begegnung sofort Vergleiche anstellt und auf eine anbiedernde Art deutlich macht, wen er bevorzugt.

Einen Monat später taucht Pino wieder auf und nimmt uns mit auf einen Ausflug. Wir laufen zum Bahnhof, wo ich zum ersten Mal in einen Zug steige. Es geht nach Taormina, das er sehr liebt, wie er sagt.

Während des ganzen Tages, den wir mit ihm verbringen, beschäftigt er sich einzig und allein mit Clotilde. Er redet mit ihr, als würden sie sich schon ewig kennen. Hin und wieder schaue ich ihm ins Gesicht, um ihn auf mich aufmerksam zu machen – ich bin auch noch da! Aber alles scheint vergebens. Ich erkläre es mir damit, dass meine Schwester älter und eigenständiger ist, während ich ständig an ihr klebe wie Efeu.

Pino zeigt uns wunderschöne und beeindruckende Orte. Clotilde bekommt von ihm ein Halskettchen geschenkt. Wenn es Abend wird, bringt er uns zurück ins Heim und verspricht, bald wieder von sich hören zu lassen. Ich aber fühle mich zwischen den beiden inzwischen wie ein Eindringling.

Der darauffolgende Besuch wird zu einer bitteren Enttäuschung. Pino nimmt nur meine Schwester mit. So geschieht es noch zwei weitere Male, zu einem weiteren Ausflug kommt es jedoch nicht, denn als Pino erneut auftaucht, wird er in unserer Gegenwart von Madre Ranno gerügt: Er habe zwei Schwestern, erinnert sie ihn, entweder treffe er sich mit allen beiden oder mit keiner. Dann wedelt sie mit einem Stapel Briefe vor seiner Nase. Im Heim wird jedes Schreiben geöffnet und einer strengen Zensur unterzogen, bevor es seinen Empfänger erreicht. Diese Briefe kann Pino nicht mit der Post geschickt haben. Vermutlich hat er sie Clotilde persönlich gegeben. Madre Ranno aber hat sie bei einer ihrer üblichen Durchsuchungen unter der Matratze meiner Schwester entdeckt und beschlagnahmt, um sie zu lesen. »Sie können diesem Fräulein nicht *meine liebe, süße Clo* und all den anderen Unsinn schreiben!«

Als Clotilde die Briefe sieht, wird sie ganz bleich. Hasserfüllt blickt sie die Nonne an. Pino hingegen versucht sich herauszureden: Er wende sich immer an Clotilde, sagt er, weil sie die Ältere sei und ihn daher besser verstehe. In das Gesicht meiner Schwester kehrt Farbe zurück, sie braust auf und geht ihre Feindin mit Beschimpfungen an, wie ich sie noch nie aus ihrem Mund gehört habe.

Madre Ranno zeigt keine Reaktion. Abends im Schlafsaal jedoch ist ihre Rache fürchterlich. Sie verprügelt Clotilde auf grausame Weise, bei der Erinnerung daran fange ich noch heute an zu zittern.

Um die gleiche Zeit besucht uns eine schöne junge Frau mit ihrem Ehemann. Sie heißt Vanessa. Auch sie ist eine Schwester von uns. In mir regt sich eine seltsame Form von Ablehnung: Eigentlich möchte ich niemanden mehr aus meiner zerrissenen Familie kennenlernen, hat doch jede Begegnung nur zu schmerzhaften Situationen geführt.

Zudem begeistert Vanessa mit ihrer Art nicht gerade. Sie wirkt traurig, ihr Blick wie erloschen. Das Leben war auch zu ihr nicht großzügig: Ihr Mann behandelt sie mit Respekt, ist aber verschlossen und kühl, worunter sie sichtlich leidet. Sie haben zwei kleine Töchter, die sie an dem Tag jedoch nicht mitgebracht haben.

Sie kommt noch mehrmals zu uns, und bei einem ihrer Besuche verkündet sie: »Ich habe mit der Frau vom Sozialdienst gesprochen. Sie ist einverstanden mit eurer Bitte, den ein oder anderen Sonntag bei mir verbringen zu dürfen.«

Ich fühle mich überrumpelt, habe ich doch diesen Wunsch nie geäußert, da ihr Mann die Besuche im Heim ganz offenkundig nur widerwillig erduldet. Wie ich dann erfahre, war es Clotilde, die ohne mein Wissen bei der Mutter Oberin danach gefragt hat. Ich sage nichts. Es kommt mir seltsam vor. Auch sie hat sich nie sonderlich für Vanessa interessiert.

Nach und nach wird mir der Grund für ihre Bitte klarer. Clotilde ist eng befreundet mit einigen Mädchen, die wegen ihrer besonderen Familienverhältnisse im Heim leben. Die Wochenenden, Feiertage und Sommerferien verbringen diese Freundinnen zu Hause. Fast alle sind Töchter von Prostituierten. Ihr häusliches Umfeld gehört gewiss nicht zu den besten, und dementsprechend sind die Erfahrungen und Verhaltensweisen, die sie von dort mitbringen. Wenn sie nicht im Heim sind, treffen sie sich mit reifen Männern. Diese führen sie aus, machen ihnen Geschenke, mal ein T-Shirt, mal ein Paar Jeans, ein Schminktäschchen – obwohl Make-up zu tragen im Heim verboten ist. So bekommen die Männer zum kleinen Preis von den Mädchen, was sie wollen. Sie nutzen deren Mangel an Geld und Zuneigung aus und rauben ihnen die Unschuld.

Mit zunehmendem Alter wird mir klar, welch folgenschwere Fehler die Sozialdienste im Fall meiner Kameradinnen begehen. Und welchen Schaden dadurch auch die anderen Heimkinder nehmen. Alle erhalten so eine verzerrte Sicht auf das Leben außerhalb der Heimmauern.

Clotilde hat sich mit ein paar dieser Mädchen angefreundet: Anna, Letizia, Gisella und Graziella. Sie bilden eine Clique, in der ich unerwünscht bin. Abends sehe ich sie im Schlafsaal miteinander tuscheln, Abmachungen treffen, ihre Erlebnisse austauschen.

Clotilde hört immer nur fasziniert zu, nun jedoch erhält sie durch die Besuche bei Vanessa endlich die Möglichkeit, ihre durch die Erzählungen erwachsene Neugier zu stillen. Sie kann dadurch das Heim verlassen, einige Stunden mit den Freundinnen verbringen und all die interessanten und großzügigen Menschen treffen, von denen diese so oft erzählt haben.

So ist es Clotilde, die mich gegen meinen Willen mit zu Vanessa schleppt. Dabei ist sie bei den Besuchen dann gar nicht immer dabei. Manchmal lässt sie mich allein, um sich mit ihren Freundinnen zu treffen. Die kommen stets in männlicher Begleitung, und gemeinsam ziehen sie weiter.

Andere Male gehen wir zusammen zu Vanessa, doch Clotilde verschwindet gleich nach dem Mittagessen und verabredet sich mit mir für die Rückkehr ins Heim.

An einem Sonntag können wir nicht zu unserer Schwester, weil sie bei ihrer Schwiegermutter zum Essen eingeladen ist. Clotilde will dennoch mit ihren Freunden ausgehen und verlangt von mir, währenddessen auf einer Bank sitzen zu bleiben und auf sie zu warten. Ich denke gar nicht daran. Als wir zum Treffpunkt kommen, wartet auf dem Platz unweit des Heims schon ein Auto auf uns. Die Freundin steigt aus und hält Clotilde aufgeregt die Tür auf, ohne von mir auch nur Notiz zu nehmen.

Ich klammere mich an meine Schwester. »Nimm mich mit«, bettele ich.

Verärgert weist die Freundin mich zurecht. »Sei nicht kindisch. Gewisse Dinge solltest du wirklich verstehen.«

In dem Moment aber verstehe ich wenig bis gar nichts. Die Situation gefällt mir nicht, aber eigentlich verstehe ich nur, dass ich zurückgewiesen werde.

»Hör auf zu heulen«, sagt Clotilde, »und sei für ein paar Stunden brav, danach gehen wir zusammen zurück.«

Einer der beiden Männer steigt aus dem Wagen, lässt die

Freundin auf dem Beifahrersitz Platz nehmen, setzt sich zu Clotilde in den Fond, und mit Vollgas brausen sie davon.

Ich bleibe zurück. Sitze stundenlang auf einer Bank. Friere. Von tausend Ängsten gepeinigt. Ich schäme mich, fühle mich jedermann ausgeliefert.

Vanessa lebt in einer kleinen Wohnung in einem Arbeiterviertel der Stadt. Nach so vielen Besuchen bin ich noch immer nicht in der Lage, ihre Gefühle zu entschlüsseln. Ihre undurchdringliche Miene macht mich verlegen. Wenn ich mit ihr allein bin, versuche ich, ein herzliches Verhältnis zu ihr aufzubauen, werde jedoch regelmäßig enttäuscht: Sie bleibt distanziert, als würde sie eine anstrengende Pflicht erfüllen. Dann erfahre ich, dass sie wegen unserer Besuche Probleme mit ihrem Mann hat. Claudio kann uns schlichtweg nicht ausstehen. Einmal, als ich ihr beim Bettenmachen helfe, frage ich sie nach dem Grund für seine Ablehnung.

»Schau«, gesteht sie mir, »ihm ist diese Verwandtschaft peinlich: Wir haben unterschiedliche Nachnamen, er meint, wir seien keine echten Schwestern.«

Es stimmt, mein Nachname wurde willkürlich vom Waisenhaus bestimmt, und alle meine Geschwister haben einen anderen. Es mag seltsam erscheinen, aber bis zu dem Gespräch habe ich mir nie Gedanken darüber gemacht. Mit fünfzehn Jahren weiß ich noch immer nicht, dass Geschwister für gewöhnlich denselben Nachnamen tragen.

Vanessa tut mir leid. Ich helfe ihr bei der Hausarbeit, wasche mit der Hand all ihre Wäsche. Niemand zwingt mich dazu, ich will es so, weil ich mich ihr dann näher fühle. Ich versuche, ihren Kummer zu verstehen, ihre Einsamkeit zu durchdringen.

Ein bisschen erzählt sie mir von sich, aber nicht viel. Als einziges der zahlreichen Kinder hat sie eine Weile bei unserer Mutter gelebt. Sie erzählt mir, die Signora sei ziemlich verschroben, vor allem was das Essen angehe. Immer wenn Vanessa irgendetwas nicht essen mochte, zwang sie es ihr unnachgiebig hinein, bis der Teller leer war. Sie schickte sie schlecht angezogen und ohne die nötigste Ausstattung zur Schule. Daher wollte Vanessa lieber wieder ins Heim zurück.

Claudio lernte sie noch während der Zeit bei der Mutter kennen. Er lebte mit seiner Familie in der Wohnung unter ihnen. Da die Signora sehr streng ist und nicht will, dass ihre Tochter mit Fremden verkehrt, sehen die beiden sich nur, wenn Vanessa auf dem Weg zur Schule die Treppe hinunterkommt. Claudio schreibt ihr einen Liebesbrief, den er ihr heimlich zusteckt. Vanessa ist beeindruckt und antwortet. Der Briefwechsel geht im Verborgenen weiter, auch nachdem Vanessa ins Heim zurückgekehrt ist. Schließlich reißt sie von dort aus und heiratet Claudio.

Claudio ist schweigsam und geradezu manisch planvoll. Immer die gleichen Handlungen, immer die gleichen Zeiten. Nach dem sonntäglichen Mittagsschläfchen muss Vanessa ihn zu einer ganz bestimmten Uhrzeit wecken und ihm einen Kaffee bringen. Dann zündet er sich eine Zigarette an und geht mit dem Transistorradio ins Bad. Wenn er wieder herauskommt, hat ein weiterer Kaffee bereitzustehen.

Claudio und Vanessa gehen nie aus, nie sehe ich sie Zärtlichkeiten, ein Zeichen der Verbundenheit, ein Lächeln austauschen und erst recht nicht zusammen lachen. Seiner Familie lässt es Claudio an nichts fehlen, bis auf das Entscheidende: Liebe. Ich verabscheue ihn. Wenn ich in der Wohnung sauber mache, ertappe ich mich dabei, wie ich dem Aschenbecher auf dem Nachttisch einen hasserfüllten Blick zuwerfe, weil er mich wissen lässt, auf welcher Seite des Bettes Claudio schläft, und ich die Gegenwart des Mannes förmlich spüre.

Da die Wohnung klein ist und ich Claudio bei seinem nachmittäglichen Nickerchen nicht stören will, ziehe ich mich, nachdem ich die Küche aufgeräumt habe, mit seinen Töchtern in den Eingangsbereich zurück. Gabriella und Elena mag ich sehr. Sie haben wunderschönes langes aschblondes Haar und helle Augen. Wir sitzen auf dem Boden und spielen: Für mich sind sie wie Puppen. Ich kämme sie, zupfe ihre Kleider zurecht, bis ihr Vater aufwacht. Dann wird es für mich Zeit, ins Heim zurückzukehren.

Ich besuche Vanessa weiter. Ich fühle mich, wenn nicht angenommen, so doch zumindest besser geschützt. Allerdings langweile ich mich dort zu Tode, während Clotilde draußen mit ihren Freundinnen umherzieht. So unternehme ich einen neuen Versuch und beknie Clotilde inständig, mich wenigstens ein Mal mitzunehmen. Eines Tages stimmt sie endlich zu und gibt ihren Freundinnen Bescheid, dass ich mitkommen werde. Die sind darüber ganz und gar nicht erfreut. An dem Nachmittag, an dem wir uns mit ihnen treffen wollten, taucht keine von ihnen auf. Ich verstehe, dass sie Angst haben, ich könnte den Nonnen berichten, was während der Treffen geschieht. Und dann sind da mein Aussehen und meine Art. Sie kleiden sich mit einer gewissen Sorgfalt, und es gelingt ihnen immer, irgendein neues Kleidungsstück auszuleihen oder geschenkt zu bekommen. Ich sehe beinahe zerlumpt aus. Zudem bin ich kindlich-naiv und somit für diese besondere Form des gesellschaftlichen Umgangs nicht geeignet. Ich weine oft. Ich bin anhänglich. Ich sage kaum etwas. Bestimmt würden sie sich für mich schämen.

Also ziehe ich allein mit Clotilde los, und wir kommen an den üblichen Platz. Dort warten zwei erwachsene Männer in einem schicken dunklen Wagen auf uns. Der eine um die fünfzig, der andere ein paar Jahre jünger. Der Ältere sitzt am Steuer, der andere lässt Clotilde vorn einsteigen und setzt sich dann mit mir auf die Rückbank.

Clotilde stellt mich als ihre Schwester vor. Mich machen die Fremden verlegen, sie hingegen scheint sich absolut wohlzufühlen, offensichtlich kennt sie die beiden gut. Ohne mich zu beachten, unterhalten sie sich lebhaft. Der Mann neben ihr streicht ihr über das Gesicht und über die Beine, wie man es bei jemandem macht, der einem sehr nahesteht. Niemand erwähnt, wohin wir fahren, aber es ist klar, dass alle außer mir das Ziel kennen.

Vor einer eleganten Villa halten wir an. Beim Hineingehen sehe ich zu meiner Rechten einen prachtvoll eingerichteten Salon, zu meiner Linken einen Flur, von dem weitere Zimmer abgehen. Meine Schwester steuert mit dem älteren Mann sofort auf eines der Zimmer zu, während ich mit dem anderen in den Salon gehe.

Ich nehme auf einem Sofa Platz, der Mann setzt sich neben mich. Ein großes Fenster geht hinaus auf den Strand und das Meer. Ich werde immer verlegener. Um Haltung zu bewahren, greife ich nach einer der Zeitschriften auf dem Couchtisch. Während ich vorgebe zu lesen, beobachte ich verstohlen, was mein Sitznachbar tut. Er wirkt recht elegant und trägt einen vermutlich teuren, aber schweren Duft, der das ganze Zimmer erfüllt und mir gar nicht gefällt.

So vergeht eine Weile, die mir unendlich erscheint. Clotilde ist noch nicht wieder aufgetaucht. Unter dem Vorwand, mir eine andere Lektüre zu suchen, stehe ich auf und werfe einen Blick durch die Tür nach draußen. Nichts, nur Stille. Als ich mich wieder hinsetze, nimmt der Mann mir sanft die Zeitung aus der Hand. »Wir sind nicht zum Lesen hier«, sagt er.

Verängstigt weiche ich vor ihm zurück bis an den Rand des Sofas. Der Mann rückt mir nach, versucht, die Arme um mich zu legen. Ich wehre mich, werfe den Kopf von einer Seite zur anderen, um ihn nicht auf den Mund küssen zu müssen.

»Komm schon, sei kein kleines Mädchen«, sagt er. »Amüsier dich wie deine Schwester.«

»Wieso, was macht meine Schwester denn gerade?«

»Komm mit, ich zeig es dir.«

Er steht auf und geht auf eines der Zimmer zu. Ich folge ihm, bis er vor der geschlossenen Tür stehen bleibt, durch die seltsame Geräusche dringen: Seufzer, Gekicher, Flüstern.

»Deine Schwester ist mit meinem Freund da drin, schau ruhig durchs Schlüsselloch.«

Ich riskiere einen Blick: Das Zimmer liegt im Halbdunkel, mehr ist nicht zu sehen, der Ausschnitt ist zu klein. Die seltsamen Geräusche aus dem Zimmer beunruhigen mich zutiefst.

Ungeduldig fasst der Mann mich an den Hüften. »Jetzt weißt du, was sie da im Zimmer machen, lass uns das Gleiche tun.«

Er legt seine Arme um mich, aber ich entwinde mich ihm und flüchte hinaus an den Strand. Damit der Mann mich nicht einholt, stürze ich mich voll bekleidet bis zur Taille ins Wasser. Es ist kalt und macht mir Angst – ich war noch nie im Meer, aber nun bin ich hier, und hier bleibe ich. Vom Strand aus ruft der Mann zu mir herüber: »Spiel nicht verrückt, komm her!« Doch ich rühre mich nicht, und so geht er wieder ins Haus.

Ich harre lange im Wasser aus. Als ich schließlich tropfnass ins Haus zurückkehre, diskutiert Clotilde gerade lebhaft mit den beiden Herren. Kaum sieht sie mich, schreit sie mich an: »Dich nehme ich nie wieder mit! Wie stehe ich denn jetzt da, und dann schau dich mal an! Wie sollen wir das im Heim erklären?« Sie zieht mich ins Bad und drückt mir einen Fön in die Hand. »Trockne dich, so gut es geht.«

Als wir wieder im Auto sitzen, geht das Theater weiter. Die Männer beschweren sich bei Clotilde, sie habe »die Falsche« mitgebracht. Sie schimpft weiter mit mir, sodass ich mir Vorwürfe mache, ihr den Nachmittag verdorben zu haben.

Ich spüre ihre ganze Verachtung, und mein neuerliches Scheitern ihr gegenüber lastet schwer auf mir. Ich frage mich, ob ich wohl jemals in der Lage sein werde, mich ihren Wünschen anzupassen, aber auch, ob Beziehungen zu Männern anders sein können, als wie ich sie bis dahin kenne: Für mich bestehen sie aus Ansprüchen, Zudringlichkeiten, wenn nicht gar tätlicher Gewalt. Ich bin mir sicher, auch Clotilde ist ein Opfer von Gewalt, vielleicht in einer subtileren Form, jedoch scheint sie das überhaupt nicht zu bemerken. Paradoxerweise ist dieses Umfeld unter allen ihr bekannten für sie das angenehmste und verschafft ihr die größte Befriedigung. Ihr ist nicht bewusst, dass sie nichts weiter als ein Zeitvertreib für Männer ist, die mir verachtenswert erscheinen und die sich nicht im Mindesten für ihr Schicksal interessieren.

Ein Tier lernt den Überlebenskampf schon als Junges von seiner Mutter. Wir Waisenmädchen müssen uns ganz allein in einer Welt voller Profiteure zurechtfinden, die häufig kultiviert, elegant und als angesehenes Mitglied der bürgerlichen Gesellschaft daherkommen. Als Allererstes lernt man zu lügen. Bloß nicht irgendeiner behördlichen Autorität von unseren traurigen Erlebnissen berichten. Wir wären die Ersten, die es bereuen.

Ab und an taucht mein Bruder Pino vor der Schule auf. Mich würdigt er selten eines Blickes. Er wartet nur auf meine Schwester. Seit der Szene mit Madre Ranno kommt er nicht mehr ins Heim, aber offensichtlich kann er auf Clotilde nicht verzichten.

Sie wird immer schöner. Eines Abends vor dem Schlafengehen probieren Clotilde und ihre Freundinnen ihr Make-up aus und betrachten sich kokett im Spiegel. Plötzlich kommt Madre Ranno in den Schlafsaal, steuert auf die Gruppe zu, packt meine Schwester am Arm und lässt die ganze Wut über ihre eigene unterdrückte Weiblichkeit an ihr aus. Clotilde, die nichts besitzt, hat alles, was ihren Neid hervorruft: Jugend, Anmut, Schönheit. Sie verprügelt sie grausam. Als sie dann ihre Matratze durchsucht, stößt sie auf ihr Tagebuch und nimmt es an sich. »Das lese ich jetzt, mal sehen, was für Schweinereien du da hineingeschrieben hast«, sagt sie.

Schläge, auch grundlos, sind für uns die Regel. Wir schenken ihnen keine Beachtung. Keine von uns zeigt jemals eine Reaktion, auch nicht mit Worten. Bei Clotilde aber ist die Grenze der Verbitterung offenbar erreicht. Sie brüllt die Nonne an: »Gib mir mein Tagebuch zurück, ich hasse dich!«

Die Antwort ist prompt und brutal.

Madre Ranno packt sie an den Haaren, stößt ihren Kopf gegen die Wand. Clotildes zartes Gesicht ist blutüberströmt.

Wir alle wohnen der Szene machtlos bei. Die einen sitzen auf der Bettkante, die anderen stehen nur da. Reglos, stumm.

»Ich werde dafür sorgen, dass du in ein anderes Heim kommst, hier will ich dich nicht mehr sehen!«, schreit die Nonne. Sie ist völlig außer sich.

Wenige Tage später muss Clotilde das Heim wechseln. Ich werde sie lange Zeit nicht wiedersehen.

Nach einigen Monaten beginne ich aus Sehnsucht nach meiner Schwester nachzuforschen, wohin genau man sie geschickt hat. Ich bitte Vanessa um Hilfe, und gemeinsam finden wir heraus, dass sie in einem Heim untergebracht ist, das eigentlich für jüngere Mädchen vorgesehen ist. Ich frage mich wieso, sie ist doch schon siebzehn Jahre alt.

Eines Nachmittags stehe ich vor dem Heim und bitte die Nonne an der Pforte, meine große Schwester Clotilde sehen zu dürfen. Ohne Umschweife werde ich abgewiesen: »Sie kann keinen Besuch empfangen.«

Ich lasse mich nicht abwimmeln. »Ich will sie nur ganz kurz sehen, nur einen Augenblick!«

Angesichts meiner Sturheit führt die Pförtnerin mich zur Mutter Oberin. Wieder und wieder flehe ich diese an, bis sie schließlich einwilligt, mich zu Clotilde zu bringen.

Anders als sonst in Heimen üblich, gehen wir nicht in den

Hof, sondern hinunter in den Keller. Ich bin überrascht. Über eine dunkle Treppe erreichen wir ein feuchtes, schmuckloses Zimmerchen ohne Fenster. Die Einrichtung besteht aus nichts als einem kleinen Schrank und einem Bett. Auf dem sitzt meine Schwester. Man lässt uns allein.

Clotilde rührt sich nicht. Auch wenn sie noch nie irgendeine Begeisterung für mich gezeigt hat, ist sie nun vielleicht doch froh, mich zu sehen. Doch sie ist unfähig, ihre Gefühle zu zeigen. Bei der Erziehung, die wir erfahren haben, ist dazu ohnehin niemand fähig. Ihr Aussehen erschreckt mich. Traurig, verwahrlost und abgemagert, ist sie nur noch ein Schatten des hübschen Mädchens, das ich kenne.

Wie sie mir erzählt, steht sie unter Arrest. Es ist ihr nicht erlaubt hinauszugehen, auch Besuche darf sie keine empfangen. Der einzige Kontakt zu den anderen Mädchen ist der obligatorische Gottesdienst. Nicht einmal zur Schule darf sie gehen, das Schuljahr ist damit für sie verloren. Auch das Essen wird ihr direkt aufs Zimmer gebracht. Sie ist praktisch eine Gefangene.

Ich bin nicht in der Lage, wirklich zu ermessen, wie schwer dieses weitere Trauma ist, das meine Schwester in dieser Zeit erleidet, und mit welchen Problemen sie danach zu kämpfen haben wird. Doch der Besuch bei ihr verstört mich zutiefst. Ich weiß um ihr Leid und kann nichts für sie tun. Obwohl ich wegen Pinos übertriebener Vorliebe für sie brennend eifersüchtig war, wünschte ich, wenigstens er könnte sie besuchen.

Clotilde wird noch bis zu ihrem achtzehnten Geburtstag unter diesen Bedingungen leben. Das ist das Alter, in dem man schonungslos verabschiedet wird. Aber davon weiß ich zu diesem Zeitpunkt noch nichts.

Zwangsweise erwachsen

Im folgenden Sommer soll ich bei einem Ehepaar arbeiten, das in einem hübschen Haus am Stadtrand lebt. Dem Mann gehört ein Untersuchungslabor, die Frau führt einen Laden. Ihre beiden Kinder, ein Junge und ein Mädchen, sind ungefähr in meinem Alter. Bei ihnen wohnt ein alter Mann, der die Funktionen eines Butlers, Kochs und Gärtners erfüllt. Er ist den Herrschaften treu ergeben und äußerst gewissenhaft: Mit geradezu zwanghafter Präzision teilt er mir mit, was ich wie zu tun habe.

Dennoch habe ich in dem Haus gewisse Freiräume. Die Frau ist den ganzen Tag im Laden, ihre Kinder verbringen viel Zeit außer Haus, das Faktotum arbeitet im Garten, und ich bleibe allein zurück. Da die Villa sich über drei Etagen erstreckt, ist die Arbeit hart, aber es gibt auch Vorteile: das Essen beispielsweise. Die Speisekammer ist so groß und gut gefüllt, dass ich essen kann, was ich will, ohne dass es jemandem auffällt.

Doch findet sich in der Speisekammer nicht nur Essbares: Sie kommt mir vor wie ein kleiner Supermarkt. So nutze ich die Gelegenheit und decke mich mit allem ein, was mir fehlt: Zahnbürste, Zahnpasta, Deodorant. Selbst ein üppiges Schaumbad stecke ich ein; einmal so viele Kosmetikprodukte zu besitzen, hätte ich mir nicht einmal im Traum vorgestellt. Anschließend gehe ich ins Schlafzimmer der Frau und probiere ihre Sachen an. Sie hat viel Geld, ihr Schrank quillt über vor wunderschönen Kleidern und Schmuck. Ich drehe mich in ihren Sachen vor dem Spiegel und bin sehr zufrieden mit dem, was ich sehe. Mich während meiner Entdeckungstour nicht vom Butler erwischen zu lassen ist recht leicht: Er hat einen schweren Schritt, ich höre sofort, wenn er wieder ins Haus kommt.

Unglücklicherweise kommt es nach einigen Tagen zu Schwierigkeiten. Der Ehemann, der nie allzu früh aus dem Haus geht, sucht zunehmend meine Nähe. Er ist ein sehr feinsinniger Mann mittleren Alters mit beginnender Glatze. Nie erhebt er die Stimme, er wirkt vertrauenswürdig, doch eines Tages, während ich arbeite, kommt er zu mir und fasst mich überall an. Entschieden rücke ich von ihm ab, er aber folgt mir nach und macht weiter. Das alles geschieht, ohne dass einer von uns beiden ein Wort spricht. Ein paar Tage begnügt er sich damit, mich zu belästigen, doch eines Morgens, als seine Frau und die Kinder aus dem Haus sind und der Gärtner draußen arbeitet, kommt er zu mir, während ich gerade das Schlafzimmer aufräume. Er stößt mich aufs Bett und versucht, mich auszuziehen. Ich entwinde mich ihm, doch darauf droht er: »Ein Wort zu meiner Frau, und du bist auf der Stelle entlassen.«

Er knöpft meine Bluse auf und beginnt meine Brüste zu kneten. Einen Büstenhalter trage ich nicht, so viel Luxus ist für mich unerreichbar. Dann fährt er mit den Händen unter meinen Rock, zieht mir das Höschen herunter, streichelt meine Oberschenkel und den Intimbereich. Wie versteinert liege ich da, während er mich überall berührt und auf den Mund küsst, den ich hartnäckig zusammenpresse. Er öffnet seine Hose und masturbiert vor mir. Schließlich zieht er sich wieder an und geht wortlos aus dem Zimmer.

Ich musste das alles über mich ergehen lassen. Auch wenn es keine richtige Vergewaltigung war, fühle ich mich angeekelt und erniedrigt. Den restlichen Vormittag verbringe ich weinend und spuckend im Bad und bilde mir keineswegs ein, die Sache hätte damit ein Ende. Und tatsächlich wiederholt sie sich häufig, wird beinahe zur Gewohnheit, wobei der Mann immer Neues verlangt. Eines Tages will er, dass ich sein Geschlecht küsse. Als ich mich entsetzt weigere, zieht er meinen Kopf an sich heran. Für mich ist es ein Trauma: Ich bin sechzehn Jahre alt und habe bis zu dem Moment in meiner ganz eigenen Welt gelebt.

Mir geht es sehr schlecht in dem Haus. Doch manchmal geschieht auch Angenehmes. Wenn in Abwesenheit der Herrschaften oder des Butlers das Telefon klingelt, ist es meine Aufgabe abzuheben. Eines Tages ruft ein Mann an. Er hat sich verwählt. Wir wechseln nur wenige Sätze. Seine Stimme klingt sanft, freundlich, schmeichelnd. Tags darauf ruft er zur gleichen Zeit wieder an: »Nein, dieses Mal habe ich mich nicht verwählt«, erklärt er, »lass mich bitte noch einmal deine Stimme hören.«

Von seinem Interesse geschmeichelt, ein wenig betört vielleicht von dem warmen, liebenswürdigen Ton, beginne ich zu lügen, was meine Lebensumstände angeht. Aus dem Stehgreif erfinde ich das Leben meiner Träume. Ich bin die Tochter der Eigentümer dieser herrlichen Villa, wir haben einen Gärtner und ein Hausmädchen, die bei uns wohnen, meine Eltern sind jedoch sehr streng, lassen mir wenig Freiheit.

Wir unterhalten uns eine Weile, er fragt mich nach meinem Aussehen und ich ihn nach seinem. Er sei ein reifer Mann, sagt er, Direktor einer Schule in der Stadt.

Auch am darauffolgenden Tag ruft er an, dann beinahe jeden Tag. Ich genieße die Zeit hinter meiner neuen Maske. Er fragt, welche Musik ich höre, wohin ich ausgehe, was ich lese. Um seine Fragen beantworten zu können, nehme ich alles zu Hilfe, was sich im Haus findet: Schallplatten, Bücher, alles. Ich will mich als Frau von Welt präsentieren, und so versuche ich, mir ein breites Wissen anzueignen. Sogar mit Geografie beschäftige ich mich ein wenig, damit ich ihm von meinen Reisen an exotische Orte berichten kann.

Schließlich ist der erwartete und gefürchtete Augenblick gekommen. Er bittet mich um ein Treffen.

Ich versuche auszuweichen, schiebe als Ausrede die Eifersucht meines Vaters vor. Dennoch gebe ich ihm meine Adresse. »Ich werde mich nicht zeigen können«, sage ich, »aber wenn du vor dem Haus anhältst, sehe ich dich vom Fenster aus.«

Er nennt mir die Farbe und das Kennzeichen seines Wagens. Von einem Mansardenfenster aus sehe ich dann tatsächlich ein schönes Auto heranfahren und genau vor der Villa parken. Ich bin sehr nervös, aber es gefällt mir, dass ein Mann tut, worum ich ihn bitte.

Im folgenden Telefongespräch sage ich: »Wenn du heute wieder vorbeikommst, steig aus dem Wagen und lass dich ansehen.«

Er tut wie geheißen.

Ich sehe ihn. Er ist groß, trägt eine dickrandige Brille. Und er ist deutlich älter, als ich ihn mir seiner Stimme nach vorgestellt habe. Wie viele Illusionen habe ich in ihm erweckt – und wie viele habe ich mir selbst gemacht?

In jedem Fall hellt das unschuldige Abenteuer mein Leben ein wenig auf. Am Telefon wiederholt er, er wolle mich sehen. Ganz vernarrt ist er in mich, nennt mich, als wären wir ein Liebespaar, »meine Kleine«, er weiß ja nicht, wie recht er damit hat. Unter tausend Vorwänden gelingt es mir, ihn immer wieder zu vertrösten, bis der Tag meiner Rückkehr ins Heim gekommen ist.

Meine Erfahrungen aus den Sommertätigkeiten lassen mich die Dinge auf eine ganz bestimmte Weise sehen, und erst später werde ich erkennen, wie verzerrt dieser Blickwinkel eigentlich ist. Arbeit ist wichtig, weil man durch sie an Geld kommt, denkt das Mädchen Emma. Aber man muss sich damit abfinden, von den Männern belästigt zu werden, die einen in der Öffentlichkeit wie minderwertige, bedeutungslose Wesen behandeln, im Privaten jedoch begehren. Da ich resigniert alles über mich ergehen lasse und es nicht ratsam ist, die Misshandlungen und sexuellen Übergriffe im Heim oder bei der Arbeit anzuzeigen, nehme ich eine ehrfürchtige, wenn nicht gar unterwürfige Haltung im Hinblick auf andere Menschen, insbesondere Männer, an.

Das dritte und vierte Jahr der Oberschule bringe ich ohne Probleme hinter mich. Obwohl ich nur über geringe Mittel verfüge, bin ich gut in der Schule: Inzwischen habe ich verstanden, was ich tun muss, um zu überleben.

Nach Abschluss des vierten Jahres werde ich wie üblich den Sommer über als Haushaltshilfe engagiert. Dieses Mal holt mich ein Ehepaar mittleren Alters ab. Sie bringen mich nach Taormina. Dort bewohnen sie ein wunderschönes Anwesen, das sich weitläufig über mehrere Gebäudeteile und Stockwerke erstreckt, mit Gärten und Innenhöfen. Die Vorstellung, einen solch großen Komplex sauber halten zu müssen, macht mir Angst, dann aber stelle ich fest, dass ich dort nur eine von vielen bin: Hausdiener und Zimmermädchen, Gärtner, Köche, ein knappes Dutzend Hausangestellte steht in Diensten der Familie.

Als ich um die Mittagszeit in der Villa ankomme, werde ich gleich zum anderen Hauspersonal in die Küche zum Essen geschickt. Die Küche ist geräumig, in der Mitte steht ein großer Arbeitstisch mit sämtlichen Gerätschaften: Gaskocher, Backofen, Herd. Mit einer Geste weist mir der Butler einen Platz zu. Schüchtern, den Blick auf den Boden gerichtet, setze ich mich. Als ich aufschaue, kann ich nicht glauben, was ich sehe: Neben mir sitzt meine Schwester Clotilde. Welch seltsame Wege das Schicksal nimmt! Wie immer begrüßt sie mich ohne eine Spur von Herzlichkeit. Nun habe ich den Menschen, den ich auf der

Welt am meisten liebe, in meiner Nähe, doch da sie einem anderen Hausflügel zugeteilt ist, sehen wir uns nur selten: mittags und abends beim Essen und später nach der Arbeit. Immerhin schlafen wir zusammen mit einem anderen Hausmädchen in einem Zimmer.

Die Herrschaften haben drei Kinder im jungen Erwachsenenalter, zwei Söhne und eine Tochter. Einer der Männer und die Frau sind schon verheiratet, beide haben ihre eigene Wohnung in der Villa. Meine Aufgabe ist es, mich um die Wohnung des verheirateten Sohnes zu kümmern. Seine Frau ist jung und wunderschön: groß, langes blondes Haar, kultiviert, elegant. Wie gern wäre ich eines Tages wie sie!

Ich bekomme Dienstkleidung gestellt, bestehend aus einem langärmeligen blauen Kittel, einer kleinen Schürze und einem Häubchen in Weiß, worüber ich mich sehr freue: Endlich habe ich etwas Neues und Kleidsames zum Anziehen. Außerdem verschleißt mein einziges Kleid auf diese Weise nicht so schnell. Dass ich dadurch gleich als Zimmermädchen zu erkennen bin, ist mir egal. Ich habe kein Problem damit, zur Dienerschaft zu gehören, denn die Hausbewohner sind für mich schlichtweg unerreichbar.

Die Villa liegt unterhalb von Taormina am Hang, und der Ausblick ist herrlich. Für mich aber könnte sie genauso gut mitten in der Wüste liegen, es würde nichts ändern. Wir setzen keinen Fuß vor die Tür, die Arbeit nimmt den ganzen Tag in Anspruch: Immer sind Gäste im Haus, alles muss blitzblank sein. Der Butler gibt Anweisungen, organisiert und kontrolliert.

Jeden Morgen gehen die Herrschaften zum Frühstück hinunter in einen großen Gemeinschaftsraum, bevor sie dann zum Strand aufbrechen. Mir fällt auf, dass die Frau sofort hinuntergeht, während ihr Mann noch ein wenig in meiner Nähe bleibt, und schon nach wenigen Tagen ist mir klar, wie es enden wird.

Zunächst sind es nur Komplimente: »Du bist ein hübsches Mädchen, schöne Augen hast du.«

Bereits einen Tag später tut er so, als berührte er mich aus Versehen im Vorbeigehen.

Schließlich fasst er mir ohne Skrupel an Po und Brust.

Jedes Mal versuche ich, ihm auszuweichen, zu schüchtern und unbeholfen jedoch, als dass ich ihn abwehren könnte. Eines Morgens, als ich gerade das Bett mache, tritt er hinter mich und beginnt, meinen Kittel aufzuknöpfen.

»Warum tun Sie das bloß? Sie haben eine wunderschöne Frau, im Vergleich zu ihr bin ich ein Nichts!« Ich bin nicht nur angewidert, sondern ehrlich bestürzt.

»Meine Frau ist schön, aber wir verstehen uns nicht, wir stehen kurz vor der Trennung. Das geht dich aber auch nichts an.«

Mit jedem Tag wird er dreister. Schweigend lasse ich alles über mich ergehen. Er fasst mich an, masturbiert, lebt seine Lust vor mir aus. Ich bleibe reglos wie eine Statue und hoffe nur, es möge bald vorbei sein. So geschieht es nahezu jeden Tag, den ganzen Sommer lang. Zum Geschlechtsverkehr drängt er mich nicht, er begnügt sich mit Selbstbefriedigung, schnell und schweigend. Im Übrigen geht er, da er nie die Tür abschließt, auch so ein großes Risiko ein.

Seine Frau ist äußerst eifersüchtig. Einmal werde ich Zeugin einer lebhaften Auseinandersetzung zwischen den beiden. Auch seine Mutter ist dabei. Die nimmt mich am Ende zur Seite und schärft mir ein, ihr sofort zu berichten, sollte ich ihren Sohn in Abwesenheit der Schwiegertochter mit einer anderen Frau sehen. Ich bin derart verwirrt, dass ich mich, obwohl Opfer, vor ihr so schmutzig fühle wie eine echte Sünderin.

Die Schlafräume der Hausangestellten liegen im Kellergeschoss, in das eine abseits gelegene Treppe hinabführt. Den Abend verbringen wir daher in völliger Abgeschiedenheit. Zwei Stockwerke über uns wird die ganze Nacht lang gefeiert.

Am Ende des Tages schreibt Clotilde regelmäßig Tagebuch. Ihr Verhalten hat etwas Geheimnisvolles. Abends nach der Arbeit lege ich mich gleich schlafen. Sie hingegen kommt oft erst später. Wo geht sie hin? Das Haus verlässt sie gewiss nicht, noch kann sie sich unter die Festgäste mischen.

Es gibt nur eine Möglichkeit, es herauszufinden: Ich muss ihr Tagebuch lesen. Alles, was sie tut, ist minutiös darin festgehalten, und so decke ich ihr Geheimnis auf.

Clotilde hat ein Verhältnis mit Filippo, dem anderen, noch ledigen Sohn der Eigentümer. Sie schreibt, es sei Liebe. Eines Tages werde sie dank ihm kein Hausmädchen mehr sein, sondern zu den Reichen und Schönen gehören. Sie beklagt nur, dass er nach dem Sex so wenig rede. Während ich lese, steigt Eifersucht in mir hoch: Clotilde hat Glück, immer trifft sie es gut an. Ich bin zu jung, um zu verstehen, dass sie in eine Falle getappt ist und deswegen leiden wird.

Im Kellergeschoss, wo wir untergebracht sind, gibt es viele ähnlich eingerichtete Zimmer mit einem oder mehreren Betten und ein paar Spinden. Eines Abends geht die Neugier mit mir durch. Ich mache mich auf die Suche nach Clotilde, bis ich schließlich eine Tür öffne und sie mit diesem Filippo im Bett überrasche. Ich renne weg, flüchte in mein Bett und ziehe mir sofort die Decke über den Kopf.

Da das andere Hausmädchen im Zimmer ist, sagt Clotilde nichts, als sie zurückkommt. Am Morgen darauf wartet sie, bis die andere fort ist, bevor sie mich anfährt: »Dazu hattest du kein Recht, verstanden? Dieses Leben hier dauert für mich nicht mehr lange. Er liebt mich, bald werde ich eine Dame sein.«

Ich hole zum Gegenschlag aus. »Denk nicht, du wärst so etwas Besonderes. Sein Bruder macht das Gleiche mit mir.«

»Das ist nicht das Gleiche, der ist verheiratet. Filippo liebt mich und wird mein Leben verändern.«

Am Ende verbietet sie mir für die Zukunft, sie noch einmal anzusprechen, wir seien ab sofort Fremde füreinander.

Schweren Herzens, doch ohne Protestgeschrei stimme ich zu. Ich mag naiv sein, zumindest aber weiß ich, wo mein Platz ist, und stehe mit beiden Beinen auf dem Boden. Im Grunde geht es mir gut mit meiner Hausmädchenschürze. Ich erwehre mich der Angriffe von Menschen, die mich ausnutzen, und wenn mir das nicht gelingt, lasse ich das Unvermeidliche teilnahmslos über mich ergehen. Auf meine Weise habe ich mir zu eigen gemacht, was die Nonnen mir beigebracht haben: Dieses Leben ist nur eine Zwischenstation, wir sind da, um zu leiden. Zu erdulden. Clotilde hingegen sieht das anders. Die Dienstkleidung trägt sie mit Qual, sie strebt nach Höherem. Sie glaubt an die Märchen der Männer, die sie benutzen. Sie macht sich etwas vor, weil sie es so will.

Ab und an besucht Pino sie. Mit Erlaubnis der Herrschaften fährt er mit ihr nach Taormina und macht ihr kleine Geschenke. Mich lässt er weiterhin links liegen.

Dann ist auch dieser Sommer endlich vorbei. Wenig bleibt mir davon in Erinnerung, doch das ist unauslöschlich: der Hausherr, der mich missbraucht, meine Schwester, die mich verachtet, das völlige Desinteresse meines Bruders Pino, die harte Arbeit. Mit dem bisschen Geld, das die Nonnen für meine Dienste ausgehandelt haben, kehre ich ins Heim zurück.

Mein letztes Schuljahr bricht an. Ich strenge mich an, obwohl mir mein Kurs nicht sonderlich viel Spaß macht. Doch das Lernen verschafft mir Bedeutung in den Augen meiner Klassenkameradinnen: Wo sie mit Eleganz prahlen, glänze ich mit guter Vorbereitung. Sie lassen sich Aufgaben von mir erklären, schreiben bei mir ab, grenzen mich nun nicht mehr völlig aus. Fieberhaft lese ich indes alles über Psychologie: Sie wird mir zur Freude und Last. Ich analysiere mich selbst und das Verhalten anderer, frage mich bei allem nach dem Grund und bin frustriert, weil ich keine Antworten finde.

Und dann sehe ich Clotilde wieder, auch sie besucht das letzte Schuljahr. Ich gehe davon aus, dass sie im Heim lebt und die Nonnen sich durchgerungen haben, sie wieder zur Schule zu schicken. Die Wirklichkeit sieht anders aus, aber das finde ich erst später heraus. Sie wurde praktisch gefangen gehalten, bis sie volljährig war – wodurch sie tatsächlich ein ganzes Jahr verlor und schließlich in die gleiche Stufe ging wie ich –, dann jagte man sie fort. Ich weiß weder, wo sie daraufhin wohnt, noch wie sie sich über Wasser hält. Die Schwestern haben uns in völliger Unwissenheit gelassen über alles, was für unser zukünftiges Leben von Bedeutung ist.

In der Schule nehme ich allen Mut zusammen und spreche sie an, doch sie weist mich mit dem üblichen Satz ab: »Lass mich in Frieden und hör auf, dich als meine Schwester zu betrachten.« Wie viel Leid bliebe mir erspart, würde sie mir von sich erzählen und mir die Augen öffnen für das, was in Kürze mit mir geschehen wird.

Unterdessen sorgen die Partys anlässlich der achtzehnten Geburtstage in der Schule für Aufregung. Alle reden davon, ich aber werde nie eingeladen. Das liegt auch daran, dass die Partys abends stattfinden und um diese Zeit niemand das Heim verlassen darf. Zu meinen achtzehnten Geburtstag würde ich jedoch gern selbst ein Fest geben. Ich rede mit Vanessa darüber, die zusagt, mir für einen Nachmittag, bis ihr Mann zurückkommt, ihre Wohnung zur Verfügung zu stellen.

Am schicksalsträchtigen Tag frage ich die Nonnen um Erlaubnis und mache mich auf den Weg. Eingeladen sind Clotilde und drei meiner Klassenkameradinnen. Ich war mir nicht sicher, ob meine Schwester die Einladung annehmen würde, doch zu meiner großen Freude ist sie schon da.

Eine meiner Mitschülerinnen habe ich gebeten, die Geburtstagstorte zu besorgen. Da sie den Inhaber einer Konditorei kennt, bekomme ich einen Sonderpreis. Und so feiern wir mit Kuchen und einer Flasche Sekt. Wir lachen miteinander, wünschen uns für die Zukunft einen Verlobten mit Geld und Ansehen, meine Klassenkameradinnen schenken mir sogar eine weiße Bluse. An dem Tag fühle ich mich fast wie ein normales Mädchen mit einer Familie und Freundinnen, zumindest bis um sechs Uhr abends, als mein Schwager nach Hause kommt.

Zurück im Heim, erzähle ich allen, wie schön die Geburtstagsfeier war und dass auch Clotilde dabei war. Wahrscheinlich interessiert es niemanden besonders, manch eine hört mir gar nicht zu, aber ich strahle vor Glück. In der Nacht schlafe ich ganz wunderbar und träume nur Schönes. Das ist mir schon lange nicht mehr passiert.

Am Morgen darauf setze ich mein gewohntes Leben fort. Ich gehe zur Schule. Nun bin ich achtzehn Jahre und einen Tag alt.

Als ich nachmittags über den Büchern sitze, teilt mir Madre Ranno in beiläufigem Ton mit, die Oberin wolle mich sehen. Ich mache mir Sorgen, da ich eine Bestrafung fürchte, und grüble, was ich in den vergangenen Tagen falsch gemacht haben könnte, doch mir fällt nichts ein.

»Ich habe nichts getan, warum muss ich zu ihr?«, frage ich die Schwester.

»Beeil dich, vertrödle keine Zeit. Sie erwartet dich im Versammlungsraum.«

Voller Furcht mache ich mich auf den Weg. Die Oberin steht mitten im Raum und wartet auf mich.

Sie sagt: »Emma, du bist achtzehn Jahre alt und volljährig, von nun an musst du allein zurechtkommen.«

»Was soll das heißen, ich muss allein zurechtkommen?«

»Mit achtzehn endet der Anspruch auf Fürsorge, deshalb musst du gehen: Nimm deine Sachen und verlass das Heim.«

Ich habe das Gefühl, einen Albtraum zu leben. Ihre Stimme dröhnt mir in den Ohren. Hören und sehen fällt mir schwer. Ich breche in Tränen aus. »Was soll das heißen?«, frage ich noch einmal, als wäre ich schwer von Begriff.

Die Oberin verliert langsam die Geduld. Ich lasse nicht locker: »Ich habe keine Ahnung, wohin ich gehen und was ich tun soll.«

»Das ist deine Sache, unsere Aufgabe ist erfüllt«, gibt die Mutter Oberin zurück.

»Wann muss ich gehen?«

»Sofort.«

»Was heißt sofort? Morgen früh?«

»Sofort heißt jetzt gleich: Nimm deine Sachen und verschwinde.«

Ich versuche, Zeit zu gewinnen, doch sie scheucht mich fort in einem Ton, der keinen Widerspruch erlaubt. »Ich habe zu tun, es ist Zeit für das Rosenkranzgebet. Hinaus mit dir!«

In Tränen aufgelöst, verwirrt und zitternd kehre ich ins Studierzimmer zurück und packe meine Bücher zusammen. Die Kameradinnen, dir mir am nächsten stehen, fragen leise, was denn mit mir los sei. Doch da baut sich Madre Ranno neben mir auf, hindert mich an einer Antwort und ermahnt alle, still zu sein und sich nicht ablenken zu lassen. Arme Mädchen. Sie dürfen nicht wissen, was mit ihnen geschieht, wenn sie achtzehn werden. Ich hingegen weiß es nun: Das Heim streicht die Betreuungszuschüsse ein, solange die Mädchen minderjährig sind. Danach wirft es sie auf die Straße. Im wahrsten Sinn des Wortes.

Der Überraschungseffekt ist dabei durchaus gewünscht. Bis zum letzten Moment sickert nichts durch. Es gibt keine Vorbereitungen auf das Ereignis. Denn uns im Ungewissen zu lassen, stellt die Ruhe sicher. Wüssten die Mädchen Bescheid, würden sie tausend Fragen stellen und Unannehmlichkeiten verursachen. Das Unerwartete hingegen trifft uns so hart, dass wir unfähig sind zu reagieren. Es ist ein grausames Prozedere, eine perverse Ungerechtigkeit, die da im Rahmen der allgemeinen Gleichgültigkeit der staatlichen Organe stattfindet.

Mit getrübten Sinnen und tränenverschleierten Augen, ohne die Möglichkeit zu haben, mich von den anderen Mädchen zu verabschieden oder überhaupt ein Wort mit ihnen zu wechseln, steuere ich auf den Schlafsaal zu, um meine Sachen zu holen. Ich beschaffe mir eine Plastiktüte und stopfe meine wenigen Habseligkeiten hinein. Dann mache ich mich auf den Weg zum Ausgang.

Ich gehe langsam, lauschend. Horche auf einen Ruf, von wem auch immer, der mich aufhält. »Wo willst du hin? Weißt du nicht, dass es gefährlich ist da draußen?«

Ich schließe eine Wette mit mir selbst ab. Ich zähle jetzt bis zehn, und während ich zähle, wird jemand nach mir rufen.

Nichts geschieht. Niemand ruft mich. Niemand versucht, mich aufzuhalten.

Wortlos öffnet mir die Nonne am Ausgang die Tür und schließt sie hinter mir wieder. Die Welt meiner Kindheit und Jugend ist vorbei, für immer.

Eine ganze Weile bleibe ich reglos am Tor stehen. Nach rechts oder nach links?

Unwillkürlich schlage ich den Weg zur Schule ein, mache mich auf den gewohnten morgendlichen Gang. Bis heute jedoch war das Heim stets der Ort, an den ich zurückgekehrt bin.

Nun erscheint mir alles um mich herum verändert. Es ist eine neue, unbekannte, feindliche Welt, die mich erwartet. Wie in Trance erreiche ich einen nahe gelegenen Platz und setze mich auf eine Bank.

Die Sonne ist noch nicht untergegangen, doch mir ist schon kalt.

Noch nie habe ich mich so einsam gefühlt.

Buch 2

Ich bin tausendmal nichts

Sie schlossen uns ein, bis es Mittag war,
Dann hörten wir es schellen.
Und der Wärter Schlüssel rasselten
Vor allen lauschenden Zellen.
Und wir trappten die eisernen Treppen hinab
Aus den vergitterten Höllen.

Oscar Wilde

Nun ist dein Denken nicht zu meistern,
Visionen werden dich umgeistern,
Die nie aus deiner Seele schwinden –
Nun wirst du nie mehr Ruhe finden.

Edgar Allan Poe

Frau und doch ein kleines Mädchen

Ich bin eine Frau und doch ein kleines Mädchen. Eine Frau, die geprägt ist von einer Kindheit und Jugend in Erziehungsheimen für Waisenkinder.

Dabei bin ich nicht einmal Waise.

In jenen finsteren Räumen wurde ich misshandelt, beschimpft, geschlagen. Die schönen ersten Lebensjahre, die großartigen Momente des Heranwachsens, die Bewunderung für die Welt – all das wurde mir geraubt. Im Gegenzug habe ich Schmerz und Demütigung erfahren, und Wissen wurde mir vorenthalten. Durch meine Familie, Männer, Gefühle, das Leben.

Deshalb bin ich seither, selbst als die Tür jener Räume weit offen stand, Frau und zugleich ein kleines Mädchen geblieben. Jede Kleinigkeit musste ich lernen, während die anderen längst alles wussten. Für meine Minderwertigkeit habe ich mit ungeheurem Leiden bezahlt. Mein Dasein trägt die Spuren der harten Lektionen, die mich das Schicksal hat lehren wollen.

Die Erzählung meiner Geschichte knüpft dort an, wo ich sie unterbrochen hatte.

Eines Morgens im Frühjahr, einen Tag nach meinem achtzehnten Geburtstag und nicht lange vor meiner Abiturprüfung, werde ich aus dem Erziehungsheim entlassen. Mitten auf eine Straße gesetzt, im wahrsten Sinne des Wortes. Ein grausames Gesetz, über das mich nie jemand unterrichtet hatte. Wortlos öffnet die Ordensschwester die Tür und schließt sie wortlos wieder.

Ich bin ganz allein, ohne Geld, ohne Ziel. Mein einziges

Hab und Gut sind ein Tagebuch, ein Schulbuch und die Kleidung, die ich trage.

Damit werde ich mich auf den Weg machen, ohne zu wissen, welcher das sein wird, ohne auch nur zu wissen, ob es überhaupt irgendwo einen Weg für mich gibt. Ich weiß nichts, kenne nicht einmal die natürlichsten Dinge im Leben. Sie alle werde ich am eigenen Leib erfahren. Ich werde verzweifelten oder unbekümmerten Frauen begegnen. Männern, die meinen Körper mit grausamster Gewalt, mein Inneres durch Misshandlungen demütigen. Ich werde flüchtige, mitunter freundliche, öfter noch kurzlebige Begegnungen erfahren. Langsam werde ich lernen, mich zu verteidigen. Doch es wird Jahre dauern, und vielleicht fühle ich mich noch immer nicht ganz gefestigt, trotz der Erfolge, die ich verzeichnen kann. Im Laufe der Zeit werde ich vieles begreifen, angefangen bei den natürlichsten und selbstverständlichsten Dingen.

Eine Sache ist mir wichtiger als alles andere.

Die Familie. Die, aus der ich stamme und die ich nie gehabt habe. Mit einer Mutter, die mich bei der Geburt nicht anerkannt hat. Mit einer hübschen und klugen Schwester, die sich für mich schämte. Mit vielen Geschwistern: flüchtige Bekanntschaften, ständige Hoffnung auf Zuneigung, die nie erfüllt wurde.

Die Familie, die ich mir nach meinen Vorstellungen zu schaffen versucht habe. Ganz ist es mir nicht gelungen, meinen Traum Wirklichkeit werden zu lassen. Meine Familie ist zerplatzt, gespalten in unterschiedliche Persönlichkeiten. Sie ist der Ausgangspunkt, der meinen gesamten Weg bestimmt.

Und all denen, die mich fragen, was ich erreicht habe, antworte ich: Nichts, nichts und wieder nichts.

Bei der Geburt verstoßen

Es ist ein schöner Abend im Mai. Die Sonne geht gerade unter, die Luft ist lau, der Himmel in rotes Licht getaucht. Ich sitze auf einer Bank inmitten irgendeiner Piazza. Ich kenne meinen Namen kaum, ich weiß nichts über die Personen, die in dieser Stadt herumwuseln. Ich bin eine Außerirdische von einem anderen Planeten, abgegeben auf der Erde, an irgendeinem beliebigen Ort. Mein Planet ist der mit den Erziehungsheimen für Waisenkinder. Ich bin ein achtzehnjähriges Mädchen, achtzehn seit gestern. Heute haben mich die liebevollen Ordensschwestern vor die Tür gesetzt. Ohne Rücksicht. Ohne finanzielle Mittel. Ohne Anweisungen.

Auf der Piazza herrscht geschäftiges Treiben, es wimmelt nur so von hektischen Passanten und Menschen, die auf den Bus warten. Auf den Parkbänken sitzen ältere Leute, alles Männer, und meine Anwesenheit macht sie neugierig. Ich bin allein und wehrlos, merke, wie ihre Blicke meine Haut durchbohren: Ich habe schreckliche Angst.

Von meinen beiden älteren Schwestern, Vanessa und Clotilde, käme mir keine zu Hilfe. Vanessa ist ein ganzes Stück älter als ich, und ihr Mann kann mich nicht ausstehen. Clotilde und ich sind ungefähr gleich alt und waren lange Zeit in denselben Erziehungsheimen. Jetzt besuchen wir auch dieselbe Schule: Dort könnte ich zu ihr gehen. Aber sie war immer abweisend, gleichgültig. Oft habe ich gedacht, sie hasst mich. Ich weiß nicht, wo sie wohnt, und bin sicher, sie würde mich zurückweisen.

Also bleibe ich stundenlang auf einer Parkbank sitzen, regungslos und nicht fähig nachzudenken. Hin und wieder stehe ich auf, um aus dem Blickfeld der Alten zu verschwinden. Ich drehe eine Runde um die Piazza, dann setze ich mich wieder auf denselben Platz.

So vergeht die Zeit, gekennzeichnet vom Glockengeläut der alten Kirche auf der gegenüberliegenden Seite der Piazza. Ich hoffe, für eine Weile in eben dieser Kirche Unterschlupf zu finden, aber die Tür ist verriegelt. Es wird Nacht, und der Platz leert sich allmählich. Ich bin noch immer dort, wie versteinert: die gelegentlichen Passanten werfen mir seltsame Blicke zu.

Mir ist kalt, und ich habe Angst. Die Glocken läuten jede Stunde, ich schaue unentwegt zur Kirchentür, in der Hoffnung, dass sie sich öffnen möge, aber vergebens.

Ich zerbreche mir den Kopf und denke immer wieder: »Warum hat mir niemand von dieser grauenvollen Sache erzählt? Warum hat mir niemand erklärt, was passiert, wenn man achtzehn wird?« Ich finde keine Antwort, noch heute ist mir der Grund für dieses Schweigen unbekannt. Ich werde nie erfahren, warum die Ordensschwestern und Clotilde nichts gesagt haben.

So verbringe ich meine erste Nacht als freie Frau: draußen, auf der harten Parkbank, ohne auch nur eine Sekunde Schlaf.

Am frühen Morgen bin ich immer noch dort, verzweifelt. Ich verspüre weder Hunger noch Durst. Seit gestern war ich nicht mehr auf der Toilette. Als die Kirche ihre Türen öffnet, gehe ich hinein und bemerke den Priester, der sich für die Messe bereitmacht. Ich bete von ganzem Herzen zu Gott, dass mir dieser Mann zu Hilfe kommen möge; als ich ihn genauer ansehe, erstarre ich. Er sieht aus wie Pfarrer Cantalamessa, mein alter Beichtvater: Sein Verhalten macht den Anschein, als hätte er es eilig, als wollte er die Arbeit so schnell wie möglich zu Ende bringen. Ich habe nicht die Kraft, zu ihm zu gehen, und hoffe, dass er mich bemerkt. Es ist ein Werktag, und die Kirche ist fast leer. Ich bete, dass es so geschehe, ich flehe die Seelen meiner toten Geschwister an, dass der Pfarrer in meine Richtung kommen möge. Er jedoch würdigt mich keines Blickes.

»Gehet hin in Frieden!«

»Amen!«

Ich höre mir die Messe mehrmals an. Mechanisch erwidere ich den Segen. Dann gehe ich entmutigt zurück, hinaus auf die Piazza.

Ich verspüre ein beißendes Hungergefühl. An einem Obst- und Gemüsewagen lege ich mich auf die Lauer, aber ich schaffe es nicht einmal, einen Apfel zu klauen.

Die Stadt ist voller Menschen. Ich kenne niemanden. Dann, am Nachmittag, sehe ich auf einmal Agata, eine meiner Klassenkameradinnen. Ganz aufgeregt laufe ich auf sie zu, als wäre sie mein Rettungsanker. Mir stockt der Atem, ich bringe kein Wort heraus. Aber da hat mich Agata schon bemerkt und sagt gelassen: »Hallo! Warum warst du denn heute gar nicht in der Schule?«

»Sie haben mich aus dem Internat weggeschickt«, erkläre ich ihr mit dünner Stimme, »ich weiß nicht wohin und habe keine Bleibe. Kannst du mir helfen?« Sie scheint nicht besonders betroffen von meiner Lage.

Sie zeigt sich verantwortungslos, wie es unter Jugendlichen oft der Fall ist, und sagt, sie wisse nicht, was sie für mich tun könne.

»Meine Familie ist arm, bei mir kannst du nicht wohnen.«

Dann verabschiedet sie sich mit derselben Gelassenheit und verschwindet. Und mit ihr schwindet auch meine Hoffnung.

Aber hierbleiben und die Bank in ein Zuhause verwandeln, kann ich nicht. Mir kommen die Jungs in den Sinn, mit denen ich in der Erziehungsanstalt Musik gemacht habe … Filippo, Luca, Michele und Armando … ja, Armando, Armando Russo.

An seinen Nachnamen erinnere ich mich noch. Er war der

Schlagzeuger. Ich muss ihn finden. Ich suche mir eine Telefonzelle, greife hektisch nach dem Telefonbuch. Und wie viele Russos ich dort entdecke! Egal, ich rufe sie alle an. Zum Glück weiß ich genau, wie. Einfach auf den Münzbehälter einschlagen. Wenn das nicht funktioniert, dann den Gabelumschalter je nach Anzahl der Ziffern, die man wählen muss, herunterdrücken.

Dieser Trick funktioniert nicht immer, dieses Mal nicht. Aber ich muss telefonieren. Ich muss. Ich gehe wieder hinaus und bitte die Leute um Hilfe, die dort auf den Bus warten. Ich fühle mich zutiefst gedemütigt. Manche tun so, als würden sie mich nicht hören, andere reagieren unfreundlich. Schließlich finde ich jemanden, der mir eine Münze gibt.

Ich rufe einen Haufen Leute an, und jedes Mal frage ich: »Ist Armando da? Der Schlagzeuger?« Sie antworten, ich hätte mich verwählt. Sie wüssten nicht, wer das sein soll. Nirgends gibt es einen Armando. Dann, endlich, wie durch ein Wunder, die Stimme einer älteren Person: »Warte, ich gebe ihn dir.« Ich merke, wie es mir eiskalt den Rücken hinunterläuft. Dann erkenne ich den Klang, den Ton in der Stimme wieder: Es ist wirklich Armando.

»Wer ist da?«

»Emma La Spina.«

»Wer? Ich kenne keine Emma La Spina.«

Ich überwinde meine Verzweiflung und starte einen Erklärungsversuch.

»Na klar kennst du mich! Meine Schwester Clotilde und ich haben Gitarre gespielt, als du mit deinen Freunden ins Internat kamst. Weißt du noch?«

Stille. Dann endlich kann er sich erinnern: Er hat verstanden, wer ich bin.

»Ja und? Was willst du?«

Ich halte inne. Das ist eine schwierige Frage. Tränen steigen in mir auf, und es schnürt mir die Kehle zu. Mit gebrochener Stimme erkläre ich, dass ich Hilfe brauche.

Ich habe Angst, dass er wie Agata reagiert. Aber im Gegenteil.

»Sag mir, wo du bist, ich hole dich ab.«

Ich warte ungeduldig, zehn, zwanzig Minuten, eine Stunde, während der Abend erneut seine Schatten über die Piazza wirft; und schließlich kommt er, in einem kleinen grünen Fiat 126. Ich steige ein, wir fahren los.

»Wo willst du hin? Soll ich dich zu irgendwelchen Verwandten bringen?«

»Ich habe keine.«

Er wartet einen Moment. Überlegt. Schließlich gibt er sich einen Ruck.

»Dann nehme ich dich mit zu mir.«

So begebe ich mich in seine Hände. Ich weiß nichts über diesen Jungen. Ich habe ihn nur ein paar wenige Male gesehen, habe ihn nur angerufen, weil er der Einzige war, dessen Nachnamen ich überhaupt noch wusste. Hätte ich jemand anderen angerufen, dann hätte mein Dasein eine ganz andere Wendung genommen. Das weiß ich jetzt. Aber an diesem Tag hatte ich niemanden sonst, den ich hätte kontaktieren können, ich hätte nicht anders handeln können. Mein Weg war vorherbestimmt.

Armando wohnt in einer beliebten Gegend der Stadt, in einem historischen Viertel mit engen Straßen und dicht nebeneinanderliegenden, renovierungsbedürftigen Häusern.

Wir steigen aus, ich gehe hinter ihm durch eine dunkle Eingangstür.

»Komm. Ich wohne mit meiner Familie im ersten Stock.«

Er geht ins Haus, ich folge ihm mucksmäuschenstill bis in ein Zimmer am Ende des Gangs. Dort gibt es einen Kleiderschrank, einen Schreibtisch und zwei Einzelbetten.

»Das ist mein Zimmer.«

»Kann ich aufs Klo?«, frage ich ihn sofort.

Vom Badezimmer aus höre ich eine autoritäre Stimme mit Armando sprechen. Ich mag die Stimme nicht und sehe gleich darauf, dass meine Angst nicht unbegründet ist.

Als ich wieder auf den Flur komme, steht ein älterer Mann vor mir. Er ist untersetzt, hat Geheimratsecken und eine Brille, durch die seine Augen riesig aussehen. Neben ihm steht eine Frau, die etwas ungepflegt wirkt: Auch sie ist schon älter. Mir wird klar, dass die beiden die Eltern von Armando sind, und ich unterziehe mich ihrer Prüfung. Der Mann stellt mir unzählige Fragen, herrisch und in einem Ton, der keine Antworten zulässt.

»Wer bist du? Warum bist du hier? Was willst du von uns?«

»Ich bin ganz allein und weiß nicht, wohin ich soll« ist alles, was ich herausbringe.

Dann setze ich mich auf einen Hocker, denn ich habe seit zwei Tagen nichts gegessen und kann mich kaum noch auf den Beinen halten.

Doch das ist ein Fehler. Ich habe Platz genommen, ohne dazu aufgefordert worden zu sein, und nun ist der Mann beleidigt, während die Frau keinen Ton sagt. Man sieht ihr an, dass sie unterwürfig ist, dass sie Angst hat.

»Ich arbeite auf dem Gemeindeamt«, sagt er, nachdem er seinem Ärger Luft gemacht hat, »ich kann dich nicht ernähren. Heute Nacht schläfst du hier, aber morgen früh musst du gehen. Ist das klar?«

Ich nicke, und er kehrt mir den Rücken, gefolgt von seiner Frau.

Armando hört zu, ohne auch nur einen Mucks von sich zu geben: Er hat Angst vor seinem Vater. Erst als der Wutausbruch vorüber ist, bringt er mich in sein Zimmer.

»Du kannst in dem Bett dort schlafen.« Mehr sagt er nicht.

Völlig erschöpft werfe ich mich darauf, ich möchte einfach nur meine Augen zumachen. Ich bin fast eingeschlafen, als die Mutter die Tür aufreißt: Sie bringt ein Tablett mit dem Abendessen für den Sohn. Sie stellt es auf dem Schreibtisch ab und geht wieder. Armando isst, ohne mir auch nur ein Stück Brot anzubieten. Dann schlüpft er in seinen Schlafanzug und legt sich neben mich. Ich frage mich, warum er sich mein Lager ausgesucht hat, obwohl es im Zimmer doch zwei gibt. Aber ich beachte ihn nicht, und er fasst mich nicht an.

Im Halbschlaf höre ich ihn mit jemandem sprechen. Für einen Moment fürchte ich, es sei sein Vater, aber der ist es nicht. Sondern ein etwa vierzehnjähriger Junge, der seinen Schlafanzug anzieht und sich ins andere Bett legt.

Ich war noch nie mit irgendwelchen Männern zusammen und jetzt, zwei Tage nach Verlassen des Internats, verbringe ich die Nacht mit zwei Fremden, von denen einer neben mir liegt, dicht an meinem Körper.

Tausende Gedanken und Ängste strömen mir in den Kopf.

Ich weiß nicht, wo ich hier gelandet bin. Ich frage mich, was für ein Typ Armando wohl ist und wer der andere wohl sein mag. Vor allem frage ich mich, ob seine Eltern mich wirklich vor die Tür setzen.

Mit diesen ungelösten Zweifeln im Kopf falle ich schließlich in einen unruhigen Schlaf ohne jegliche Erholung.

Am nächsten Morgen ist Armando sehr zeitig auf den Beinen. Ich werde wach und stehe ebenfalls auf.

»Ich arbeite in einer Druckerei, Schichtarbeit«, erklärt er mir, »ich muss früh aus dem Haus.«

»Darf ich in die Schule?«

Es sind nur noch wenige Tage bis zur Abiturprüfung. Ich möchte nicht fehlen.

»Klar, geh du ruhig in die Schule …«

Armando verlässt das Haus, und die Mutter befiehlt mir, alles aufzuräumen, bevor ich gehe. Ich gehorche.

»Darf ich mich von Ihrem Mann verabschieden?«, frage ich sie an der Tür. Aber er kommt mir zuvor und antwortet mürrisch aus dem Nebenzimmer: »Das ist nicht nötig.«

In der Schule fragt Agata mich, wo ich untergekommen bin.

»Ich wohne jetzt bei meinem Freund.«

Die Antwort kommt ohne Zögern, ich lüge und gebe mich selbstsicher: Jemandem, der mir kein bisschen Menschlichkeit entgegengebracht hat, möchte ich nichts erklären. Ebenso wenig möchte ich meinen Klassenkameradinnen unterlegen sein, die ständig von ihren festen Freunden erzählen.

Wie dem auch sei – mein Problem ist viel dringlicher: Ich habe schrecklichen Hunger. Ich löse es, indem ich in der Pause am Schulkiosk zwei Stück Pizza klaue.

Dann verfalle ich erneut in Panik. Zum ersten Mal wünsche ich mir, der Unterricht möge nie aufhören. Ich habe Angst davor, mich der Realität zu stellen und wieder in dieses befremdliche Haus mit dieser befremdlichen Familie zurückzukehren. Aber ich muss dorthin zurück, auch wenn sie mir gesagt haben, ich soll gehen, auch wenn ich weiß, dass sie nicht erfreut sein werden.

Genauso ist es. Kaum öffnet mir Armando die Tür, fällt sein Vater sofort über mich her. Es ist Mittagessenszeit, und ich nehme an, dass er sich auf das Klingeln an der Tür hin vom Tisch erhoben hat: »Du schon wieder? Wir wollen dich hier nicht haben! Du musst gehen!«

Aber das kann ich nicht. Ich brauche eine Bleibe. Ich flüchte in Armandos Zimmer und schließe mich ein, während hinter mir ein heilloses Durcheinander ausbricht. Der andere Junge ist bereits im Zimmer, und bald danach kommt auch Armando. Er ist verwirrt und verstört. Es ist nicht schwer zu begreifen, was gerade vor sich geht, und ich sehe mich schon auf der Straße. Verzweifelt fange ich an zu weinen, ich klammere mich an ihn.

»Ich mache alles, was du willst! Ich putze das Haus, ich verlange nichts. Aber schick mich nicht weg!«

Unsicher sieht mich Armando an. »Heute Nachmittag muss ich noch einmal in die Arbeit. Bleib du hier in meinem Zimmer. Du bist ganz allein – Luca ist Automechaniker und geht in die Werkstatt.«

Er erklärt mir, dass Luca, der andere Junge, der Sohn einer seiner Schwestern ist: Da sie arm sind, lebt er bei ihnen.

Am frühen Nachmittag verlässt Armando nach einer weiteren heftigen Diskussion mit seinem Vater das Haus. Die Stimme des Mannes, laut und zornig, lässt mich erschauern. Aber nichts passiert. Auch Luca geht, ich bleibe. Vielleicht haben sie ja Erbarmen mit mir. Vielleicht behalten sie mich bei sich, und ich habe eine Bleibe.

Ich setze mich an den Schreibtisch, um zu lernen, werde aber durch die Geräusche im Hof abgelenkt. Ich schaue aus dem einzigen Fenster nach unten.

Die Türen der unteren Stockwerke sind alle geöffnet. Nur von der Straße fällt dort Licht hinein.

Auf der Straße wimmelt es nur so von armen und verzweifelten Menschen: Fette, gewalttätig aussehende Männer mit nacktem Oberkörper, schwarz gekleidete, streitende Frauen, halb nackte und barfüßige Kinder. Kein ermutigendes Schauspiel.

Ich konzentriere mich auf die Bücher, denn mein einziges Ziel ist im Moment das Abitur, und als es dunkel wird, knipse ich die Lampe an. Doch das bemerkt Armandos Mutter: Sie kommt ins Zimmer und macht sie aus.

»Strom ist teuer, wir müssen sparen!«

Ich erwidere nichts, wage es nicht. Ich bleibe im Dunkeln zurück. Das Lernen ist für diesen Tag also beendet. Ich stelle den Fernseher an, der für mich eine Neuheit darstellt. Doch wieder kommt die Frau, weist mich zurecht und schaltet auch ihn aus.

»Hier zahlt, wer verbraucht. Weißt du das nicht?«

Ich verstehe nicht, was sie meint, frage aber nicht genauer nach.

Ich bleibe allein im Dunkeln zurück. Da ich jetzt wirklich nicht mehr weiß, wie ich meine Zeit verbringen soll, lege ich mich ins Bett.

Später kommt Armando zurück. Er trägt seinen Schlafanzug und hält sich für das Abendessen bereit. Als die Mutter mit dem Essen auf dem Tablett ins Zimmer kommt, fragt er sie, ob sie etwas für mich zubereitet habe.

»Nein!«, antwortet sie schroff.

»Bring ihr auch was. Ich werde dir am Ende der Woche ein bisschen mehr geben.«

Er erklärt mir, dass sich in dieser Familie jeder an den Kosten beteiligt, wie in einer Art Pension. Jetzt verstehe ich. So komme ich zu einem Stück Brot und etwas Tomatensalat, was ich gierig herunterschlinge. Endlich bekomme ich etwas in den Magen.

Als auch Luca zu Hause ist, sind wir bereit zum Schlafengehen.

Sofort überfallen mich die üblichen Ängste. Die Erfahrung der letzten Sommermonate, die ich zum Arbeiten bei Privatleuten verbracht habe, hat mir gezeigt, dass alle Männer früher oder später versuchen, mich anzufassen, um dann komische Dinge zu tun, die ihnen gefallen und mich verletzen. Und ich weiß mit Sicherheit: Wenn die vorherige Nacht ruhig war, dann wird es diese nicht sein.

Genauso ist es. Die beiden Jungen sehen noch zwanzig Minuten lang fern, dann gehen auch sie zu Bett. Armando macht das Licht aus und legt sich neben mich. Ich drehe mich zur anderen Seite und kehre ihm den Rücken, aber er beginnt sofort, mich anzufassen.

Ich verhalte mich ruhig, denn ich schäme mich vor mir selbst und vor dem Neffen, der mit uns im Zimmer ist. Ich verhalte mich ruhig, lasse seine Aufmerksamkeiten über mich ergehen, als Ausgleich für so viel unglückselige Gastlichkeit. Es gelingt ihm jedoch nicht, den Akt vollständig zu beenden, denn ich bin so unerfahren, dass ich nicht weiß, wie es geht. Ich habe Angst und mache nicht mit.

In den darauffolgenden Tagen versuche ich, in der Schule mit jemandem zu reden. Ich habe das Bedürfnis nach Aufklärung, Erläuterungen, ich muss mich aus der tiefen Unkenntnis über sexuelle Begebenheiten befreien.

Ich trete an meine Klassenkameradinnen heran, aber das genügt nicht. Sie erzählen von festen Freunden, Küssen, Liebkosungen, zärtlichen Gesten, über Äußerungen, die so gut wie nichts mit denen gemein haben, die mir entgegengebracht werden.

Also versuche ich, Clotilde zu finden. Ihr kann ich vielleicht meine intimsten Probleme offenbaren. Doch als ich sie auf dem Gang entdecke, geht sie an mir vorbei und grüßt mich nicht einmal.

»Clotilde!«

Nichts. Sie tut so, als würde sie mich nicht sehen. Sie ist abweisend wie immer. Stolz und schön geht sie weiter, ohne mich auch nur eines Blickes zu würdigen. Das ist meine Schwester. Eine völlig Unbekannte. Obwohl in uns dasselbe Blut fließt.

Ich verkrieche mich immer in Armandos Zimmer, außer wenn ich Hausarbeiten zu erledigen habe. Ich mache Ordnung in der Küche, wasche und bügle die Wäsche, wische den Boden und putze das Bad. Ich tue alles, um mich nützlich zu machen. Oder sogar unentbehrlich.

Trotzdem muss ich hungern. Im Flur steht ein großer hoher Schrank. Armandos Mutter bewahrt dort Nudeln, Brot und Konserven auf. Hin und wieder öffnet sie ihn, nimmt heraus, was sie braucht, und schließt ihn wieder. Den Schlüssel bewacht sie äußerst sorgfältig, und es ist mir unmöglich, an ihn heranzukommen. Das Gleiche gilt für den Kühlschrank. Zwar kann man ihn nicht abschließen, aber die Sachen sind abgezählt und geordnet. Fasse ich auch nur ein Stück Käse an, merkt die Frau das sofort.

Ich gehe wieder auf mein Zimmer und verstecke das Brot im Schrank.

Die nächsten zwei Tage wird es meinen Hunger stillen.

Gebannt lausche ich den Vertraulichkeiten meiner Klassenkameradinnen: Ich würde mir wünschen, Armando brächte mir die gleiche Zuwendung entgegen, wie sie die anderen Mädchen von ihren Freunden erhalten. Ich nehme mir fest vor, ihn in meinen Freund zu verwandeln, in einen wie die meiner Klassenkameradinnen, aber es gelingt mir nicht. Wenn er nach Hause kommt, schenkt er mir keinerlei Beachtung. Keine Küsse, keine zärtlichen Gesten. Er fragt mich nicht, wie es mir geht. Also mache ich ihm einen Vorschlag – überzeugt davon, die Initiative ergreifen zu müssen, mich ihm stärker annähern zu müssen.

»Lass mich heute Nachmittag mit dir zur Arbeit gehen«, sage ich. »Auf dem Weg sind wir allein, ohne deinen Vater und ohne deine Mutter, ohne Luca.« Ich hoffe, so etwas wie geistige Nähe zu erlangen (die körperliche nimmt er sich, wann immer er will).

Doch die wenigen Momente, die wir miteinander erleben, sind eine große Enttäuschung.

Immer rede ausschließlich ich, er sagt kein Wort. Ich habe das dringende Bedürfnis, mich zu öffnen und ihm meine Geschichte zu erzählen, meine Ängste, meine schlimmsten Erfahrungen. Ich sehne mich nach seiner Aufmerksamkeit, danach, dass er mir das Gefühl gibt, wichtig zu sein, dass er mich beschützt. Er wirkt jedoch gleichgültig. Er hat nicht das geringste Interesse, weder an meiner Vergangenheit noch an meiner Zukunft. Innerlich nehme ich ihn in Schutz. »Vielleicht kann er seine Gefühle nicht zeigen.« Nach und nach erst werde ich begreifen und mich damit abfinden: Ich bin Armando völlig egal.

Seine Familie ist ziemlich groß: acht Geschwister, fast alle verheiratet. Hin und wieder kommt die eine oder der andere die Eltern besuchen, und ich werde als Armandos Verlobte vorgestellt. Regisseur dieses Schauspiels ist sein Vater, der sich bei allen benimmt wie ein Despot: Söhne und Töchter, Schwiegersöhne, Schwiegertöchter, Nichten und Enkel. Jeder von ihnen unterzieht mich einem regelrechten Verhör. Sie fragen, wer ich bin, woher ich komme, wer meine Eltern waren, ob ich Geschwister habe. Sie fixieren mich mit ihren forschenden Blicken und schütteln den Kopf.

Was macht sie? Sie lernt?

Sie sind entsetzt. Sie haben gerade die erste Klasse Grundschule hinter sich und halten Bücher für Zeitverschwendung.

Ich merke, dass sie gegen mich sind. Also ziehe ich mich zurück und gebe nichts von meinem Inneren preis. Ich sage nur, dass ich Waise bin und keine Geschwister habe.

Ich weiß, dass diese Lüge früher oder später auf mich zurückfallen wird, aber das ist mir egal. Ich möchte nicht, dass sie es wissen. Und als ihr Interesse nachlässt, gehe ich wieder in mein Zimmer.

Von dort aus höre ich, wie sie über mich beratschlagen.

»Sie ist eine unnötige Last für die Familie!«

»Richtig! Sie soll sofort arbeiten, sobald die Schule zu Ende ist!«

Auch über Heirat wird gesprochen.

»Sie müssen heiraten. Armando war mit ihr im Bett und ist schon sechsundzwanzig Jahre alt. Er muss das Mädchen heiraten!«

Irgendwann ist die Hochzeit beschlossene Sache. Armando wird ein Schlafzimmer kaufen, und Luca soll dann im Wohnzimmer schlafen.

Als der Vater uns die Entscheidung mitteilt, zeigt Armando keine Reaktion.

»Hast du verstanden, was ich gesagt habe?«

Er bezieht keine Position dazu, sagt weder Ja noch Nein. Er ist ihrer Willkür völlig ausgeliefert.

Ich wiederum habe nicht die leiseste Ahnung von der Bedeutung und dem Gewicht einer Ehe. Ich lasse sie reden. Ich bin ein Mädchen, das nichts von der Welt weiß und nur zwei Dinge als wichtig erachtet: eine Bleibe zu haben und die Schule abzuschließen.

In dieser Zeit erfahre ich, was es heißt, allein auf der Welt zu sein.

Einmal bekomme ich Fieber, das zunächst vorübergeht und dann wiederkommt, in mehreren Schüben und jedes Mal heftiger.

Keiner in der Familie fragt mich, wie ich mich fühle. Keiner ruft einen Arzt. Keiner will wissen, warum ich nicht zur Schule gehe und im Bett bleibe.

Ich entschließe mich, in die Notaufnahme zu gehen.

Nach langem Warten untersucht mich dort ein Arzt und ist verwundert über meinen Gesundheitszustand.

»Ihnen geht es gar nicht gut, junge Frau. Ich lasse Sie einweisen, und wir entfernen Ihnen die Mandeln.«

Da ich nicht antworte, setzt er nach: »Würden Sie mir Ihre Versicherungskarte geben?«

»Ich habe keine.«

»Sind Sie allein hier?« Er sieht mich verdutzt an. »Haben Sie denn nicht Ihre Mutter oder Ihren Vater dabei? Oder irgendeinen anderen Erwachsenen, den man darüber aufklären kann, was los ist?«

Ich verneine, und er fordert mich auf, mit meiner Krankenkarte wiederzukommen. Bis dahin verschreibt er mir Medikamente. Da ich kein Geld habe, kaufe ich sie nicht. Keine Medikamente zu haben ist das wenigste. Dieser Vormittag ist der Beginn langer und beschwerlicher Behördengänge, auf den Spuren meiner schrecklichen Vergangenheit.

Für mich eine traumatische Erfahrung.

»Sie haben weder eine Familie noch ein eigenes Einkommen«, sagt man mir im Krankenhaus, »für die Versicherungskarte müssen Sie sich ins Armenverzeichnis eintragen.«

»Was?«, frage ich mit zitternder Stimme. Ich bin erstaunt. Ich weiß nicht einmal, dass es so ein Verzeichnis überhaupt gibt.

Am nächsten Tag im Gemeindeamt finde ich mich inmitten lauter dreckiger und verzweifelter Menschen wieder: Arme Leute, unendlich viele arme Leute, die staatliche Hilfe brauchen. Man fragt nach den Papieren, die ich nicht besitze, und schickt mich zum Einwohnermeldeamt. Am Schalter sitzt ein Beamter mittleren Alters, der – mitten im Sommer – an der linken Hand einen schwarzen Handschuh trägt. Das Handgelenk ist ganz steif, und mir wird klar, dass die Hand nicht echt ist. Er möchte Folgendes von mir wissen: »Vorname, Nachname und Geburtsdatum.«

Ich nenne ihm alles, und er startet eine eifrige Suche. Nach einiger Zeit hebt er den Blick.

»Sind Sie sicher?«

»Natürlich!«, erwidere ich mit Nachdruck.

Aber nach einer weiteren Schnellsuche verkündet er: »Es existiert keine Person mit dem Namen Emma La Spina!«

Ohne die kleinste Atempause für eine Antwort verabschiedet er mich und ruft den Nächsten auf.

Eine ganze Weile kämpfe ich gegen den Schock an. Es fällt mir schwer, klar zu denken.

Dann fange ich mich wieder und sage mir, dass das alles keinen Sinn hat.

Tag für Tag stehe ich stur jeden Morgen vor dem Beamten mittleren Alters. Und mit jedem Morgen verliert er die Geduld etwas mehr und sagt: »Junge Frau, Sie existieren nicht!«

»Was soll das heißen? Das kann nicht sein!«

»Schauen Sie!« Er schiebt ein Verzeichnis in meine Richtung, mit dem ich nichts anfangen kann: »Sehen Sie? Niemand hat Ihre Geburt gemeldet. Also gibt es Sie nicht. Da kann ich nichts machen!«

Ich fange vor allen Leuten an zu weinen. Was fällt ihm ein, so grausame Sachen zu sagen? Ich bin hier, in Fleisch und Blut: Ich existiere. Aber das scheint niemanden zu interessieren. Die Leute regen sich auf, die Schlangen sind unendlich lang, man darf keine Zeit verlieren.

Ich schäme mich immer mehr und fühle mich immer machtloser: Ich fühle mich der Welt schutzlos ausgeliefert.

Meine Rettung ist ein Aufseher des Einwohnermeldeamts, ein netter Mann mit väterlicher Ausstrahlung. Als ich eines Morgens wieder weine, hat er Mitleid mit mir und kommt näher.

»Was sind das für Dokumente, die du brauchst?«

»Ich benötige eine Geburtsurkunde für meine gesundheitliche Versorgung. Im Verzeichnis des Einwohnermeldeamts ist mein Name nicht erfasst.«

»Was weißt du über deine Herkunft?«

Ich schäme mich, diese Angelegenheit mit einem Fremden besprechen zu müssen, aber ich habe keine andere Wahl, und er scheint ein guter Mann zu sein. Also erzähle ich ihm von der

Frau, die mich gezeugt hat und die mich nach der Geburt nicht mehr haben wollte.

Clotilde und ich nennen sie schon immer die »Dame«: »Einmal kam sie ins Heim. So haben wir erfahren, dass es sie gibt.«

Sie hat mir nie einen Kuss gegeben, mich nie liebkost. Ich kenne ihre Adresse nicht. Aber dem Aufseher genügt der Name des letzten Heims, in dem ich gewesen bin. Mehr braucht er nicht, um mit den Nachforschungen beginnen zu können.

Als das Büro schließt, spricht er mit dem Mann mit der hölzernen Hand und überredet ihn, uns zu helfen. Gemeinsam gehen wir in einen riesigen Raum. In endlos langen Reihen staubiger Regale stapeln sich Aktenordner, in denen das Papier überquillt. Aber zu meinem Fall finden wir nichts. Ich schweige, während der Aufseher für mich spricht, als verträte er mich als Anwalt. Er rät mir, in ein paar Tagen wiederzukommen. Beruhigt gehe ich weiterhin in die Schule. Nach einer Woche finde ich mich erneut im Einwohnermeldeamt ein. Der Aufseher bemerkt mich und winkt mich zu sich heran. Er hat einiges herausgefunden. Gemeinsam gehen wir ins Archiv. Er nimmt einen dicken Wälzer mit grauem Einband, schlägt ihn unter »La Spina« auf und zeigt mit dem Finger auf »La Spina Maria«. Daneben heißt es: »Familienstand ledig«. Dann der Satz, den ich nie vergessen werde: »Eine Frau, die die eigenen Kinder nicht anerkennen möchte.« Der Aufseher hat auch das Datum herausgefunden, an dem ich zur Welt kam. Mithilfe dieser Anhaltspunkte hat er bei verschiedenen Heimen der Stadt Informationen eingeholt und es so geschafft, meine Vergangenheit zu rekonstruieren, die er jetzt besser kennt als ich.

»Also, pass auf. Es war folgendermaßen: Bei deiner Geburt hat man dir irgendeinen beliebigen Namen gegeben, um dich von den anderen Kindern zu unterscheiden: Vincenza Virzì. Im Waisenhaus haben sie ihn geändert in Maria di Stefano. Im ersten Kinderheim, mit drei Jahren, warst du dann Emma Vizzini. Als du zehn Jahre alt warst, hat deine Mutter dich und deine Geschwister anerkannt, um Familiengeld vom Staat beziehen zu können. Da tauchte dein jetziger Name auf: Emma La Spina. Verstehst du?«

Unter der Last dieser Enthüllungen beginne ich zu taumeln.

Es fällt mir schwer, mich selbst wiederzuerkennen, aber ich weiß, dass der Aufseher recht hat.

Meinen Nachnamen habe ich an meinem ersten Tag in der Mittelschule erfahren. Im Erziehungsheim haben sie mich immer und ausschließlich beim Vornamen genannt, ich wusste überhaupt nicht, dass es auch Nachnamen gibt. So habe ich einmal meiner Lehrerin, als sie den Namen Emma La Spina aufrief, geantwortet, ich hieße Emma und kenne keine La Spina. Alle haben gelacht, und ich habe mich blamiert. Aber die Lehrerin hatte recht. Ich bin Emma La Spina.

Der Aufseher hilft mir dabei, rechtmäßig erfasst zu werden.

Ich bekomme einen Personalausweis, auf dem der Vermerk »Tochter von N.N.« ins Auge sticht. Seither antworte ich jedes Mal, ganz gleich auf welcher Behörde man mich nach meinem Vater fragt, gelassen: »Ich bin die Tochter von N.N.«

Es ist eine Floskel, deren Bedeutung ich nicht kenne und die eine gängige Abkürzung zu sein scheint, einheitlich für alle.

Ich bekomme auch einen Armenausweis – ein weiterer Umstand, dessen Konsequenzen ich nicht genau verstehe – und dementsprechend einen Arzt zugewiesen. So schließt sich am Ende der Kreis, und ich kann erneut zum Doktor. Das Wartezimmer ist voller armer Leute, nach mehreren Stunden Wartezeit werde ich ins Behandlungszimmer geführt. Der Arzt schielt, hat eine Glatze und ist hektisch. Seine Bewegungen sind beinahe ruckartig.

Er untersucht mich nicht, hört sich meine Gesundheitsprobleme nicht an. Er fragt nicht nach meinen Beschwerden, fragt nichts über mich. Hastig sagt er: »Möchtest du ins Krankenhaus? Ich stelle dir einen Antrag für die Einweisung aus.« Sonst nichts. Nachdem er ein paar Zettel ausgefüllt hat, verabschiedet er sich von mir. Langsam fange ich an, mich zu fragen: »Tochter von N.N.? Armenausweis?«

Wieder gehe ich zum Aufseher und bitte ihn um eine Erklärung. Er offenbart mir die Wahrheit, sagt mir auch, was »Tochter von N.N.« bedeutet und welche Ehre den Armen zuteilwird.

»Du bist die Tochter von niemandem.«

Nun fange ich an, mich zu schämen, ich bin nicht mehr unschuldig. Unschuldige schämen sich für nichts, weil sie sich nicht darum scheren, was die anderen denken. Mein Selbstwertgefühl ist verletzt, mein Stolz gekränkt. Ich verstecke den Ausweis mit den entwürdigenden Worten: »N.N.«, »arm«.

Erst jetzt fange ich an, mich der Welt zu stellen.

Eine gescheiterte Ehe

Die Aussicht auf Heirat hat keinerlei Einfluss auf Armando. Er wehrt sich weder, noch zeigt er sich besonders glücklich darüber. Er fragt mich gar nicht, ob ich ihn wirklich als meinen Ehemann möchte, und schmiedet keine gemeinsamen Pläne mit mir. Er lebt sein Leben weiter wie bisher, als ob nichts wäre. Er geht zur Arbeit, kommt nach Hause, isst zu Abend und geht ins Bett. Keinerlei Äußerungen der Zuneigung. Aber er verzichtet nicht – vor allem jetzt, da wir offiziell verlobt sind – auf die Befriedigung seiner sexuellen Bedürfnisse.

Nach der Arbeit kommt er kurz nach Hause und trifft sich dann fast jeden Abend mit seinen Bandkollegen zur Probe. Ich bleibe allein, ohne Fernsehen, im Dunkeln, denn die Lampe darf ich nicht anknipsen. Ich öffne das Fenster und beobachte in der Abenddämmerung die elende und unzivilisierte Welt unten im Hof.

Gewalt – aus nichtigen Anlässen oder wegen Geldangelegenheiten – ist an der Tagesordnung. Während dieser Zeit ereignen sich im Hof drei Morde. Von meiner Beobachterposition aus kann ich einen davon sehen. Ein Mann schießt auf einen anderen und tötet ihn, unbeeindruckt vom Beisein der Frauen und Kinder. Die Kinder weinen, die Erwachsenen fluchen, Schreie, verzweifeltes Schluchzen. Schließlich geht die Polizei dazwischen.

Traumatisiert von diesen Szenarien flehe ich Armando an, er möge mich zur Bandprobe mitnehmen. Er ist nicht gerade begeistert, willigt aber ab und zu ein. So bewerte ich die Unterschiede zwischen uns und den anderen. Die Jungs aus der Musikgruppe gehen nett und liebevoll mit ihren Freundinnen um. Ich sehe die Blicke, die sie sich zuwerfen, die flüchtigen Küsse in den Pausen, ich schnappe liebe Wörter auf, spüre ihre gegenseitige Zuneigung.

Armando jedoch bleibt während der Pausen am Schlagzeug sitzen, meine Anwesenheit kümmert ihn nicht.

Nach dem Abenteuer im Gemeindeamt verspüre ich den starken Wunsch, meine Wurzeln kennenzulernen.

Also statte ich meiner Schwester Vanessa mehrere Besuche ab. Sie wohnt im selben Viertel wie Armando. Sie kann mir Fragen zu unserer Vergangenheit beantworten, und ein Treffen mit ihr erlaubt es mir zugleich, der bedrückenden Atmosphäre des Hauses, in dem ich wohne, zu entkommen.

Jedes Mal empfängt Vanessa mich mit demselben passiven Verhalten: Sie sieht traurig aus, ihr Blick ist leer.

Einmal sagt sie unvermittelt: »Im Erziehungsheim wohnen noch zwei kleine Brüder von uns. Sie heißen Roberto und Francesco.

»Du hast sie kennengelernt?«, frage ich erstaunt.

»Ja. Einmal war ein Sozialarbeiter hier und hat mich gefragt, ob ich mich um sie kümmern möchte. Aber du siehst ja, wie es uns hier geht. Ich hätte nicht gewusst, wie ich sie ernähren soll, und mein Mann hat sich quergestellt. Also habe ich gesagt, ich kann nicht. Ich habe sie nur besucht …«

Um meiner Schwester so wenig wie möglich zur Last zu fallen und um ihr zu helfen, gehe ich ihr im Haushalt zur Hand und kümmere mich um ihre beiden Töchter.

Zwischen mir, Elena und Gabriella entwickelt sich ein wunderbares Verhältnis. Wir machen zusammen Hausaufgaben und spielen miteinander. Innerhalb kürzester Zeit bin ich ihre Lieblingstante. Ich gehe auch mit ihnen draußen spazieren, wir laufen Hand in Hand, es sind unbeschwerte Momente. Wenn ich kann, kaufe ich ihnen Kaugummi und Bonbons vom wenigen Kleingeld, das von Armando für mich abfällt.

»Hier, nehmt!«

Die Hände voller Süßigkeiten, sehen sie mich glücklich an.

Nach und nach finde ich heraus, dass wir viele Geschwister in der Familie sind: ich, Vanessa, Clotilde, Roberto und Francesco – von deren Existenz ich keine Ahnung hatte –, Giancarlo und Pino.

Die zuletzt Genannten kenne ich schon eine ganze Weile.

Giancarlo ist älter als ich: Ein liebevoller Junge, jedoch auf die schiefe Bahn geraten, und obwohl er zupackt und arbeitet, hat er ständig Schulden.

Nur Pino, unser ältester Bruder, ist dem Elend entkommen. Er hatte Glück, durfte die Hilfe einer wohlhabenden Familie annehmen. Sein Leben hat eine andere Wendung genommen. Doch mittlerweile ist er so hochmütig, dass er uns vergessen hat. Er bildet sich ein, etwas Besseres zu sein, und meidet uns alle, außer Clotilde, die er anhimmelt und von der er sich auf eine seltsam krankhafte Art und Weise angezogen fühlt. Clotilde war immer schon sein Liebling, bereits zu der Zeit, als er uns im Heim besuchen kam. Er hatte nur Augen für sie.

Ich bin neugierig und versuche, meine kleineren Brüder, von denen ich nichts wusste, ausfindig zu machen. Laut Vanessas Erzählungen waren sie im selben Kinderheim wie ich als kleines Mädchen. Dieses Heim ist an keinem von uns Geschwistern vorübergegangen. Inzwischen wohnen die beiden Jungen in einer religiösen Erziehungsanstalt etwas außerhalb der Stadt.

Ich nehme meinen ganzen Mut zusammen und besuche sie. Sie sind noch so klein und bedürftig. Ich habe Mitleid mit ihnen.

Eines Nachmittags – ich habe mich in mein Zimmer verkrochen – klingelt es an der Tür.

Es dauert nicht lange, und Armandos Mutter kommt wütend herein, ohne anzuklopfen.

»Du Lügnerin! Du hast immer behauptet, du wärst ganz allein, und schon tauchen deine Geschwister auf.«

Erschrocken streite ich alles ab, sage, dass es nicht wahr sei. »Ich habe keine Geschwister!«

Sie schleift mich auf den Balkon hinaus und deutet hinunter auf zwei kleine Jungen. Ich erkenne sie wieder, es sind Roberto und Francesco. Weiß der Himmel, wie sie aus der Anstalt weglaufen und mich finden konnten. Auch sie erkennen mich wieder: Die Köpfe nach oben gerichtet, sagen sie mir Hallo.

Ich schäme mich zutiefst und erfinde für Armandos Mutter eine Ausrede.

»Ich … habe sie ganz vergessen! Ich habe sie schon eine Ewigkeit nicht mehr gesehen. Dürfen sie heraufkommen?«

Ihr Schweigen deute ich als Zustimmung und lasse die Kinder ins Haus.

Ich beäuge sie und erkenne mich selbst wieder. Sie sind klein, bedürftig und erregen Mitleid.

Ihr dringendstes Bedürfnis sieht man ihnen auf den ersten Blick an: Sie haben Hunger. Mir wird klar, dass sie mich als eine wichtige Schwester betrachten, eine Erwachsene, die ein Zuhause hat und ihnen helfen kann. Ich werde sofort nervös. Ich habe keinen Cent, und in dieser Familie stehe ich so weit hintenan, dass ich ihnen nicht einmal ein Stück Brot geben kann. Ich habe furchtbare Angst und höre, wie Armandos Eltern nebenan laut über das weitere Vorgehen diskutieren: Sie sind wütend auf mich.

»Gehen wir zu Vanessa«, schlage ich vor, um mich aus der Verlegenheit zu ziehen.

Doch so wälze ich das Problem nur auf sie ab. Es ist bereits

Abend, ihr Mann ist zu Hause und sichtlich verärgert über unsere Anwesenheit. Ich lasse die Kinder an der Tür stehen und folge Vanessa in die Küche.

Im Flüsterton bitte ich sie der Kinder wegen um Hilfe. Sie sagt, dass sie kein Geld habe und wir warten müssten, bis ihr Mann ins Bett gehe.

Als er sich zurückzieht, nimmt Vanessa aus der Geldbörse des Ehemannes schnell und heimlich das Geld für den Bus, der Roberto und Francesco zurück ins Erziehungsheim bringt.

»Wann kommt ihr uns besuchen? Wann können wir bei euch bleiben?« Ich rede ihnen gut zu und bringe sie zur Bushaltestelle.

Es tut mir leid, dass ich sie nicht ins Heim begleiten kann. Im Grunde bin auch ich ein kleines Mädchen, ein Mädchen, das mit den Schwierigkeiten überfordert ist, die das Leben ihm entgegengeschleudert hat. Nun stehe ich auch noch vor dieser Verantwortung, die mit Sicherheit größer ist als meine Kraft.

Am Nachmittag darauf klingelt es wieder. Jedoch einige Male hintereinander. Ein lebhaftes Stimmengewirr entsteht, und das Geschrei mehrerer Personen dringt zu mir herauf. Dann erscheint Armandos Mutter in meinem Zimmer.

»Komm mit nach drüben!«, fordert sie mich entschieden auf, in das »Versammlungszimmer« zu gehen.

Die ganze Familie ist dort versammelt, Vater, Mutter, Brüder und Schwestern, Schwager und Schwägerinnen, Schwiegersöhne und Schwiegertöchter. Nur Armando fehlt.

Alle versammelt wegen mir, was für eine Ehre! Ich unterziehe mich einem regelrechten Verhör. Der Vater lässt seine Donnerstimme ertönen. Einer der Schwiegersöhne, Angestellter bei einem bekannten Gewerbe in der Stadt, spielt den Moderator. Er ist der Wichtigste in der Familie. Eine von Armandos Schwestern starrt mich regungslos an. Ihr Ehemann sagt kein Wort, denn er ist furchtbar ignorant. Ein anderer Schwiegersohn, illegaler Parkwächter, ist zum Glück nicht anwesend. Er blickt immer so grimmig drein, dass ich bei unserer ersten Begegnung in Tränen ausgebrochen und weggerannt bin. Allein und wehrlos setze ich mich den Fragen aus, die sie auf mich feuern. »Wer bist du? Wer sind deine Eltern? Wo hast du gelebt, bevor du hierhergekommen bist? Hast du Geschwister?«

»Ich habe Nachforschungen beim Gemeindeamt angestellt«, erklärt Armandos Vater den Verwandten, »und ich habe keinerlei Informationen zu ihrer Person herausgefunden.« Dann wendet er sich mir zu und sagt streng: »Du hast behauptet, du wärst ganz allein. Wenn das wahr ist, wieso tauchen dann irgendwelche Brüder von dir auf? Du hast uns an der Nase herumgeführt. Das hier ist kein Haus, dessen Türen jedem offen stehen. Und wenn du eine Familie hast, dann kann wohl auch jemand für dich zahlen. Bezahle!«

Ich antworte nicht. Ich sage nichts und weine. Ich will nicht verraten, dass ich die »Tochter von N.N.« bin. Ich will nicht auch noch diese Demütigung ertragen müssen. In Tränen aufgelöst renne ich aus dem Zimmer hinaus auf die Straße.

Gerade in dem Moment kommt Armando nach Hause.

»Armando! Armando! Da bist du ja – zum Glück. Ich muss allein mit dir sprechen. Ich muss mit dir zusammen sein …«

Ich klammere mich an ihn, an meine einzige Hoffnung. Aber er antwortet, er sei müde, und schleift mich wieder mit nach oben.

»Jetzt verteidigt er mich bestimmt vor seiner Familie!«, denke ich und versuche so, etwas Mut zu schöpfen. Er ist der Mann, mit dem ich ein Bett teile, und sicherlich ein Verbündeter. Doch wie ich gleich darauf zu spüren bekomme, täusche ich mich gewaltig.

»Sie ist eine Lügnerin!«, fängt die Mutter an.

»Das ist nicht wahr! Ich wusste überhaupt nicht, dass es diese Brüder gibt!«

Armando ergreift nicht für mich Partei. Er zeigt nicht eine einzige tröstende Geste, keine Umarmung, nicht ein bisschen Menschlichkeit. Nichts. Im Gegenteil.

»Meine Eltern haben schon recht. Unsere Familie ist arm, und das Geld reicht gerade mal so für uns. Geschweige denn, um auch noch deine Verwandten zu ernähren. Lass sie nie wieder hierherkommen!«

Ich bin fassungslos. Und während seine Verwandten wieder anfangen zu schreien, schiebt er mich aus dem Zimmer und schließt mich im Schlafzimmer ein. Ich werfe mich aufs Bett, in die Kissen, die ich mit einem Mann teile, dem ich nichts bedeute.

Wenn ich könnte, würde ich weglaufen und sie alle hinter mir zurücklassen.

In den nächsten Tagen bekomme ich plötzlich wieder Fieber. Ich beschließe, ins Krankenhaus zu gehen, allein. Armando kommt nicht mit.

Ich werde eingewiesen, und endlich werden mir die Mandeln entfernt.

Ich muss mich auf einen Stuhl setzen, werde mit den Handgelenken an die Armstützen gebunden, mein Kopf wird in der Rückenlehne festgeklemmt. Ich bin unruhig, eine Krankenschwester hält mich fest, damit ich stillhalte. Ohne Betäubung dringt der Arzt mit seinem Instrument in meinen Mund ein und verletzt meine Stimmbänder. Seitdem ist meine Stimme verändert.

Wie einsam ich mich fühle! Auf der Station sind nur Kinder, die von ihren Eltern liebevoll umsorgt und betreut werden. Sie bekommen Geschenke: Teddybären, Spiele, Puppen. Wie sehr ich sie beneide!

Einmal sagt der Oberarzt bei der Visite: »Lassen Sie sich etwas Kaltes mitbringen. Zum Beispiel ein Eis.«

Dass ich außer Armut auch ungeheure Einsamkeit erleide, weiß er nicht. Ich liege viele Tage im Krankenhaus: Armando kommt mich nicht ein einziges Mal besuchen.

An einem Nachmittag nicht lange danach, als ich gerade für die Schule lerne, klingelt es an der Tür.

Ich habe einen Verdacht und mache auf. Es ist Francesco, in erbärmlichem Zustand.

Seine Schuhe sind kaputt, seine Füße wund und ohne Strümpfe, die Nägel entzündet.

»Komm mit«, fordere ich ihn nach kurzem Zögern auf, »aber sei leise.«

Heimlich lasse ich ihn herein und nehme ihn mit auf mein Zimmer, während mich Armandos Mutter fragt, wer das an der Tür gewesen sei. »Schlüpf in den Schrank«, weise ich ihn an und wimmle die Frau mit einer Lüge ab: Ein paar Kinder hätten sich einen Scherz erlaubt.

Dann hole ich das Desinfektionszeug aus dem Bad und säubere die Wunden, so gut es geht. Francesco wimmert mit zusammengepressten Lippen: Er will keinen Lärm machen.

»Geht es dir jetzt besser?«, frage ich ihn, als ich fertig bin.

Er nickt und lächelt, froh darüber, dass sich jemand um ihn kümmert. Er braucht unbedingt neue Schuhe.

Mir wird schwer ums Herz. Wo soll ich das Geld für ein Paar neue Schuhe für meinen Bruder hernehmen?

Viel bleibt mir nicht übrig, ich beschließe, auf alte Methoden zurückzugreifen. Ich stand selbst schon vor diesem Problem und weiß es zu lösen.

Ich bereite Francesco auf einen Überfall desselben Marktstands vor, den ich bereits getestet habe, um für mich ein Paar Schuhe zu stehlen. Ich erkläre ihm, dass wir ein nettes Spiel spielen: »Du musst mit dem Verkäufer sprechen und ihn so gut wie möglich ablenken, indem du behauptest, du hättest dich verlaufen. Je länger es dir gelingt, ihn abzulenken, desto besser bist du in dem Spiel. Und du musst so tun, als würdest du mich nicht kennen.«

Mein Bruder hat alles verstanden und verhält sich einwandfrei.

Der Mann schwenkt seine Arme, um ihm den vermeintlichen Weg nach Hause zu erklären. Unterdessen schleiche ich mich mit pochendem Herzen an die Ware heran und schnappe mir ein Paar Sandalen. In meinen Augen besser als normale Schuhe: Francescos Zehen werden darin mehr Platz haben. Ich habe eine Plastiktüte mit zwei Büchern dabei, eine leere Tüte wäre womöglich verdächtig. Ich stecke die Sandalen zwischen die Bücher, versuche, gelassen zu bleiben, und laufe eilig davon. An einer kleinen Seitenstraße bleibe ich stehen. Kurz darauf kommt auch mein Bruder und probiert die Sandalen an.

»Sie sind zu groß«, stelle ich fest, »aber besser als vorher.«

»Ich habe Hunger« ist die einzige Antwort, die er mir gibt.

Ich bin zutiefst gerührt: Er sieht mich als jemand Besonderen, dem er vertrauen kann, auf den er sich stützen kann, doch diesmal weiß ich nicht, wie ich ihm helfen soll.

»Das Brot kaufe ich dir ein anderes Mal.«

Ich setze ihn in den Bus und sehe ihm nach.

Francesco fährt zurück ins Heim. Mit Sandalen und einem leeren Magen.

Eines Abends bitte ich Armando, mich zur Bandprobe mitzunehmen. Er macht es kurz.

»Es ist besser, wenn du zu Hause bleibst.«

»Wieso? Ich will mit.«

»Es ist aber besser, wenn du hierbleibst …«

»Schämst du dich mit mir? Sag mir ruhig, wenn du dich mit mir schämst!«

Meine Hartnäckigkeit macht ihn wütend. Gereizt gibt er mir eine Ohrfeige. Doch damit nicht genug: Er packt mich grob an den Handgelenken und verdreht sie. »Frag mich das nie wieder.«

Ich unterdrücke die Schreie in meiner Kehle. Ich will nicht, dass uns die anderen hören, denn sie würden ganz bestimmt für ihn Partei ergreifen. Armando geht weg, ohne ein Wort zu sagen, und ich bleibe mit meinem Schmerz allein zurück.

Die ganze Nacht weine ich leise, während meine Arme anschwellen und sich blau verfärben.

Ich setze mich nicht zur Wehr, denn ich glaube an das, was mir die Ordensschwestern ständig sagten: »Wir sind geboren, um zu leiden. Alles Leben ist Leid.« Am nächsten Morgen versuche ich die Blutergüsse zu verstecken, so gut ich kann. Ich binde den linken Unterarm mit einem Verband ein und verdecke den rechten mit einem Stofftaschentuch. In der Schule und im Haus schauen mich alle an, aber niemand fragt nach, so als ob sie das Ganze nicht kümmern würde. Am meisten verletzt mich das Schweigen von Armandos Eltern: In meinem jämmerlichen Zustand wische ich den Boden.

Am nächsten Abend, es ist Samstag, gibt Armandos Gruppe ein Konzert in einer Bar am Meer, und nach dem Auftritt gehen wir alle zum Essen ins Restaurant. Die Mädchen sind sehr elegant, geschminkt und vom Friseur zurechtgemacht. Ich trage seit Jahren dieselben Sachen, und dazu sind auch noch meine Arme verletzt. Ich fühle mich unwohl und bin neidisch.

»Jedes Pärchen zahlt das Seine!«, schlägt jemand vor. Alle sind einverstanden.

Also flüstert mir Armando ins Ohr, dass ich vorgeben solle, ich hätte keinen Hunger. Ich solle nur ein bisschen am Brot herumkauen. Ich gehorche und sage dem Kellner, dass ich nichts möchte, während mein zukünftiger Gatte ein vollständiges Menü bestellt, mit Vorspeise und Dessert. Alle beginnen zu essen, und nach ein paar Minuten platzt Filippo, der Keyboarder, heraus: »Schäm dich, Armando! Das ist doch absurd, dass sie uns dabei zusieht, wie wir uns die Bäuche vollschlagen!«

»Es geht ihr nicht gut, und sie hat keinen Hunger. Frag sie doch selbst!«

»Dass es ihr nicht gut geht, sehen wir alle. Du bestellst ihr jetzt ein Steak und schneidest es ihr in Stücke, damit sie mit uns zusammen essen kann.«

Armandos Freunde betrachten meine eingebundenen Handgelenke genauer und bemerken, dass ich versuche, sie unter den Ärmeln zu verstecken. Sie sehen meine blauen Flecken und sprechen mich darauf an.

»Wie hast du dir die denn geholt?«

Ich traue mich nicht, etwas zu antworten, und breche in Tränen aus.

Armando schweigt, und die Kollegen interpretieren die Stille genau richtig: als Schuldgeständnis. Sie überhäufen ihn mit Vorwürfen; sie zwingen ihn, mir in der Apotheke eine Salbe zu kaufen. Ich komme mir vor wie eine Diebin und fühle mich für diese klägliche Situation verantwortlich.

Erst später begreife ich, dass ich endlich, zum ersten Mal in meinem Leben, Recht bekommen habe.

Francesco erkrankt an Hepatitis und kommt ins Krankenhaus.

»Und nicht vergessen, der Junge braucht jeden Tag frische Wäsche. Die müsst ihr ihm bringen.«

Die Worte des Arztes bringen mich zur Verzweiflung. Ich habe nicht das Geld, um meinem Bruder die Sachen zu kaufen, die er benötigt.

Ich frage Vanessa um Rat, aber da auch sie kein Geld hat, beschließe ich, mich an Pfarrer Marco zu wenden, den guten

Priester, der mir während meiner Zeit im Heim liebevoll die Beichte abnahm und mir so das Gefühl gab, nicht völlig allein zu sein.

Meine Hoffnungen werden nicht enttäuscht. »Ich werde sehen, was ich tun kann.«

Pfarrer Marco hilft uns sehr, indem er uns gebrauchte Kinderwäsche besorgt. Vanessa säubert sie täglich, während ich zwischen ihrem Zuhause und dem Krankenhaus hin- und herfahre. Ich besuche ihn morgens vor der Schule und am Abend nach dem Lernen. Hin und wieder kommt auch Vanessa mit.

Jedes Mal wenn ich sein Zimmer betrete, richtet Francesco seinen Blick auf meine Hände, um zu sehen, ob ich ihm etwas mitgebracht hätte. Leere Hoffnungen, und seine erwartungsvollen Augen lassen mich den ganzen Tag nicht mehr los.

Eines Nachmittags, als ich gerade putze, steht auf einmal Giancarlo am Tor. Ich sehe ihn vom Fenster aus und laufe blitzschnell hinunter: Auf keinen Fall möchte ich, dass Armandos Eltern die Existenz dieses neuen Bruders bemerken.

Er begrüßt mich nicht einmal. Als er mich sieht, drängt er mich sofort in den Hausflur und drückt mir ein Päckchen in die Hand: »Ich weiß nicht, wo ich das aufbewahren soll. Kannst du es bitte für ein paar Tage behalten?«

Ich denke mir nichts dabei und sage Ja, nehme das Päckchen und deponiere es im Kleiderschrank in meinem Zimmer.

Am nächsten Tag jedoch kommt ein Polizeibeamter. Er hat es eilig. Er sucht mich. Genau mich.

»Hast du einen Bruder mit Namen Giancarlo?«

»Ja.«

»Dann komm morgen aufs Revier. Wir müssen dir ein paar Fragen stellen.«

»Warum?«

»Komm aufs Revier, dann wirst du es erfahren.«

Sobald der Mann in Uniform weg ist, bricht im Haus ein Donnerwetter los.

Armandos Vater schreit herum, schimpft auf mich ein, die Mutter stürzt zum Telefon und trommelt alle Kinder zusammen. Innerhalb kurzer Zeit findet sich eine neue Familienversammlung ein. Und wieder bin ich die Angeklagte und das Objekt sämtlicher Anschuldigungen aller Anwesenden. Am liebsten würde ich mich klein machen wie ein Vogel und davonfliegen. Aber das geht nicht. Also entscheide ich mich dafür, nichts zu sagen, und mein Schweigen wird als Verschweigen gedeutet.

Die Wahrheit ist, dass auch ich keine Antworten auf ihre Fragen weiß.

»Warum wirst du von der Polizei gesucht?«

Ich habe nicht die leiseste Ahnung.

Die Fragen prasseln nur so auf mich ein; ich äußere mich nicht. Als Armando von der Arbeit nach Hause kommt, beginnt auch er herumzuschreien.

»Wer ist dieser andere Bruder? Warum will die Polizei etwas von euch? Sag es uns!«

Vor allen anderen gibt er mir eine so heftige Ohrfeige, dass ich Nasenbluten bekomme. Ich renne weg und schließe mich im Zimmer ein. Die Nacht verbringe ich unruhig. Ich hoffe einfach, dass sich morgen alles aufklären wird.

Am Morgen finde ich mich auf der Polizeistation ein.

»Komm mit.«

Ich folge dem Beamten einen Gang entlang, rechts befindet sich eine Art Käfig. Drinnen ist Giancarlo. Ich bin verblüfft, er ist aufgeregt. Ich würde gern mit ihm sprechen, aber der Polizist verbietet es mir. Mein Bruder sitzt, wie ich erfahren werde, regelmäßig in Untersuchungshaft.

Wir betreten einen Raum, in dem sich drei Personen befinden. Eine davon trägt eine Polizeiuniform und tippt in die

Schreibmaschine. Die anderen beiden sind in Zivil. Von ihnen werde ich ohne große Vorrede verhört.

»Dein Bruder ist ein Taugenichts und obdachlos. Er geht regelmäßig zu deiner Mutter und nötigt sie, ihn bei sich aufzunehmen. Sie verständigt uns, wir holen ihn ab und lassen ihn ungefähr zwei Tage hier, damit er sich beruhigt. Das geht schon ganz schön lange so. Aber dein Bruder Giancarlo ist uns auch aus anderen Gründen bekannt. Wir hatten schon des Öfteren mit ihm zu tun …«

Ich nehme diese Informationen auf, ohne mit der Wimper zu zucken, aber innerlich bin ich aufgewühlt. Niemals hätte ich gedacht, dass meine Familie mit dem Gesetz zu tun hat. Ich bin sprachlos. Der Polizeibeamte lässt mir keine Zeit zum Nachdenken.

»Wie wir wissen, war er gestern bei dir. Hat er dir etwas gegeben?«

Ich weiß nicht, was ich sagen soll. Ich fühle mich verloren und habe schreckliche Angst. Doch dann meldet sich unbewusst meine Erziehung zur Verschwiegenheit zu Wort, die ich mir im Heim angeeignet habe: »Wir sind arm, und mein Bruder wollte nur sehen, wo ich wohne. Wir hatten uns sehr lange nicht gesehen. Aber ich habe kein Geld, ich habe nichts. Er hat mir auch nichts gegeben.«

»Geld meine ich nicht«, fängt er wieder an. »Irgendwelche Sachen, ein Päckchen oder so.«

»Er hat mir nichts gegeben«, sage ich noch einmal wie ein Roboter. »Giancarlo hat mir nichts gegeben, weil er nichts besitzt.«

Die Polizisten sehen sich verblüfft an. Ihre Blicke sagen mir, dass sie mich für etwas dumm halten. Vielleicht lassen sie mich genau deshalb gehen.

Als ich nach Hause komme, öffne ich das Päckchen, es ist voller Goldschmuck.

Ich bekomme Gänsehaut und denke, dass ich Glück gehabt

habe. Genauso einfach löse ich auch das Problem Armando mit Familie. Ich lerne zu lügen.

»Die Polizei wollte nur Auskunft darüber, wo ich mich aufhalte.«

Sie nehmen es mir ab, doch diese Vorkommnisse verstärken ihr Misstrauen mir gegenüber.

Um Giancarlo das Päckchen wiederzubringen, muss ich auf jeden Fall an der »Dame« vorbei – an der, die mich in die Welt gesetzt hat und die ich schon lange nicht mehr gesehen habe.

Mit ihr verbinde ich nur traurige und schmerzliche Erinnerungen und, wie ich im Einwohnermeldeamt gesagt habe, weiß ich auch nicht, wo sie wohnt. Vanessa gibt mir ihre Adresse.

Ich bin unschlüssig: Ich weiß nicht, ob ich sie verabscheue oder mir sehnlichst wünsche, sie wiederzusehen, in der irrsinnigen Hoffnung, sie habe sich verändert. Ich sage mir, dass ihr Blick vielleicht gar nicht mehr abweisend, ihr Herz womöglich weicher geworden ist. Dass sie mich vielleicht sogar lächelnd begrüßen und in die Arme schließen wird.

Im Grunde gehe ich nur zu ihr, um etwas dergleichen zu erfahren.

Das Tor ist offen. Ich gehe hinauf und klingle. »Wer ist da?«, fragt eine Stimme von drinnen. Ich erkenne sie wieder, es ist die ihre.

»Emma.«

»Welche Emma?«

Mir gefriert das Blut in den Adern. »Deine Tochter!«, sollte ich schreien. Aber dazu habe ich keine Kraft. Sie weiß nicht einmal mehr, dass es mich gibt. Also sage ich: »Die Schwester von Giancarlo.«

Jetzt hat sie es begriffen: »Was willst du hier?«

»Kannst du kurz aufmachen? Ich muss dich etwas über Giancarlo fragen.«

Sie öffnet die Tür, der Blick ist noch immer derselbe, so gleichgültig, dass ich das Gefühl habe, unsichtbar zu sein. Sie zeigt keinerlei Emotionen, keinerlei Gefühlsregung. Sie sagt nur: »Giancarlo ist nicht da«, und schließt die Tür wieder.

Zutiefst verletzt gehe ich weg. Ich komme mehrmals wieder, mit dem Päckchen, das ich unbedingt loswerden will, und immer bekomme ich die gleiche Antwort: Giancarlo ist nicht da. Schließlich sagt sie mir, womöglich genervt von meiner Ausdauer, dass ich ihn vielleicht in einem Geschäft in der Nähe antreffen könne, in dem Bilderrahmen gefertigt werden.

Giancarlo freut sich, mich zu sehen, und rechtfertigt sich stotternd für die Schwierigkeiten, in die er mich gebracht hat.

»Der Schmuck gehört ein paar Freunden, weißt du. Sie haben mich gebeten, ihn für sie aufzubewahren … Aber ich wusste nicht wohin damit …«

Ich glaube ihm nicht und habe wenigstens die Kraft, ihn zurückzuweisen.

»Lauf mir nicht mehr nach«, sage ich, »du machst mir zu viele Probleme. Wenn ich dich sehen will, dann melde ich mich.«

Er nickt nur. Ich gehe.

Als ich eines Tages nach Hause komme, ertappe ich Armandos Schwestern dabei, wie sie im Schrank in meinen Sachen herumkramen.

»Wo sind die Pillen? Sie muss sie irgendwo versteckt haben. Ansonsten wäre sie schon längst schwanger …«

Als sie mich sehen, verlassen sie das Zimmer, ohne sich für ihre Schnüffelei zu entschuldigen. Ich habe den Sinn von dem, was sie gesagt haben, nicht verstanden und frage auch nicht nach. Ich schäme mich für meine Schüchternheit und für meine Komplexe. Trotzdem frage ich Armando, als er nach Hause kommt. Er fällt aus allen Wolken.

»Wie, du nimmst nichts? Ohne die Pille kannst du von jetzt auf gleich schwanger werden!«

So erfahre ich von der Existenz der Verhütungsmittel.

Wieder quält mich das Bedürfnis, dass mich jemand beschütze, mich führe. Ich weiß nichts vom Leben und kann es nicht allein bewältigen. Aber alle Versuche, Armando näherzukommen, scheitern. Dadurch dass ich mich in seine Hände begeben habe, habe ich mich in eine enge Sackgasse gezwängt.

Im Internat hat mich nur ein einziger Gedanke beherrscht: mir eine bessere Existenz zu schaffen. Träume zerplatzen jedoch leicht, und mein Schicksal scheint bereits bestimmt zu sein. Leben und Leiden, Tag für Tag, ohne eine Perspektive für die Zukunft.

In der Zwischenzeit teilt mir das Krankenhaus mit, dass Francesco gesund ist und entlassen wird.

An diesem Tag stirbt einer seiner Bettnachbarn. Die Ehefrau dieses Mannes ist noch sehr jung, um die zwanzig Jahre alt, und hübsch. Als man ihr die Nachricht überbringt, wird sie blass, schwankt. Dann wird sie von unbändiger Wut gepackt. Sie schreit den Namen ihres Ehemannes und schlägt mit den Fäusten an die Tür der Station. Sie bekommt eine Beruhigungsspritze.

So erfahre ich, dass nicht jeder Tod gleich ist.

Jedes Mal wenn im Internat eine Ordensschwester starb, mussten wir Totenwache halten. Aber unsere Verstörtheit kannte keine Worte oder Töne, und alles war eingehüllt in tiefste Stille.

Wir waren kleine Mädchen, erschrocken von dem unergründlichen Mysterium vom Ende eines Lebens, von der Steife des Leichnams, nichts weiter.

Hier jedoch erlebe ich das Unglück, die Verzweiflung einfacher Menschen – der Frau und ihrer Verwandten –, die die Zuneigung und Unterstützung eines jungen Mannes verloren haben. Wahrscheinlich hat er seiner Familie alles bedeutet. Und jetzt gibt es ihn nicht mehr.

Der diensthabende Arzt ist genervt von dem ganzen Durcheinander und nimmt mich beiseite.

»Dein Bruder kann wieder nach Hause. Er muss zweimal am Tag zu vorgegebenen Zeiten eine Spritze bekommen, er soll seine Medikamente nehmen, und er soll essen. Vor allem essen, reichliche und nahrhafte Kost. Ist das klar?«

Der Mann ist ziemlich gereizt, es ist mitten am Nachmittag, und eigentlich finden die Entlassungen immer morgens statt. Für ihn ist das ein richtiges Ärgernis. Ich bin verblüfft und weiß nicht, was ich sagen soll.

Ich stammle, dass Francesco in der Obhut eines Erziehungsheims für Minderjährige sei. Nach mehrfacher Aufforderung ist er einverstanden, die Ordensleute anzurufen. Der Arzt gibt das Telefon sofort an mich weiter, am anderen Ende der Leitung sagt eine Stimme: »Der Junge kann zu uns zurückkommen, sobald er sich auskuriert hat. Im Moment ist er eine Gefahr für alle …«

»Aber er ist wieder ganz gesund!«

Die vorwurfsvolle Stimme nimmt einen autoritären Ton an: »Hier kann ihn niemand versorgen! Behaltet Francesco in der Familie, bis es ihm wieder gut geht. Verstanden?«

Er legt auf. Die Ordensleute ziehen sich aus der Affäre. Der Arzt zieht sich aus der Affäre. Und ich bleibe mit meinem kleinen Bruder allein und weiß nicht, was ich tun soll.

Wir setzen uns ins Wartezimmer, und ich denke nach. Begeistert fragt mich der Junge: »Nimmst du mich jetzt mit zu dir? Schlafe ich bei dir?« Ich antworte nicht, ich kann ihm nicht sagen, dass ich nicht weiß, wo ich ihn hinbringen soll, und ebenso wenig kann ich vor ihm anfangen zu weinen. Ich beschließe, mich noch einmal an Pfarrer Marco zu wenden. So also durchqueren ein noch kranker Junge und ein junges Mädchen, beide mit kaputten Schuhen, zu Fuß die ganze Stadt bis zur Wohnung des Pfarrers.

Francesco ist schwach. Dem Pfarrer ist klar, dass die Angelegenheit ernst ist, aber natürlich kann er den Kleinen nicht bei sich aufnehmen.

»Du siehst ja selbst, Emma. Das hier ist nicht mein Haus. Wir haben fünf Zimmer, jedes ist von einem Geistlichen bewohnt. Ich kann mich nicht um deinen Bruder kümmern. Bring ihn zu deiner Mutter …«

Ich schaue ihn zögernd an.

»Ich bin sicher, sie wird uns wegschicken … außer Sie kommen mit! Vielleicht können Sie mit ihr sprechen und sie davon überzeugen, Francesco bei sich zu behalten. Kommen Sie doch mit uns, Herr Pfarrer.«

Verunsichert von dem Hin und Her schaut uns der Junge fragend an. Schließlich lässt sich der Pfarrer von seinem unschuldigen Blick und von meiner flehenden Stimme überreden: Wir steigen ins Auto und fahren zum Haus der »Dame«.

Glücklicherweise gelingt der Versuch.

Pfarrer Marco setzt seine geistliche Autorität geschickt ein. »Ich werde den Kleinen aufnehmen«, lenkt die »Dame« zögernd ein, »aber ansonsten werde ich keinerlei Sorge tragen.« Zukünftig wird der Geistliche sich um die Medikamente kümmern, ich werde die Spritzen geben.

So ist es dann auch. In meinem ganzen Leben hatte ich noch nie eine Spritze in der Hand, nun mache ich diese Erfahrung am Leib meines Bruders. Francesco jedoch ist glücklich, weil ich mich um ihn kümmere und weil seine Mama ihm ein neues Paar knallig bordeauxrote Schuhe kauft. An einem dieser Tage lässt die »Dame« aus Versehen einen Schrank offen stehen, und ich entdecke einige Fotoalben und Briefe. Ein kategorischer Imperativ sagt mir, dass ich sie mir zu eigen machen soll.

Es ist das Bedürfnis, meine Wurzeln kennenzulernen. Während sie am Telefon ist, raffe ich zusammen, was nur geht.

Aber schöne Dinge vergehen schnell. Zu schnell für meinen Geschmack.

Eines Nachmittags, gerade mal vier Tage später, treffe ich auf Francesco, der auf dem Gehweg sitzt. Er weint und hält eine Plastiktüte fest umklammert: In der Türe sind seine Sachen. An den Füßen trägt er wieder die alten Schuhe. Unter Tränen erzählt er: »Heute früh hat Mama gesagt, dass ich nicht mehr bei ihr bleiben kann. Sie hat mir die Schuhe weggenommen und mich rausgeworfen.«

Das Schluchzen des Jungen ist nicht zu bremsen. Und auch meine Verzweiflung kennt keine Grenzen.

Ich tue das Einzige, was ich tun kann. Ich steige mit Francesco in einen Bus und bringe ihn ins Heim. Dort angekommen, befiehlt uns der Pförtner, am Eingang zu warten. Das ist der Augenblick, in dem ich fliehe. Ich laufe weg und lasse meinen Bruder zurück. Die Geistlichen werden ja wohl nicht so unmenschlich sein, ihm das Obdach zu verwehren.

Zu Hause werden die Vorbereitungen für die Hochzeit getroffen. Man spricht über das Hochzeitsmahl und über das Schlafzimmer. Es ist meine Hochzeit, und die zukünftige Braut bin ich. Aber das scheint niemanden zu interessieren.

Im Übrigen ist es auch mir egal. Die Bedeutung dieses Brauchs ist mir fremd, und ich stelle keine Fragen. Für mich ist die Abiturprüfung weitaus dringlicher, auf die ich mich zusammen mit einer Klassenkameradin vorbereite.

Am Nachmittag lerne ich bei ihr zu Hause. Sie hat sehr viele Bücher, und mir macht es Freude, sie zu konsultieren und damit Recherchen anzustellen. Während dieser Stunden wird die Last meiner Probleme leichter. Sie scheint sogar fast komplett verschwunden, als ich die Prüfung mit Bravour bestehe. Meine Freundin und ich schneiden mit der maximalen Punktezahl ab.

Ich bin mächtig stolz. Das Waisenkind, das Mädchen aus dem Heim, war besser als all die Töchter aus gutem Hause.

Es wäre schön, dieses Glück jemandem mitzuteilen, der mir nahesteht. Doch ich bin immer allein. In der Freude nicht weniger als im Leid. Armando nimmt die gute Neuigkeit meines Triumphes auf wie die täglichen Nachrichten. Auch wenn er das nicht sagt, so denkt er mit Sicherheit, dass ich mir jetzt endlich eine Arbeit suchen und etwas zur Familienkasse beisteuern kann.

Ich möchte ohnehin arbeiten. Ich brauche Geld, um nicht mehr abhängig zu sein. Und ich wünsche mir sehnlichst, aus den repressiven Zuständen, die in diesem Haus herrschen, auszubrechen.

Das Kapitel Abitur gilt es rasch abzuschließen.

Und wer weiß – vielleicht wird mir dieses ganze Lernen irgendwann von Nutzen sein.

Ich wende mich erneut an den geduldigen Pfarrer Marco, der mich nie enttäuscht.

Im Handumdrehen ruft er mich an.

»Ich habe etwas für dich. Eine Speditionsfirma für Agrarprodukte außerhalb der Stadt sucht eine Sekretärin. Traust du dir das zu?«

Ob ich mir das zutraue? Ich bin außer mir vor Freude und beschließe, dass dies meine Stelle wird, koste es, was es wolle.

Am nächsten Tag bringt mich ein Mitarbeiter des Pfarrers zu der besagten Firma, die weit außerhalb liegt. Der Inhaber der Firma geht nervös vor den Büroräumen auf und ab und stellt sich mir sogleich vor.

»Bossi, freut mich«, sagt er und gibt mir die Hand. Noch weiß ich nicht, dass dieses Treffen mein Leben unausweichlich bestimmen wird.

Er ist glatzköpfig, untersetzt, hat schwarze Augen und einen dunklen Teint. Er ist vielleicht fünfunddreißig Jahre alt, hat harte Gesichtszüge und ist keinesfalls ein attraktiver Mann. Wir nehmen im Büro Platz, und er fragt mich nach meinen Kompetenzen.

»Ich habe gerade mein Abitur gemacht, und um ehrlich zu sein, habe ich keine Erfahrung. Aber ich bin eifrig und lerne schnell.«

Bossi ist einverstanden.

»Gut, ein pfiffiges Mädchen kann ich gebrauchen. Dem Buchhalter habe ich erst gekündigt, du wirst an seine Stelle treten. Die Mitarbeiterin im Büro gegenüber wird dir in den ersten Tagen dabei behilflich sein, dich in die Arbeit einzufinden.

Er spricht auch über die Vergütung mit mir, aber ich stimme zu, ohne zu zögern. Für eine Anstellung würde ich jede Summe akzeptieren.

Er ruft die Mitarbeiterin Rosalba und bittet sie, mich jeden Morgen von der Bushaltestelle ins Büro zu begleiten. Daraus schließe ich, dass ich angestellt bin. Morgen beginnt mein neues Leben.

Zu Hause stürze ich mich freudig auf Armando. Ich bin überglücklich, endlich habe ich das Gefühl, etwas erreicht zu haben. Ich umarme meinen Zukünftigen und erzähle ihm alles, übergieße ihn mit einem Wortschwall.

»Die Gegend ist nicht einfach zu erreichen. Mit den öffentlichen Verkehrsmitteln ist es sogar unmöglich. Außerdem weiß ich gar nichts über diese Arbeit: Ich muss mir alles noch aneignen. Auch die Atmosphäre finde ich ein bisschen erschreckend. Es sind nur Männer, und ich werde mit den Bauern verhandeln müssen. Mein Vorgesetzter ist der Chef der Firma und macht mir Angst. Ich wette, er wird leicht wütend. Zum Glück wird mir ein anderes Mädchen behilflich sein …« An dieser Stelle halte ich inne, denn ich merke, dass mich Armando gar nicht hört.

Der Mann, der in ein paar Tagen mein Ehemann sein wird, bleibt kalt und abwesend. Er hört mir nicht zu, und anstatt mir Mut zuzusprechen und mir Ratschläge zu geben, starrt er in den Fernseher. Ich interessiere ihn nicht im Geringsten.

Traurig und enttäuscht ziehe ich mich zurück und versuche, im Schlaf neue Kraft zu tanken.

Meine Erfahrungen mit dem Unternehmen sind traumatisch.

Es handelt sich um eine Speditionsfirma: Immer wieder müssen Kisten mit landwirtschaftlichen Produkten ein- und ausgeladen werden. Die Angestellten sind bullige Männer, die Dialekt sprechen und dabei ausladend gestikulieren. Ihr Umgangston ist derb, und da es Juli und daher sehr heiß ist, laufen sie immer im Unterhemd oder mit nacktem Oberkörper herum. Für jemanden wie mich, die in einem von Ordensschwestern geleiteten Mädcheninternat gelebt hat, ist es wie ein Sprung ins Unbekannte. Ich fühle mich, als würde ich in eine weit von der meinen entfernte Welt geschleudert, und schäme mich sogar, mich auch nur zu zeigen. Also verkrieche ich mich am ersten Tag im Büro.

Am zweiten Tag schaue ich Bossi zu und lerne, wie er arbeitet. Unruhig geht der Mann zwischen den verschiedenen Paletten umher, die auf dem Hof zur Sortierung bereitstehen. Dem einen gibt er Anweisungen, auf welches Gefährt er eine bestimmte Menge Orangen laden solle, einem anderen zahlt er den entsprechenden Betrag für die Lieferung aus. Er ruft die jeweiligen Transportfirmen an, überprüft die Lieferscheine. Dabei raucht er bis zum Gehtnichtmehr.

Ich versuche herauszufinden, was meine Aufgaben sind, aber das ist nicht leicht. Die Arbeiter sind dreckig, verschwitzt, haben riesige Hände wie Schaufeln. Sie fragen mich nach den Bestellaufträgen, während sie sich Bier in den Rachen schütten.

Sie rufen mich beim Vornamen, ihr kameradschaftliches Verhalten schüchtert mich ein. Ich brauche eine ganze Weile, um mich einzugewöhnen.

Bereits an meinem dritten Arbeitstag fragt Bossi mich am Morgen, ob ich mit ihm einen Espresso trinken gehe. Ich lehne ab, er zuckt mit den Schultern.

Am nächsten Tag stellt er zur Mittagszeit eine Roulade vor mich hin. Ich esse sie, denn ich habe Hunger.

Ab diesem Moment sieht er mich auf eine spezielle Art und Weise an. So wie mich noch nie zuvor irgendjemand angesehen hatte. Die Augen schüchtern mich ein. Es sind Blicke, die ein Mann einer Frau zuwirft, die er begehrt. Doch das weiß ich nicht.

Mir ist es einfach nur unangenehm. Er wendet seinen Blick nicht mehr von mir ab.

Bossi wird mir gegenüber immer freundlicher.

Er sagt nette Dinge, sieht mich stundenlang an und macht mir den Hof. Wenn er hinter mir vorbeigeht, bläst er mir sanft in den Nacken, und er bringt mir jeden Morgen Frühstück mit.

Er besorgt mir sogar ein gebrauchtes Mofa, das ich unter ständigem Stürzen zu fahren lerne und dank dem ich mich endlich freier fühle.

Das Mofa ist nicht teuer, er streckt mir den Betrag vor, den ich dann mit meinem monatlichen Gehalt nach und nach abstottern kann. Am Abend erzähle ich Armando von dem Mofa.

»Solange du es von deinem Geld bezahlst.«

Ich mag diesen Bossi nicht, denn er ist vulgär und unruhig, er läuft auf dem Hof im Kreis, während er eine Zigarette nach der anderen raucht. Trotzdem genieße ich die kleinen Aufmerksamkeiten, mit denen er mich überhäuft.

Doch eines Tages, nur wenige Tage vor der Hochzeit, fragt er: »Wirst du bei deiner Hochzeit an mich denken?«

Ich bin entsetzt. Diese unverschämte Frage bringt mich so sehr in Verlegenheit, dass ich kein Wort sagen kann.

In der gleichen Zeit lerne ich jedoch auch einen jungen Mann kennen, der aus einem ganz anderen Holz geschnitzt ist.

Er ist mehr oder weniger in meinem Alter und der Sohn des Geschäftsführers aus dem Unternehmen, dessen Büro sich neben unserem befindet. Des Öfteren kommt Musik aus seinem Zimmer, und dann stehe ich auf und höre von der Türschwelle aus zu.

An einem Nachmittag – mein Mofa habe ich zu dem Zeitpunkt noch nicht – bietet er mir an, mich mit dem Auto zur Bushaltestelle zu fahren.

»Ich heiße Gianluca. Und du?«

»Emma«, antworte ich schüchtern.

Ich merke sofort, dass ich mich mit ihm wohlfühle, so wie es mit noch keinem Mann zuvor der Fall war. Er ist fröhlich, zart, ungezwungen, drückt sich gewählt aus, ist jung, schlank, hat schöne Augen, ein schönes Lächeln, trägt eine Brille und ist immer sportlich gekleidet. Das genaue Gegenteil von Bossi und seinem ungehobelten Benehmen.

In den darauffolgenden Tagen treffen sich meine und Gianlucas Blicke oft, das wirkt beruhigend auf mich. Von meinem Büro aus höre ich ihn mit der Sekretärin lachen, es ist ein gutes Lachen, nicht vulgär, und mir wird bewusst, dass seine Welt eine andere ist als meine. Oder vielleicht bin auch ich zu weit von seiner Welt entfernt. Von einer Welt, die ich mir sehnlichst wünsche und aus der ich für immer ausgeschlossen bin.

Ich würde mir wünschen, dass Armando mir ein paar von Bossis Nettigkeiten entgegenbrächte oder dass er freundlich und offen wäre wie Gianluca. Doch das tritt nicht ein.

Um ihn dazu zu bringen, sich wie ein Verlobter zu verhalten, versuche ich ihn eifersüchtig zu machen, indem ich ihm von meinem Arbeitgeber erzähle. Dabei übertreibe ich sogar noch, um den gewünschten Effekt schneller zu erzielen.

»Er versucht mich zu küssen, kann ich dir sagen! Das müsstest du mal sehen, so eine Dreistigkeit!«

Aber das Herz meines Bräutigams bleibt kalt. Er fragt mich nicht einmal, wie ich auf die Annäherungsversuche meines Chefs reagiere. Das Durcheinander in meinem Kopf wird immer größer, ich bin unruhig und unsicher.

Ohne mir darüber im Klaren zu sein, was ich da tue, gehe ich der Hochzeit entgegen und lasse mich von den Ereignissen mitreißen.

Zu einer Hochzeit gehört ein passendes Kleid, und die Anzahl an Kleidern, die ich zur Verfügung habe, ist äußerst bescheiden. Zum Glück bin ich nicht auf ein Kleid aus, wie es sich manche Mädchen in meinem Alter erträumen: weiß, wunderschön, mit einem endlos langen Schleier und einer Schleppe. Das wäre nichts für mich, für meinen Geschmack ist so etwas zu pompös. Außerdem könnte ich es mir gar nicht leisten. Das günstigste kostet zehn Mal so viel, wie ich in der Tasche habe.

Also kaufe ich ein beigefarbenes Festtagskleid, dazu schöne Schuhe. Und bin bereit.

Die Hochzeit findet an einem Sonntagmorgen bei strahlendem Sonnenschein in einer Kirche in unserem Viertel statt. Ich bin ganz gerührt von der festlichen Atmosphäre. Zum ersten Mal seit Langem spüre ich die Nähe Gottes. Der jedoch nicht bei mir ist, um mir Mut zu machen. Sondern, um mich aufzufordern, nicht weiterzugehen.

»Überlege, Emma! Was tust du da?«

Ich verspüre den Drang wegzulaufen. Aber es ist zu spät. Also fange ich an zu weinen. Ich weine allein, denn niemand führt mich zum Altar. Selbst an so einem wichtigen Tag ist –

während ich das fatale »Ja« ausspreche – die Einsamkeit mein einziger Begleiter.

Gerade mal zwei Monate sind vergangen, seit ich aus dem Heim entlassen wurde, und ich bin bereits verheiratet.

Die Hochzeitsnacht verbringe ich voller Angst.

Armando schläft, und ich muss mich gezwungenermaßen fragen, wer dieser Mann für mich ist. Die Antwort ist nur zu einfach: ein völlig Fremder. Und die Vorstellung, das ganze Leben mit ihm und seiner Familie zu verbringen, ist unerträglich.

Am Morgen geht er zur Arbeit. Er weiß, dass ich einen Tag freihabe und dass wir ihn gemeinsam verbringen könnten, aber er kümmert sich nicht darum.

Am Nachmittag kommen mich Roberto und Francesco, meine zwei kleinsten Brüder, besuchen, und sofort herrscht Weltuntergangsstimmung. Der Familienrat kommt zusammen, und das Verhör bricht los. Alle reden auf mich ein und machen mir Vorwürfe. Ich kann sie nicht ertragen und renne davon.

Am Abend trete ich meinem Ehemann gegenüber.

»Ich kann nicht hier leben, Armando. Mieten wir doch eine kleine Wohnung nur für uns!«

»Wir haben nicht genug Geld. Das können wir uns nicht leisten. Du musst dich daran gewöhnen, hier zu wohnen.«

Seine Botschaft ist deutlich.

Ich habe keine andere Wahl. Und alles soll so weitergehen, wie es bis gestern war.

Wozu haben wir dann geheiratet?

Auch in der Firma verschlimmert sich die Situation.

Als ich aus meiner achtundvierzigstündigen »Freistellung wegen Heirat« zurückkomme, empfängt mich Bossi mit den Worten: »Hast du an mich gedacht?«

»Wie könnte ich an Sie denken, während ich heirate?«

Diese Antwort genügt, um seinen Zorn zu entfachen.

Sein Verhalten mir gegenüber schlägt mit einem Mal um. Er umgarnt mich nicht mehr mit Schmeicheleien. Stattdessen verhängt er ein Urteil der Abschottung über mich.

Jeden Morgen macht er sich vor der Tür zum Büro breit und verhandelt höchstpersönlich mit den Arbeitern. Ich bin von außen in meinem Kämmerchen eingesperrt und darf nur noch telefonieren. Der Zugang ist allen verwehrt.

Nach kurzer Zeit fängt er an, eine unsinnige und krankhafte Eifersucht an den Tag zu legen.

Panisch erzähle ich alles Armando, aber der bleibt ruhig, zu ruhig. »Erst bezahlst du dein Mofa ab, dann kannst du meinetwegen kündigen und dir eine neue Arbeit suchen.«

Keinerlei Reaktion von Eifersucht oder Empörung. Ich bin einfach gar nichts für ihn.

Ich stecke in der Zwickmühle. Von Bossi werde ich bedroht, und mein Mann bietet mir keinen Schutz.

Ich weiß nicht, woran ich mich klammern soll.

Ich beschließe, Armando zu verlassen. Wir sind erst wenige Tage verheiratet, aber ich kann nicht mit einem so geizigen und unsensiblen Individuum zusammen sein.

Also gehe ich einmal nicht zur Arbeit, sondern mache mich auf die Suche nach einer Unterkunft. Ich habe keinerlei Ansprüche, und wie ich weiß, wohnt meine Schwester Clotilde in einer Pension. Die Suche nach einer erschwinglichen und für meine Zwecke geeigneten Unterkunft hat keinen Erfolg, und es ist bereits spät am Abend. Mir kommt der öffentliche Schlafsaal gegenüber von Armandos Wohnhaus in den Sinn. Ein Mann an der Pforte beobachtet mich neugierig. Sofort steigt mir der Geruch von abgestandener Luft, Dreck und Armut in die Nase. Vage lässt sich ein Schlafsaal ausmachen, in dem eine verzweifelte Menschheit auf aneinandergereihten Feldbetten ruht. Mir schnürt es die Kehle zu, ich bin sprachlos. Vom Pförtnerzimmer aus fragt mich der Mann, was ich wolle, ich antworte nicht. Er wiederholt die gleiche Frage dreimal, am Ende sage ich: »Ein Bett zum Schlafen.«

»Das geht nicht. Das hier ist kein Ort für Leute wie dich. Alle hier sind alt. Ich kann kein so junges Mädchen aufnehmen.«

Ich aber beharre darauf, ich weiß nicht, wohin ich soll, und am Ende gibt er nach.

»Na gut. Aber nur für heute Nacht.« Zum Schlafsaal der Frauen gelangt man nur über den der Männer. Das Herz schlägt mir bis zum Hals. Im Halbschatten durchquere ich ihn und versuche nicht hinzuschauen.

Auf den Feldbetten liegt eine verzweifelte Menschheit. Ein beißender Geruch reizt mich im Hals, nur mit Mühe kann ich den Brechreiz unterdrücken.

Ich gelange zum Schlafsaal der Frauen.

»Such dir ein leeres Bett aus«, hatte der Wächter gesagt, bevor er mich hineingelassen hatte.

Auf dem Feldbett gibt es eine Matratze und eine Decke. Kein Laken und kein Kissen. Diese an den Rand der Gesellschaft gedrängten Menschen machen mir Angst, ältere Frauen, die gerade einmal mit ein paar wenigen schmutzigen Fetzen bedeckt sind. Ihr Gesichtsausdruck ist verstörend. Ihre Augen zeigen keinerlei Emotionen: Sie starren leer auf einen einzigen Punkt. Ich bin verwirrt von der Leere, sie ist eine Bedrohung für mein junges Dasein. Eine unbestimmte Zeit lang bleibe ich auf dem Bett sitzen. Dann, als mich die Müdigkeit übermannt, lege ich mich hin, stecke mein T-Shirt unter den Kopf und warte auf den Sonnenaufgang, ohne zu schlafen.

Ich weiß, dass meine wirkliche Befürchtung darin besteht, eines Tages genauso zu enden.

Ganz allein in der Welt dazustehen, arm und verlassen.

Am nächsten Morgen, nach langem Umherstreifen, finde ich endlich eine Pension, die meinem Einkommen angemessen ist. Sie befindet sich im ersten Stock eines historischen Gebäudes: schön, aber heruntergekommen und schmutzig. Noch dazu gehen alle möglichen Leute ein und aus, da sich dort die Abteilung einer Partei befindet, die berühmt ist für ihre Prahlereien.

»Du hast kein Geld?«

»Nein. Nicht hier.«

Die Inhaberin der Pension ist eine Frau mit hartem und ungepflegtem Aussehen. Sie gibt mir das Zimmer erst, als ich verspreche, die Miete spätestens am nächsten Tag zu zahlen: Als Absicherung behält sie meinen Ausweis.

Ich muss unbedingt sofort Geld auftreiben, und mir bleibt nur eine einzige Möglichkeit.

Ich fahre in die Arbeit, und nach der Standpauke, die ich mir von Bossi wegen unentschuldigten Fehlens anhören muss, nehme ich meinen ganzen Mut zusammen.

»Ich brauche einen Vorschuss.«

Sein Verhalten ändert sich schlagartig, er sieht mich lächelnd an. Aber sein Lächeln ist sonderbar, unheimlich.

Die Bemerkung, die er über die Lippen bringt, ist giftig: »Warum bittest du nicht deinen Mann um Geld?«

Dann setzt er sich, rechnet und gibt mir ohne weitere Einwände den Betrag, um den ich ihn gebeten habe.

Davon bezahle ich die Pension. Und von dem bisschen, das übrig bleibt, bezahle ich mein Essen.

Ich weiß schon jetzt, dass ich – um zu sparen – nur eine Mahlzeit am Tag essen sollte.

Aber so ist es eben. Daran bin ich gewöhnt.

Am nächsten Tag verbringe ich die Mittagspause im Büro.

Bossi hat es mir aufgetragen, obwohl nichts zu tun ist. Um die Langeweile zu überbrücken, leihe ich mir das Radio von Gianluca.

Meine Stimmung ändert sich sofort. Die Musik öffnet mir die Sinne, und die Wände des kleinen Raums verschwinden. In Gedanken schweife ich durch ferne und unbekannte Orte … bis mein Arbeitgeber ins Zimmer kommt.

Bossi wird fuchsteufelswild.

»Du dummes Weib! Was machst du da?«

Er schleudert den Tisch in die Luft und wirft das Radio zu Boden. Dann traktiert er mich mit Ohrfeigen, während er brüllt, dass niemand diesen Raum betreten dürfe.

»Das ist mein Büro! Mein Büro! Hast du das kapiert?«

Ich bin von dieser unerwarteten und absurden Reaktion traumatisiert. Ich hatte mir geschworen, dass mich nach den Ordensschwestern niemand mehr anfassen würde. Dem war nicht so. Nun entdecke ich, wie zerbrechlich und schwach ich bin.

Zum Glück ist die Mittagspause vorüber: Man hört, wie sich die Arbeiter draußen wieder ans Werk machen.

In Tränen aufgelöst und schmerzerfüllt setze ich mich aufs Mofa und fahre in Richtung Pension. Ich rette mich in mein Zimmer und versuche mich zu beruhigen. Es ist schwer, aber es gelingt mir.

Zwei Stunden später gehe ich mir etwas zu essen kaufen, und als ich zurückkomme, steht er im Eingangsbereich: Bossi, der auf mich wartet.

»Dann bist du wohl gar nicht mehr mit deinem Mann zusammen?«, sagt er mit seinem zweideutigen Grinsen.

»Sie haben mir nachspioniert!«

»Und wenn?«

Er packt mich am Arm und zieht mich die Treppe hinauf.

In Pensionen ist es generell verboten, Gäste mitzubringen. Vor allem Männer. Aber die Inhaberin, vor deren Augen sich die ganze Szene abspielt, rührt sich nicht vom Fleck. Ich bin noch zu naiv und werde den Grund dafür erst viel später erfahren.

Bossi kommt mit in mein Zimmer, er setzt sich an die Tür, ich an den Bettrand. »Ich habe zu tun«, sage ich.

»Mach, was du willst, ich schaue dir zu.«

Ich spiele mit dem Gedanken zu fliehen, aber er schöpft Verdacht. Der Zimmerschlüssel steckt in der Tür, er schließt zu und zieht den Schlüssel ab.

Ich bin gefangen. Während er näher kommt, schaue ich aus dem Fenster hinunter auf die Straße: zu hoch, von dort kann man nicht entkommen. Die Erziehung, die ich im Heim erhalten habe und von der ich noch immer traumatisiert bin, hatte mich stille Duldung gelehrt. Ich habe bereits Erfahrung mit der Belästigung von Männern, ich habe sie bisher in fast jedem Sommer erduldet, seit ich zwölf Jahre alt war. Am besten gibt man ihrer Lust nach, ohne sich zu wehren. Je eher sie fertig sind, desto besser, denn dann lassen sie dich in Ruhe. So ertrage ich auch jetzt im Stillen und mit Abscheu Bossis Gewaltakt. Er bleibt befriedigt auf meinem Bett liegen; ich – angeekelt – kann den Ernst der Lage nicht richtig einschätzen.

Völlig unwissend, was soziale Gesetze und Gegebenheiten angeht, habe ich in einer verkehrten Welt gelebt, in der körperliche und seelische Gewalt an der Tagesordnung sind und keine Rechte existieren. Duldung ist die einzige Disziplin im Leben. Mir ist nicht bewusst, was mir angetan wurde. Nicht einmal das Verhalten eines Ehemannes, der niemals auch nur die leiseste Empörung in Anbetracht der Demütigungen gezeigt hat, die ich erleiden musste, kann mir helfen. Um der Situation zu entkommen, gelingt es mir lediglich, zu sagen: »Ich werde noch arbeiten, bis die Schulden für das Mofa beglichen sind, dann möchte ich nichts mehr mit Ihnen zu tun haben.«

»Sicher«, antwortet der Mann mit einem Grinsen. »Das Mofa musst du mir zahlen.« Er steht auf und verlässt das Zimmer.

Ich bleibe mit meiner Demütigung allein zurück. Von dem Moment an werde ich sein Privateigentum.

Ich dusche ausgiebig, um mich von dem Dreck zu befreien, mit dem ich beschmutzt wurde. Ich verbringe eine schlaflose Nacht und denke darüber nach, was ich tun könnte. Bossi oder Armando, wer ist besser? Wenn er mich vom Albtraum seines Zuhauses und seiner Familie befreien würde, wäre ich bereit, wieder zu Armando zurückzukehren.

Am nächsten Morgen in der Arbeit verhält sich Bossi, als wäre nichts passiert. Ich bin erleichtert. Am Abend gehe ich zur Druckerei, in der Armando arbeitet, und warte auf ihn. Er zeigt keinerlei Emotionen, weder Freude noch Ärger. Ich hatte mir eine lange Umarmung erträumt, aber nichts dergleichen passiert. Aus Angst, es sei ihm egal, erzähle ich nicht, was geschehen ist. Er sieht mich schweigend an.

Verlegen fange zunächst ich an zu sprechen: »Ich habe dir doch erzählt, wie lästig Bossi im Büro war. Du warst kein bisschen eifersüchtig, du hast mich gezwungen, weiterhin für ihn zu arbeiten, ich hatte keine andere Wahl, ich musste dich verlassen.«

»Du hast recht«, antwortet Armando, »aber ich bin nicht in der Lage, so viele Schulden zu bezahlen. Es wäre besser, wenn wir einfach bei mir zu Hause in Ruhe darüber sprechen.«

Ich bin dagegen: »Nein, bei dir zu Hause niemals.«

»Dann komm mit«, drängt er daraufhin. »Komm mit an einen Ort, wo wir ungestört reden können.«

Er geht voraus. Wir gehen durch eine Eingangstür, auf dem ein Schriftzug prangt: »Pension Milano«.

Wir nehmen uns ein Zimmer. Auf der Bettkante sitzend erklärt Armando: »Es stimmt nicht, dass ich dich nicht liebe. Leider habe ich eine dumme Schwäche: Ich kann meine Gefühle nicht ausdrücken.« An diese Hoffnung klammere ich mich, schließlich ist er ja immer noch mein Ehemann. Ja, ich würde gerne daran glauben, dass ich die Möglichkeit bekommen könnte, mit einem Mann zusammenzuleben, der nur mir gehört. Wir beide allein, und sei es in einer Pension.

Armando fängt an, mich zu liebkosen und zu küssen: Ist das Liebe? Ich rede mir ein, dass er es nicht schafft, seiner Liebe anders als durch Körpersprache Ausdruck zu verleihen. Vielleicht im Laufe der Zeit …

»Armando, nur wir beide zusammen …«

Aus der Traum! »Nein, Emma, ich habe kein Geld für eine Mietwohnung, komm mit zu mir nach Hause zurück, wenn du magst.«

»Morgen warte ich vor der Druckerei auf dich. Du wirst mir meine Sachen mitbringen, und wir trennen uns endgültig«, entgegne ich.

So endet meine Ehe. Seit der Entlassung aus dem Erziehungsheim sind nur wenige Wochen vergangen. Und ich habe bereits den schrecklichen Geschmack der Freiheit gekostet.

Gianlucas Liebe

Bossi hält sich für den Eigentümer meines Körpers. Und einzig an meinem Körper hat er Interesse.

Er kommt in mein Zimmer, wie und wann er will, befriedigt seine Bedürfnisse und geht wieder. Ohne sich im Geringsten für mich, für meine Bedürfnisse, mein Wohlergehen zu interessieren.

Sogar dem Besitzer eines Pferdes ist mehr an seinem Tier gelegen.

Auch die Selbstverständlichkeit, mit der die Inhaberin der Pension ihm erlaubt, bis an meine Tür zu gelangen, erstaunt mich. Bis mir eines Tages die Augen geöffnet werden. Sie selbst ist es, die sie mir öffnet, als ich beanstande, was ich sehe: leicht bekleidete Männer und Frauen, die sich den ganzen Tag lang auf den Gängen herumtreiben, das Bad ständig besetzt.

»In was für einer Welt lebst du, Kleine? Die Zimmer vermiete ich stundenweise. Die Paare kommen hierher, um zusammen zu sein, dann gehen sie wieder. Das ist kein Vergehen, das machen alle. Auch du.«

Mir bleibt die Luft weg. Ich werde rot.

Ich möchte diesem Zustand entfliehen. Wenn ich das schaffen will, bleibt mir nichts anderes übrig, als woanders unterzukommen.

Deshalb bin ich glücklich, als Vanessa mir erzählt, dass Clotilde und Pino eine Wohnung suchen.

»Sag ihnen, dass ich mit bei ihnen wohnen möchte und dass wir uns die Kosten teilen können. Dann werden wir endlich zusammenleben. Wir drei Geschwister. Das wäre wundervoll!«

Vanessa ist einverstanden, für mich Botschafterin zu spielen, und diese Wendung entfacht in mir den Wunsch, mehr über die Vergangenheit meiner Familie zu erfahren.

Ich benötige Zeit, um zu recherchieren. Wie soll ich das mit der Arbeit regeln? Mein Gehirn verarbeitet Ereignisse und Erinnerungen sehr schnell. Einmal hatte Rosalba in der Firma angerufen und gesagt, es ginge ihr nicht gut und sie könne nicht arbeiten. Daraus schließe ich, dass man aus gesundheitlichen Gründen von der Arbeit fernbleiben kann. Ich rufe im Büro an und spreche mit Rosalba.

»Mir geht es schlecht. Ich habe eine fürchterliche Grippe und muss zu Hause bleiben. Der Arzt hat mir Antibiotika und eine Woche absolute Ruhe verordnet.«

Ich weiß nicht, ob ich Bossi täuschen kann, doch meine Furcht ist unbegründet. Ein treuer oder auch nur eifersüchtiger Verliebter würde mir unzählige Fragen stellen, mich mit Aufmerksamkeiten überhäufen. Er würde zu mir eilen, um nach mir zu sehen, und darauf bestehen, für mich in der Apotheke Medizin zu kaufen. Bossi tut nichts dergleichen. Er kommt ein paar Abende in die Pension, an denen ich mit »Grippe« im Bett liege, und geht wieder, ohne mich anzufassen. Er schöpft nicht den leisesten Verdacht. So kann ich tagsüber in aller Ruhe draußen herumlaufen und mich ganz meinen Nachforschungen widmen.

Zuallererst besuche ich Giancarlo. Er zeichnet im Laden eines Freundes, der Bilderrahmen herstellt. Seine Arbeiten sind gut, aber niemand kauft seine Bilder. Die seltsamen Geschäfte, die er betreibt, tragen nicht unbedingt dazu bei, sich einen guten Ruf als Künstler aufzubauen.

Er ist geprägt von der Kindheit und Jugend im Waisenhaus und im Erziehungsheim, wo er als kleiner Junge wegen geringfügiger Straftaten eingesperrt war. Straftaten, die nach Belieben diktiert wurden und niemals das Urteil mildernder Umstände genossen. Diese Orte haben unauslöschliche Spuren in seiner Seele und seiner Persönlichkeit hinterlassen. So wurde aus Giancarlos Leben ein verkehrtes Leben, wie das von uns Geschwistern.

Heute ist jedoch keine Zeit für Trübsal. Und Giancarlo empfängt mich mit einem Lächeln.

»Ich weiß nicht viel über unsere Wurzeln. Nicht viel mehr als du. Da musst du Pino fragen, er macht bald seinen Abschluss in Jura. Auf jeden Fall solltest du dich an den Herrn mit dem Schnurrbart wenden. Kennst du ihn?«

Durch Giancarlos Frage geht mir ein Licht auf, und sogleich breitet sich eine verblasste Erinnerung wieder aus. Eine zweideutige, nicht wirklich beruhigende Erinnerung.

»Ja … wenn ich so darüber nachdenke … Ein Herr mit Schnurrbart war einmal im Heim. Das war vor vielen Jahren. Er hat mich und Clotilde auf seinen Schoß genommen. Ich weiß nur noch, dass er sagte, wir sollten der ›Dame‹ nichts von seinem Besuch erzählen. Wer ist er?«

»Das musst du ihn selbst fragen«, tut Giancarlo geheimnisvoll.

»Aber wo kann ich ihn finden? Und wie soll ich mit ihm in Kontakt treten?«

Da rückt mein Bruder doch mit einigen wertvollen Informationen heraus.

»Er war früher Baumeister und ist jetzt in Pension. Ein Bauunternehmer. Einer, der Geld hat. Ich weiß, dass er viel Zeit in einem schönen Privatgarten im Innenhof eines großen Gebäudes in seinem Besitz verbringt, hier in der Stadt. Sein Sohn hat ein Sportgeschäft nicht weit von dort.«

»Und was hat das mit uns zu tun?«

Giancarlo setzt wieder den geheimnisvollen Blick auf. Er

schüttelt den Kopf. »Du musst zu ihm gehen«, sagt er noch einmal, »und ihn selbst fragen. Wenn er will, wird er dir alles beantworten.«

Glücklich über Pinos erfreuliche Situation, stolz darauf, einen gebildeten und wichtigen Bruder zu haben – »einen Anwalt«, geht es mir durch den Kopf –, fahre ich in sein Büro. Selbst die Erinnerung an die dunklen Jahre im Internat können mich nicht von meinem Vorhaben abbringen.

Ab und zu kam Pino am Sonntag ins Heim, holte mich und Clotilde ab und fuhr mit uns nach Taormina. Bei diesen Ausflügen war ich immer mir selbst überlassen, völlig übergangen von meinen älteren Geschwistern, die nur sich gegenseitig Beachtung schenkten. Aber das tut nichts zur Sache: Ich freue mich trotzdem darauf, Pino zu sehen. Diese Zeiten, sage ich mir, sind vorbei.

Aber ich bin einfach eine Träumerin.

Ich melde mich am Eingang zur Kanzlei und sage voller Stolz: »Ich bin die Schwester des Anwalts. Ich würde ihn gerne sprechen.«

Kurz darauf taucht Pino auf. Eilig kommt er den Gang entlang, packt mich am Ellbogen und schubst mich mit finsterer Miene in Richtung Ausgang.

»Stell dich nie wieder als meine Schwester vor«, zischt er giftig. »Du bist nicht meine Schwester. Lass mich in Ruhe! Hast du verstanden?«

Er schickt mich weg, lässt mir nicht die Zeit, etwas zu sagen. Weder um ihn zu beglückwünschen, noch um ihn wegen der Wohnung zu fragen, in die wir zusammen einziehen müssen.

Benommen von dieser neuen Ablehnung gehe ich davon. Zum Haus der »Dame«. Ich möchte sie fragen, wer dieser Mann mit dem Schnurrbart ist. Und heute werde ich nicht aufgeben, wenn ich nicht bekomme, was ich möchte.

Doch auch in diesem Fall täusche ich mich.

Die »Dame« denkt gar nicht daran, mich zu empfangen.

Das wird mir klar, als ich an der Wohnungstür ankomme. Dort treffe ich unverhofft auf Clotilde. Sie führt eine lebhafte Diskussion mit ihr, weil sie sie nicht ins Haus lässt. Meine Schwester benötigt bestimmte Unterlagen, die gleichen Unterlagen, die ich damals brauchte, aber die »Dame« verweigert ihr jede Hilfe.

»Geh! Sieh zu, wie du klarkommst!«

Sie verriegelt die Tür.

Ich gehe mit Clotilde die Treppe hinunter und versuche, sie zu ermutigen. Ich gebe ihr den richtigen Rat.

»Wende dich an den Aufseher, der im Einwohnermeldeamt arbeitet. Er ist ein guter Mann und wird dir helfen. Ich habe alles mit seiner Hilfe erledigt.«

Clotilde bedankt sich zwar bei mir, aber sie ist kurz angebunden, mürrisch, so als wäre es ihr lästig, Hilfe von der kleinen Schwester in Anspruch zu nehmen. Und als ich sie auf die Wohnung anspreche, winkt sie ab.

»Noch ist nichts in trockenen Tüchern. Ich sage Vanessa, dass sie dir Bescheid geben soll.«

Während ich ihr nachschaue, durchzuckt mich ein schmerzlicher Gedanke. Sie fragt mich nicht einmal, wie es mir geht. Pino ist böse zu mir. Wie komme ich darauf, zu glauben, dass ich friedlich mit ihnen zusammenleben kann?

Unentschlossen bleibe ich vor dem Schaufenster des Sportgeschäfts stehen. Ich könnte einfach hineingehen und mich vorstellen, doch dazu fehlt mir der Mut. Außerdem würde ich gar nicht die richtigen Worte finden. Also warte ich lieber ab.

Wenn der Inhaber des Geschäfts wirklich der Sohn des Mannes mit dem Schnurrbart ist, dann wird der ihn bestimmt früher oder später besuchen.

Das Warten ist lang und langweilig, doch mit meiner Vorahnung lag ich richtig. Nach drei Tagen kommt ein älterer Mann auf einem Mofa angefahren. Er hat einen kleinen, unauffälligen und sehr gepflegten Schnurrbart. Ich glaube, das ist er. Auch, weil er sich im Laden ganz und gar nicht wie ein Kunde verhält. Ich beobachte ihn durch das Schaufenster und sehe, wie er mit dem Inhaber spricht. Dann geht er hinter die Theke und telefoniert. Als er aus dem Laden kommt, laufe ich ihm rasend schnell hinterher. Ich habe Mühe, mit dem Motorroller Schritt zu halten, aber die Ampeln helfen mir dabei. Der Mann wohnt in einem historischen Gebäude, genau wie Giancarlo gesagt hatte. Hineinzukommen ist ein Kinderspiel: Während einer der Bewohner aus der Eingangstür kommt, husche ich hinein.

Drinnen klopfe ich an das Gartentor.

Nichts rührt sich.

Ich klopfe stärker, immer wieder, sodass ich mir fast wehtue.

Schließlich kommen schwere Schritte in Richtung Gitter.

»Wer ist da?«

Entschlossen antworte ich.

»Ich bin die Tochter von Frau La Spina.«

Kurze Stille. Dann fragt die Stimme noch einmal, gereizt: »Was willst du?«

»Ich will mit Ihnen sprechen.«

Der Herr ist spürbar genervt.

»Jetzt kommt ihr alle, einer nach dem anderen! Gerade war Pino hier und hat mich um Geld gebeten!«

»Ich will kein Geld. Ich würde nur gerne mit Ihnen sprechen.«

Der Mann zögert, dann macht er mir auf. Er lässt mich in eine kleine Vorhalle und nimmt Platz. Der Garten befindet sich auf der anderen Seite einer riesigen Glaswand: Er sieht wirklich sehr schön aus. Er bietet mir einen Stuhl an und hält seinen Blick auf mich gerichtet, ohne irgendwelche Fragen zu stellen.

Ich mustere ihn. Er ist alt geworden, aber ich kann mich unmöglich täuschen. Er ist genau der Mann, bei dem ich einmal im Internat auf dem Schoß saß. Jetzt, da ich ihn sehe, habe ich eine dunkle Ahnung, wie wichtig er in meiner Geschichte gewesen ist. Vor Aufregung schnürt es mir die Luft ab. Mit Mühe schaffe ich es, einige wenige Wörter zu sagen. Immerhin sind es die entscheidenden.

»Sind Sie mein Vater?«

Der Mann sieht mich unsicher an.

»Ich bin mir nicht sicher, ob ich dein Vater bin.«

»Sagen Sie mir bitte, was Sie wissen! Ich flehe Sie an! Ich habe ein Recht darauf, es zu erfahren!«

Er seufzt, streicht sich über den Schnurrbart und fängt an zu erzählen.

»Deine Mutter, die Frau, die ihr die ›Dame‹ nennt, war ein wunderschönes Mädchen, gebildet und wohlhabend. Ihre Familie stammte aus dem Landesinneren, sie war reich und lebte nach extrem strengen Regeln. Sie durfte viel lernen und reisen, aber ihre erste Schwäche wurde ihr nie verziehen. Sie bekam einen Sohn von einem Soldaten und wurde von den Eltern hinausgeworfen. Der Sohn hieß Fabio.«

Fabio habe ich vor langer Zeit kennengelernt. Er lag im Krankenhaus im Sterben. Die »Dame« hatte mich mitgenommen: »Er will dich sehen, bevor er geht.« Über Fabio wusste ich nur, dass er einige Jahre in Amsterdam verbracht hatte; dort hatte er sich eine schlimme Krankheit eingefangen. Wieder werden meine Augen feucht. Ich wische sie trocken und warte darauf, dass der Mann mit dem Schnurrbart weitererzählt.

»Ich bin viel später mit deiner Mutter zusammengekommen; da hatte sie bereits weitere Kinder zur Welt gebracht. Unser Verhältnis war von langer Dauer. Aber es ist ein Verhältnis geblieben. Ich war verheiratet und hatte vier Kinder. Ich konnte sie nicht sehen, wie und wann ich wollte. Jedenfalls kamt in den

Jahren, in denen wir uns regelmäßig sahen, ihr zur Welt: du, Giancarlo, Clotilde, Roberto und Francesco.«

»Also sind Sie mein Vater!«

Fast habe ich geschrien vor Freude. Aber der Mann schüttelt den Kopf.

»Das kann man nicht sicher sagen.«

»Warum nicht?«

»In der Zeit, als deine Mutter sich mit mir traf, traf sie auch andere Männer. Ich habe es mit eigenen Augen gesehen. Du kannst sie auch selbst fragen: Sie wird nicht den Mut haben, es zu leugnen. Deshalb weiß ich also nicht genau, ob ich dein Vater bin.«

Bei dieser schonungslosen Antwort verschlägt es mir die Sprache.

»Wirklich, es gibt keine Sicherheit. Versuch doch zu verstehen … Die Kinder meiner Frau sind alle gute Jungen und Mädchen. Ich wollte und will nicht, dass sie leiden. Deshalb habe ich euch nie anerkannt. Was hätte ich sonst tun sollen?«

Ich antworte nicht. Wenn dieser Mann, der das Einfühlungsvermögen eines Elefanten hat, irgendetwas begreifen würde, dann wären wir nicht an dem Punkt, an dem wir jetzt sind. Seine Kinder kenne ich nicht, aber in ihrem Namen hat er uns mit Füßen getreten, indem er uns die Rechte verwehrte, die uns zugestanden hätten. Er hat uns besucht, mich und Clotilde, kleine Mädchen, und hat sich nicht erweichen lassen. Seine Grausamkeit scheint mir grenzenlos. Er hat unser Schicksal dem Zufall überlassen, ohne auch nur einen Finger krumm zu machen, um uns aus dem Elend und Unglück herauszuhelfen. Auch jetzt trifft mich seine Kälte. Er sieht das Leid in meinen Augen nicht, das Warten auf ein freundliches Wort. Er greift lediglich mit der Hand in die Hosentasche.

»Nimm diese fünfhundert Lire. Du kannst sie gebrauchen. Und lass dich nie wieder blicken.«

Die Aufforderung, ihm nie wieder unter die Augen zu treten, ist deutlich. Ich nehme das Geld nicht an, auch wenn es für mich ein kleines Vermögen ist.

»Ich bin hergekommen, um Sie kennenzulernen, nicht wegen Ihres Geldes.«

Ich gehe und schließe das Tor zu diesem Garten Eden hinter mir. Aber weiter kann ich mich nicht entfernen. Ich bleibe noch lange dort stehen, in der absurden Hoffnung, dass der Mann mir aufmacht und mich zurückruft. Dass er mich anlächelt und mich sogar umarmt.

Das wird nicht geschehen. Das Tor bleibt verriegelt, und am Ende gehe ich meines Weges.

Den Mann mit dem Schnurrbart werde ich nie wiedersehen.

Es ist Sommer, doch ich habe weder Lust noch die Möglichkeit, meine Freizeit zu verbringen, wie es die anderen Jugendlichen in meinem Alter tun: am Strand, in einer Pizzeria, abends in der Disco mit Freunden.

Ich verdiene zu wenig, und mit meinem Gehalt schaffe ich es gerade einmal, die Miete zu bezahlen und mein Mofa zu unterhalten. Ich esse sporadisch und leide buchstäblich Hunger.

Ich bin immer allein, in der Gewalt von Bossi. Er kommt zu mir ins Zimmer, missbraucht mich und geht wieder. Mein einziges persönliches und grausames Verhältnis habe ich mit ihm.

So flüchte ich oft und vor allem an Feiertagen in die Kirche. Ich versuche zu beten, aber ich empfinde Gott als weit weg und gleichgültig. Stattdessen ist es sein Zuhause, das mir etwas Ruhe, etwas Frieden gibt.

Während ich auf den harten Holzbänken unter den hohen geschmückten Gewölben sitze, kommen mir Pfarrer Marcos Worte wieder in den Sinn: »Das Leben ist nur eine Zwischenstation, eine Probezeit des Leidens und des Opferbringens.

Wenn wir der Wohltaten würdig sind, so werden wir sie in einem anderen Leben erhalten. Und Gott wird sie uns geben.« Stärkende Worte. Aber ich kann nicht bis zum Paradies warten. Ich brauche Gott jetzt sofort. Ich möchte, dass er mir hilft, jetzt ein besseres Leben führen zu können. Und dass er mich von Bossis schamlosen Übergriffen befreit.

Jedes Mal weine ich in der Kirche, aber selten ist es ein Weinen, das mich neue Kraft schöpfen lässt.

Kaum trete ich aus dem Schatten des Gotteshauses, kaum bin ich wieder auf der Straße, steigt die Panik von Neuem in mir auf, und ich fühle mich wie von einer unerträglichen Last erdrückt.

Damit ich nur nicht in der Pension bleiben muss, halse ich mir die Aufgaben meiner Geschwister auf und suche auch für sie eine Wohnung.

Ich hätte gern mein Traumhaus, einen Zufluchtsort, der es mir erlaubt, Bossi zu entkommen. Ich will ein bequemes Versteck: Ich werde für ihn unerreichbar sein.

So laufe ich durch die ganze Stadt, bis ich die passenden Räumlichkeiten für uns finde: eine möblierte Wohnung im neunten Stock eines Mehrfamilienhauses am günstigen Stadtrand. Ich gebe den anderen Bescheid, und im Nu ist der Vertrag unterschrieben. Wir ziehen sofort um.

Ich bin froh. Doch in weniger als einer Woche wird mir klar, dass das Zusammenleben mit meinen Geschwistern schwierig sein wird.

Pino, wenngleich er sein Studium noch nicht abgeschlossen hat, ist »der Anwalt«. Clotilde ist »die Universitätsstudentin«. Er vergöttert sie regelrecht, ihr Verhältnis ist außerordentlich harmonisch.

Pino spricht ruhig mit mir, aber seine Worte sind sehr hart. Clotilde ist viel beschäftigt, hat jedoch kein Einkommen. Also werden sämtliche Kosten nur mir und meinem Bruder aufgebürdet. Außerdem wäre es nicht gerecht, wenn ein Mädchen ihres Niveaus im Haus tätig wäre: Ich bin es, die putzt.

Ich werde sofort erdrückt von ihrer Persönlichkeit.

Pinos und Clotildes Freunde kommen zu jeder Tages- und Nachtzeit in Scharen zu uns. Sie kochen sich Mittag- oder Abendessen, machen alles dreckig, und hinterher darf ich alles sauber machen. Pino zwingt mich gnadenlos zum Gehorsam.

»Verrate keinem der Gäste, dass du unsere Schwester bist. Stell dich immer als eine Freundin vor.«

Ich gehorche und habe furchtbare Angst, dass jemand unsere Ähnlichkeit bemerken könnte. Ich gehorche, weil ich möchte, dass sie mich bei sich behalten. Sie sind meine Geschwister, meine Familie. Ich will nicht, dass sie mich wegschicken. Ich lasse mich auf alles ein.

»Wenn ich dich leicht mit dem Fuß anstoße oder dir ein Zeichen gebe, dann verschwinde. Wir müssen mit unseren Freunden allein sein.«

Devot komme ich dem nach.

Pino spielt Mundharmonika, Clotilde Gitarre. Die Leute sind immer gerne bei uns und amüsieren sich. Sie reden, singen und spielen Karten. Dann gehen sie alle zusammen weg und hinterlassen ein unbeschreibliches Chaos.

Die Wohnung kostet mich mein ganzes Gehalt, und ich schufte dafür wie eine Sklavin. Ich bin ein Gast, der gerade so geduldet wird.

An meiner Lebenssituation hat sich nichts geändert.

Ich wohne mit meinen Geschwistern zusammen, wie ich es mir gewünscht habe, aber ich bin immer allein mit mir selbst und meiner Verzweiflung. Ich höre ihr Gelächter, ihre Stimmen, und ich beneide Clotilde. Sie hat Pino, der sie respektiert, sie beschützt, sie vor dem Leiden bewahrt. Ich bin von ihrem Kreis ausgeschlossen.

Nur in einem Fall bin ich als Siegerin hervorgegangen.

In der Wohnung gibt es zwei Betten. Ein Ehebett im großen Schlafzimmer und ein Einzelbett in einem kleinen Zimmer. Der Selbstverständlichkeit wegen und aus Schamgefühl schlafen Clotilde und ich gemeinsam in dem großen Bett, während unser Bruder sich mit dem kleinen Bett zufriedengeben soll. Aber das funktioniert nicht.

Pino macht sich zwischen uns breit, sodass wir schließlich zu dritt im Ehebett schlafen.

Zunächst sage ich nichts, bis ich es irgendwann satthabe.

»Jetzt reicht's! Mach, dass du ins kleine Zimmer kommst!«

Pino und Clotilde schauen sich verdattert an. Dann, kraft meiner Entschlossenheit, verdrückt sich »der Anwalt« endlich.

Was ich nicht sofort durchschaue, ist Folgendes: Pino und Clotilde hören nur auf mich, weil sie Angst haben, mein Geld zu verlieren. Diese Nacht schlafe ich in der naiven Überzeugung ein, sie zurechtgewiesen zu haben. In Wirklichkeit nutzen sie mich aus, und ich lasse es zu. Denn ich habe keine Ahnung und kann nicht reagieren.

Meine neue Bleibe hat jedoch wenigstens einen Vorteil. Bossi merkt bald, dass ich nicht mehr in der Pension wohne und mich so seinem Verlangen entziehe.

»Wohin bist du umgezogen?«

»Ich wohne jetzt bei meinen Geschwistern«, erwidere ich schadenfroh.

Er bekommt verdattert den Mund nicht mehr zu: Der Punkt geht an mich.

Doch mein Verfolger zahlt es mir im Büro sofort heim und verhängt einen trostlosen und langweiligen Arbeitsalltag über mich. Er verlangt, dass ich die Bürotür geschlossen halte und nur per Telefon kommuniziere. Aus Angst widerspreche ich ihm nicht, und so bin ich seine Gefangene: erneut und noch immer seine Gefangene.

Unter diesen Umständen verbünde ich mich im Stillen mit Gianluca.

Sobald Bossi weggeht, trete ich auf die Türschwelle, und unsere Blicke treffen sich. Er wartet bereits darauf, dass ich auftauche. Das zu bemerken macht mir Mut.

Ich entdecke, wie viel ein Blick sagen kann. Und wie viel Unbeschwertheit mir dieses stumme Einvernehmen gibt. Wenn ich an Gianluca denke, erscheint mir die Zukunft vielversprechend, reich und ganz anders als die dunkle Vergangenheit. Sein Lächeln übt auf mich eine unwiderstehliche Anziehungskraft aus und erweckt Gefühle in mir, die ich zuvor nicht kannte.

Tag für Tag sehen wir uns von Weitem an, erforschen minutenlang unsere Seelen, ohne je etwas zu sagen, ohne uns jemals näher zu kommen oder gar zu berühren.

Als ich eines Abends mit dem Mofa das Firmengelände verlasse, hält Gianluca mit seinem Fiat Cinquecento neben mir an und kurbelt das Fenster herunter.

»Hast du heute Abend Zeit?«

»Ja.«

So werde ich ganz einfach, wie es unter jungen Leuten üblich ist, ein Teil seines Freundeskreises.

Abends treffen wir uns auf einer Piazza und reden, sitzen dabei auf dem Gehsteig oder im Auto. Wir hören Musik, weiter nichts. So vergeht die Zeit unbeschwert. Ich vertraue ihm. Ich weiß, dass Gianluca mir niemals wehtun wird, und ich bin gern mit ihm zusammen, um ein paar Worte zu wechseln oder ein paar zaghafte Zärtlichkeiten auszutauschen. Seine Freunde halten mich für seine feste Freundin, und dieser Gedanke missfällt mir keineswegs.

Ich weiß, dass ich ganz anders bin als diese Jugendlichen. Sie haben keine Probleme, genießen ihr Dasein. Ein Blick auf ihre Kleidung genügt, um zu verstehen, dass zwischen uns Welten liegen. Doch in diese kleine Gemeinschaft aufgenommen zu werden ist eine einzigartige Erfahrung. Ich komme in den Genuss sonderbarer Momente ohne irgendeinen Zweck, die schlichtweg mit freundlichen Gesten erfüllt sind. Es sind die schönsten Augenblicke meines Lebens.

Ich erfahre, dass Clotilde ein Tagebuch führt, in dem sie all ihre Gedanken und Erlebnisse notiert. Ich lese heimlich darin und fange endlich an, etwas vom Leben meiner Schwester zu begreifen. Ihre heimliche Liebe heißt Nando.

Nando ist einer der häufigsten Besucher bei uns zu Hause. Er ist viel reifer als Clotilde, mindestens vierzig Jahre alt. Er kommt immer zusammen mit einem Freund, Filippo, die beiden sind unzertrennlich. Sie werden sehr herzlich von Pino empfangen und unternehmen oft etwas zu viert. Seltsam daran ist, dass die anderen Gäste ausbleiben, wenn sie kommen. Offensichtlich soll niemand von ihnen wissen, auch wenn ich nicht verstehe, weshalb.

Es dauert nicht lange, bis Filippo ein Auge auf mich wirft und anfängt, auch allein und zu jeder Tages- und Nachtzeit bei uns aufzukreuzen. Pino lässt ihn mit der gewohnten Herzlichkeit herein und bringt sogleich mich ins Spiel.

»Emma, leiste doch Filippo ein bisschen Gesellschaft. Und biete ihm etwas zu trinken an.«

Ich gehorche wenig begeistert, und bereits ein paar Minuten später tue ich so, als sei ich müde, und schicke ihn weg.

»Tut mir leid, aber morgen muss ich um sechs Uhr aufstehen und zur Arbeit …«

Filippo interessiert mich nicht: Für meinen Geschmack ist er alt und hässlich. Wie könnte er jemals mit Gianluca mithalten?

Mich belastet ein dringenderes Problem: Ich schaffe es nicht mehr, mit meinem Gehalt auszukommen. Zur Miete und den Mittag- und Abendessen, die Clotilde und ihre Freunde veranstalten – ich bin nie dabei, muss jedoch trotzdem dafür aufkommen –, summieren sich weitere Ausgaben.

Die Jungen und Mädchen aus Gianlucas Freundeskreis sind immer einfach und modisch nach den neuesten Trends gekleidet, und ich will mich nicht vor ihnen blamieren. Ich kann nicht dauernd dasselbe Kleidchen tragen – mein einziges Gewand seit Jahren für Arbeit wie Freizeit. Ich darf den Anschluss nicht verlieren: Deshalb muss ich Geld verdienen.

Eifrig mache ich mich auf die Suche und finde die leichteste Tätigkeit der Welt. An Samstagnachmittagen putze ich das Treppenhaus und die gemeinschaftlichen Nutzungsflächen eines großen Mehrfamilienhauses. Das reicht, um etwas mehr Geld zusammenzukratzen. Es ist anstrengend, aber ich habe den Vorteil, jung und motiviert zu sein. Oder noch besser: Ich habe Gianluca.

Der Gedanke an Gianluca hilft mir, jede bittere Erfahrung zu überstehen.

Die einfachen und unbedarften Momente mit ihm und seinen Freunden machen alle Enttäuschungen wieder gut, die ich im Büro oder zu Hause erleiden muss.

Alle halten mich für seine feste Freundin, und so wird er ganz selbstverständlich zu meiner Liebe. Einer Liebe, die nur aus Küssen und Zärtlichkeiten besteht und mein Herz erfüllt.

Er und sein Freundeskreis sind meine neue Familie, und dank ihnen bin ich wieder mit dem Leben versöhnt. Ich fange an zu leben wie jedes normale Mädchen in meinem Alter. Ich interessiere mich für die aktuellen Musikhits, ich beginne, auf mein Äußeres zu achten, ich betrachte mich im Spiegelbild von Schaufenstern, ich spüre, wie sich mein Leben verändert.

Gianluca strahlt über das ganze Gesicht, wenn ich auftauche. Er überschüttet mich mit Komplimenten, gibt mir das Gefühl, wichtig zu sein, er verhält sich wie ein richtiger Verliebter.

»Ich hab dich gern!«, sagt er immer wieder und sieht mir dabei in die Augen.

Seine Freunde respektieren mich. Und endlich wächst mein Selbstwertgefühl.

Bisher habe ich mich in meinem Leben vollkommen abgeschottet. Ich habe mich nie wirklich für irgendjemanden interessiert, und nie hat sich irgendjemand für mich interessiert. Das ist jetzt anders. Ich nehme alles um mich herum wahr. Ich achte darauf, wie sich die anderen kleiden, wie sie sich bewegen, was sie sagen.

Ich lerne mit bemerkenswerter Schnelligkeit. Dies ist das Leben, das mir bis jetzt vorenthalten wurde. Um mit den Jugendlichen in meinem Alter mithalten zu können, investiere ich sogar etwas Zeit und Geld in Fahrstunden und mache die Führerscheinprüfung ohne Theorieunterricht. Es macht mir nichts mehr aus, Treppen zu putzen oder von meinen Geschwistern als eine Null abgestempelt zu werden. Ich bin trotzdem glücklich, denn ihm, Gianluca, bin ich wichtig.

Bossi ist wütend, weil er mich nicht mehr in seiner Gewalt hat. Er ist ständig gereizt und ungehalten. Nicht nur mir gegenüber, auch gegenüber den Arbeitern, mit denen er oft streitet und die nicht davor Halt machen, ihn zum Teufel zu schicken.

Fast täglich verlangt er, dass ich in der Mittagspause im Büro bleibe. Er bringt mir höchstpersönlich etwas zu essen. Ich weiß genau, dass er das nicht aus Nettigkeit tut, sondern um mich zu überwachen. Lehne ich ab, wird er wütend. Sein Gesicht nimmt wilde Züge an.

Er hat mir bereits bewiesen, dass er nicht aufgibt, keine Niederlage duldet. Er will sein Opfer, koste es, was es wolle. Und blöderweise merke ich nicht, dass er einen Gegenangriff vorbereitet. Ich soll ausschließlich ihm gehören. Das ist sein Wille.

Zweifache Entführung

Eines Nachmittags treffe ich Maurizio. Ich habe ihn kennengelernt, als ich noch mit Clotilde im Internat lebte. Er freut sich, mich zu sehen, lässt sofort den Wunsch anklingen, mit mir und meiner Schwester essen zu gehen. Ich erzähle Clotilde von der Einladung, die sie begeistert annimmt.

Maurizio holt uns an einem Samstag ab, als es dunkel wird, und wir gehen Pizza essen. Natürlich ist meine Schwester der Star des Abends. Immer spricht nur sie, beansprucht unseren Gast für sich, tut nichts, um mich in ein gutes Licht zu rücken.

»Was macht ihr?«

»Ich studiere an der Universität«, stellt Clotilde mit stolzem Eigensinn heraus, »Emma arbeitet.«

Wir reden über alles Mögliche. Sie ist dermaßen von sich überzeugt, dass sie, während wir später sanft auf einer Hollywoodschaukel hin und her wippen, arglistig fragt: »Für wen von uns beiden würdest du dich entscheiden?«

Maurizios Antwort kommt prompt und unerwartet.

»Für deine Schwester als Ehefrau. Für dich, um mich zu vergnügen.«

Clotilde ist alles andere als erfreut über diese Antwort und macht sofort ein düsteres Gesicht.

Auch ich bin enttäuscht. Meiner eingeschränkten Lebenserfahrung nach zu urteilen, hat man als Ehefrau ein elendes Dasein: Immer muss man zu Hause schuften und die Vorwürfe des Ehemannes erdulden. So ergeht es Vanessa. So ist es mir ergangen.

Einmal erzählt mir Pino, er habe einen Freund zum Mittagessen eingeladen, an dem ihm viel liege.

»Denk daran. Sag nichts, benimm dich und blamier mich nicht.«

Ich erwidere, er könne ganz beruhigt sein, und mache mich in der Küche an die Arbeit.

Als der Gast eintrifft, unterhalten sich Pino und Clotilde freundlich mit ihm im Wohnzimmer. Nachdem ich meine Pflichten als Köchin verrichtet habe, schlüpfe ich in die Rolle der Kellnerin und serviere das Essen. Was ich zubereitet habe, schmeckt, und alles läuft glatt, ohne Zwischenfälle.

Noch bevor das Mittagessen beendet ist, stößt mich mein Bruder am Fuß an. Es ist das übliche Signal, begleitet von dem unmissverständlichen Satz: »Emma geht es leider nicht so gut, sie muss sich hinlegen.«

So verabschiede ich mich höflich und gehe auf mein Zimmer. Schon jetzt weiß ich, dass die drei eine riesige Unordnung hinterlassen, aber ich werde später sauber machen. Dies ist einer von vielen identischen Berichten über einen unserer häufigen »Empfänge«. Und er wäre hier zu Ende, müsste ich nicht ein paar Tage später wegen einiger Unterlagen zum Gericht.

Am Schalter werde ich nach meinem Namen gefragt.

»La Spina. Emma La Spina.«

Ich hebe den Kopf und betrachte den Mann hinter der Glasscheibe.

Auch der Mitarbeiter starrt mich an: Es ist der Freund von Pino, der ein paar Abende zuvor bei uns zum Essen war.

Verwirrt und beschämt mache ich auf dem Absatz kehrt und laufe weg, aber er läuft mir hinterher und holt mich vor dem Gerichtsgebäude ein.

»Wer bist du? Und warum bist du weggelaufen?«

»Lass mich einfach!«, erwidere ich und fühle mich schuldig für etwas, das ich nicht getan habe.

Doch er hat bereits eins und eins zusammengezählt und platzt heraus: »Du bist Pinos Schwester!« Er ist wütend. »Das hätte er nicht tun dürfen! Wir kennen uns eine halbe Ewigkeit, sind engste Freunde. Und er verschweigt mir die wesentlichen Dinge seines Lebens!«

Aufgrund dieses Vorfalls verliert Pino seinen Freund. Aber anstatt sich selbst dafür verantwortlich zu machen, ist er böse auf mich. Er geht hart mit mir ins Gericht, und ich stehe vor ihm und stammle irgendwelche rechtfertigenden Worte, als ob ich wirklich verantwortlich wäre. Ich bin längst vollkommen gefügig.

Pino ist zwar mein Bruder, aber sein Verhalten ist alles andere als brüderlich. Clotilde behandelt er wie eine Prinzessin, mich wie eine Sklavin und untergräbt damit mein ohnehin geringes Selbstwertgefühl.

Außerdem benutzt er mich zu seinem Vorteil für die Freundschaft mit Clotilde. So lässt Pino sich, als Filippo weiterhin bei uns erscheint, von ihm zu Pizza und Zigaretten einladen. Er lässt ihn sogar mitten in der Nacht in mein Zimmer. Plötzlich sitzt der unerwünschte Gast auf meiner Bettkante, und ich habe größte Mühe, ihn loszuwerden, ohne ihn zu kränken.

Pino ist eine äußerst undurchsichtige Persönlichkeit. Und bald schon werde ich selbst erfahren, wie gefährlich er ist.

Einmal ruft Clotilde mich am Nachmittag im Büro an. Sie ist sehr aufgeregt.

»Bitte, Emma! Komm heute Abend nicht nach Hause. Schlaf woanders!«

»Aber warum denn?«

»Es würde zu lange dauern, das jetzt zu erklären!«

»Aber …«

»Schlaf einfach woanders, Punkt.«

Die Verfassung meiner Schwester macht mir Sorgen. Normalerweise ist sie sehr gefasst, sie macht nie so ein Theater. Ich beschließe, ihr den Gefallen zu tun und gehe zu Elisa, einer Freundin von Gianluca, in der Hoffnung, bei ihr über Nacht bleiben zu können. Ich kenne sie noch nicht lange, aber wir waren uns vom ersten Moment an sympathisch: Wir stecken viel zusammen und vertrauen uns gegenseitig unsere Herzensangelegenheiten an. Mich erwartet jedoch eine Abkühlung.

»Tut mir leid«, sagt sie sichtlich beschämt an der Tür, »ich kann dich nicht hereinlassen …«

»Warum nicht?«

Von drinnen höre ich die Stimme ihrer Mutter: Sie fragt, wer geklingelt habe.

Also tritt Elisa zu mir auf den Gang und flüstert: »Meine Mama hat sich über dich und deine Familie informiert. Sie hat mir verboten, dich zu sehen. Es tut mir leid …«

Die Erniedrigung ist zu groß, ich bin sprachlos. Ich gehe wieder zurück nach draußen, rufe Gianluca an und lasse mich von ihm abholen.

Unter Tränen erzähle ich ihm alles. Dann muss ich an Clotilde denken, die mich in diese Situation gebracht hat. Und ich überwinde all mein Zögern. Ich bin wütend und auch neugierig.

»Fahr zu mir nach Hause. Ich will wissen, was passiert ist.«

Gianluca gibt Gas, und wir fahren los.

Am Haus angekommen, halten wir auf der gegenüberliegenden Straßenseite. Wir trauen unseren Augen nicht.

Zwei Polizeiwagen versperren den Eingang.

Eine Frau schreit lauthals herum, während die Polizeibeamten versuchen, sie zu beruhigen.

Eine kleine Traube von Menschen beobachtet die Szene. Viele sind Kunden der Bar im Erdgeschoss. Sie lachen.

»Weißt du, worum es hier geht?«, fragt mich Gianluca unsicher.

»Nicht wirklich. Aber ich habe Angst, dass die Affäre meiner Schwester aufgeflogen ist.«

Wir haben jedoch nicht die Gelegenheit, es herauszufinden, und ich muss zu allem Überfluss ja auch noch einen Schlafplatz finden.

»Bleib bei mir. Wir schlafen im Auto. Da sind wir sicher.«

Ich nehme sein Angebot dankbar an.

Wir sprechen lange über uns und unsere Zukunft. Wir hören Musik, Gianluca singt, das Gesicht dicht an meinem. Er singt auf Englisch, mit schöner, klarer Stimme, und widmet jedes Lied mir. Dann schlafen wir umarmt ein, zusammengerollt im kleinen Wageninneren des Fiat Cinquecento. In diesen Stunden gibt es keine andere Welt für uns. Und mir geht es gut, weil Gianluca sich um mich kümmert. Er akzeptiert mich so, wie ich bin, ohne groß Fragen zu stellen. Und mein Herz gehört ganz und gar ihm.

Schon nach wenigen Stunden bestätigt sich mein Verdacht.

Die Frau, die auf der Straße herumgeschrien hat, ist die Ehefrau von Nando. Als sie das Verhältnis zwischen ihrem Mann und meiner Schwester aufgedeckt hat, kam sie bis zu uns nach Hause, um sich zu rächen.

Glücklicherweise war Clotilde von irgendjemandem vorgewarnt worden und hatte sich aus dem Staub gemacht und in Sicherheit gebracht.

Indem sie mir aufgetragen hatte, nicht in die Wohnung zu kommen, hatte sie versucht, auch mich zu beschützen.

Ein paar Tage später wollen Gianluca und ich einen Film schauen. Wir suchen uns ein Kino an der Uferpromenade aus. Es herrscht viel Verkehr, und wir beschließen, mit dem Mofa zu fahren. Als wir jedoch am Kino ankommen und am Gehweg anhalten, steht plötzlich Bossi vor uns.

Wortlos packt mein Vergewaltiger Gianluca und schleudert ihn zu Boden.

Dann fängt er an, mit Händen und Füßen auf ihn einzuschlagen, während Gianluca vor Schmerz schreit und verzweifelt versucht, Gesicht und Kopf zu schützen.

Schockiert nehme ich Reißaus und laufe zur Piazza, wo wir mit unseren Freunden verabredet sind.

»Helft mir! Gianluca ist in Gefahr!«

Ezio, sein engster Freund, fährt sofort los, um ihm zu helfen. Ich muss zu Fuß zurücklaufen. Verzweifelt und heulend, ganz allein, lege ich den Weg erneut zurück, bis zum Tatort. Aber als ich dort ankomme, ist niemand mehr am Kino. Nur das Mofa, zerquetscht und verlassen auf dem Gehweg. Völlig fertig mit den Nerven laufe ich zurück zu unserem Treffpunkt. Dort berichten mir die anderen Jungen aufgeregt, dass Ezio meinen Liebsten zu sich nach Hause gebracht hat, um ihn fürs Erste zu versorgen. Und eiskalt sagen sie mir auch noch etwas anderes.

»Neulich hat uns Ezio von Bossi erzählt. Wir wissen, wie gefährlich er ist, und wir wissen auch, dass er dich von allem abgeschottet im Büro einschließt. Wir fürchten uns vor ihm. Wir wollen nicht, dass er Gianluca noch einmal so zurichtet. Es wäre besser, du würdest ihn verlassen ...«

An diesem Abend kehre ich kraftlos und völlig verwirrt nach Hause zurück.

Gott allein kennt den Lauf meines Lebens.

Am nächsten Morgen wirkt Bossi in der Arbeit ganz ruhig. Er ist zufrieden, hat sein schreckliches breites Grinsen im Gesicht aufgesetzt und tut so, als wäre nie etwas geschehen.

Am liebsten würde ich ihn zur Rede stellen, ihn beschimpfen. Ich würde ihm am liebsten entgegenschreien, dass ich die Arbeit hinschmeiße. Aber ich kann nicht: Meine Angst ist zu groß. Und von Gianluca keine Spur. Heute Morgen ist er nicht zur Arbeit erschienen.

Am späten Nachmittag laufe ich zu unserem üblichen Treffpunkt, und dort ist er, völlig erschöpft. Auf seiner sonst so feinen Haut zeichnen sich die Spuren der Schläge ab.

Ich nähere mich ihm mit demselben schrecklichen Gefühl, das mich damals im Heim packte, wenn die Schwester ausholte, um mich zu schlagen. Dann stand mein Leben still, mein Gehirn hörte auf zu arbeiten, und mein Körper war konzentriert auf die Hiebe, die er erhalten würde.

In diesem Moment ist es genauso.

Und die Hiebe kommen tatsächlich: Schläge mitten in mein Herz.

Seine Freunde stellen sich zwischen uns, und Ezio ergreift als Erster das Wort.

»Bossi ist bewaffnet, er trägt eine Pistole bei sich. Er hat dem Vater von Gianluca gesagt, du seist sein Eigentum und Gianluca solle dich in Frieden lassen.«

Gianluca versucht, sich einzumischen, sieht mich an und murmelt: »Ich hatte ja keine Ahnung …«

Er wird von Ezio unterbrochen, der unermüdlich weiterspricht. »Dieser Mann ist eine Gefahr für uns alle. Wir haben kein Interesse daran, dass er hierherkommt und ein Blutbad anrichtet. Du musst uns in Ruhe lassen. Du musst verschwinden. Klar?«

Ich mache einen Schritt zurück, als wäre ich von einem Gewehrschuss getroffen worden.

Ich schaue sie genau an. In ihren Gesichtern ist keine Spur von Feindseligkeit erkennbar.

Sie denken nur daran, sich selbst und Gianluca zu schützen. Das ist auch gut so.

Aber mich beschützt niemand. Niemand beschützt mich in dieser absurden Situation.

Mich trifft keine Schuld, und doch behandeln sie mich, als wäre es so.

Da begreife ich, dass ich allein auf die Welt kam und dazu verdammt bin, allein zu bleiben.

Ich bin zu verletzlich, zu unerfahren, als dass ich entsprechend reagieren und mir meinen Platz in der Welt suchen könnte.

Ich habe keine Chance.

Ich lasse die Jungs hinter mir. Sie haben begriffen, dass ich wirklich »anders« bin, und haben das gerechte Urteil erlassen: Ich darf mich nicht mehr mit ihnen abgeben.

Aber meinen Liebling nicht. Ich kann Gianluca nicht einfach so verlassen. Ich muss mit ihm sprechen. Ich muss ihm alles erklären. Ich muss wissen, was er über mich und über diese ganze Geschichte denkt.

So gehe ich am nächsten Morgen wieder zu meiner verhassten Arbeit in der Hoffnung, ihm zu begegnen. Vergebens. Er ist nicht da. Und selbst wenn er da wäre, könnte ich nicht einmal in seine Richtung schauen, denn Bossi nimmt mir hämisch pfeifend jegliche Bewegungsfreiheit. Ich werde ins Büro verbannt, Fenster und Tür werden verriegelt, und der Menschenschinder erfreut sich selbstgefällig meines Zustands der Machtlosigkeit.

So kann ich lediglich hinüberspähen.

Wenn ich schon nicht mit Gianluca sprechen kann, dann werde ich mich eben damit zufriedengeben, ihn von Weitem zu sehen.

Also gehe ich am Abend zur üblichen Piazza und bleibe etwas abseits stehen, um von der Gruppe nicht bemerkt zu werden.

Alle sind sie am gewohnten Ort. Die Stimmung ist wie immer. Auch Gianluca ist bei ihnen. Im Gesicht trägt er ein Pflaster, aber er ist quicklebendig.

Er ist mein Freund, und ich darf ihn nur von Weitem betrachten.

Er weiß nicht, dass ich da bin und ihn beobachte. Aber ich passe trotzdem auf ihn auf. Ich schöpfe Trost daraus, wie eine Mutter, die am Grab des toten Sohnes wacht und mit ihm spricht, obwohl sie weiß, dass er nicht mehr da ist.

Das ist alles, was ich tun kann.

Gianluca ist meinetwegen geschlagen worden, und seine Freunde haben mich verurteilt.

So geht ein Kapitel in meinem Leben zu Ende.

Alle meine Hoffnungen, meine Illusionen des Glücks sind verpufft.

Ich weiß, dass ich eine Marionette in Bossis Händen bin.

Und bald schon finde ich heraus, was er vorhat.

Eines Abends liege ich im Bett und weine, als es an der Tür klingelt. Zuerst denke ich an einen von Pinos oder Clotildes Freunden, doch als ich aus meinem Zimmer spähe, sehe ich Bossi.

Bossi! Bei mir zu Hause!

Er weist sich als mein Arbeitgeber aus, und Pino bittet ihn höflich herein. Er erklärt ihm, ich sei bereits schlafen gegangen, und bittet ihn, mich nicht zu stören.

Pino versucht wie immer, sich bei den »Freunden« der eigenen Schwestern beliebt zu machen, um daraus Profit zu schlagen. Mit Sicherheit hält er Bossi für einen großzügigen Freund von mir und denkt, dass es ihm irgendwann von Nutzen sein könnte, wenn er sich mit ihm gutstellt.

»Ich komme dann morgen Abend und bringe Pizza mit.«

»Gut. Morgen Abend um acht Uhr.«

So verabschieden sie sich wie alte Freunde. Ich warte nicht einmal, bis sich der Aufzug schließt, und falle sofort über meinen Bruder her.

»Spinnst du? Dieser Mann ist gewalttätig! Er hält mich im

Büro gefangen, hat mich missbraucht und meinen Freund niedergeprügelt. Er glaubt, er sei der Eigentümer meines Körpers und meines Lebens. Und du schleppst ihn uns ins Haus?« Verzweifelt versuche ich, Pino zu warnen. Ich versuche, ihn auf meine Seite zu ziehen, versuche, ihn zu überzeugen, dass er mich beschützen muss. Ich erzähle ihm, dass Bossi sich anständig gibt, um dann sein wahres Gesicht zu zeigen. Und dass ich seine Hilfe brauche, denn meine Kräfte reichen nicht aus, um mich von diesem Albtraum zu befreien.

Doch es nützt alles nichts. Pino zuckt mit den Schultern.

»Ich finde ihn in Ordnung.«

Mehr sagt er nicht dazu und geht schlafen.

Ich hoffe dennoch, er hätte etwas begriffen, aber ich irre mich.

Am Abend darauf kommt Bossi wie abgemacht mit der Pizza und wird von meinem Bruder mit offenen Armen empfangen. Mehr noch: Er überlässt ihm die Beute. Ich höre, wie sie sich verabschieden. Dann kommt Pino zu mir in die Küche.

»Ich muss gehen, aber Herr Bossi bleibt noch. Amüsiert euch gut!«

Ich bin wie versteinert.

Gefangen mit meinem Peiniger.

Ich bemerke, wie Bossi die Küche betritt, drehe mich jedoch nicht um. Ich tue so, als würde ich das Besteck im Spülbecken einseifen. Seine spöttische Stimme kommt immer näher.

»Dein Bruder sagt, du möchtest nicht mehr zur Arbeit kommen. Das kannst du nicht! Du gehörst mir!«

Sonst sagt er nichts. Er packt mich fest von hinten und vergewaltigt mich, trotz meiner verzweifelten Versuche, mich ihm zu widersetzen.

Ich weine leise.

Er rückt seine Kleidung zurecht und geht.

Mir ist längst klar, dass ich nicht auf die Hilfe meiner Geschwister hoffen kann.

Ich muss allein klarkommen.

Aber die schweren traumatischen Erfahrungen, die mich, eine um die andere, mehrmals auf die Probe gestellt haben, rauben mir jegliche Kraft und Vorstellung. Vielmehr macht sich in meinem Kopf der Gedanke an einen drastischen Ausweg breit.

Ich schaue vom Balkon der Wohnung nach unten und sehe, wie einfach man alles zu Ende bringen könnte.

Zum Glück siegt der Selbsterhaltungstrieb dann aber doch über den Schmerz.

Ich bin noch am Leben, wenn auch am Boden.

Als ich einige Tage später am Abend mein Mofa in den Hauseingang schiebe, bemerke ich Bossi, der am Durchgang auf mich wartet.

Sein Auto ist am Gehweg geparkt, mit eingeschaltetem Motor und offenen Türen. Er liegt auf der Lauer.

Ich habe keine Zeit zu handeln. Er packt mich am Arm und schubst mich auf den Beifahrersitz. Dann setzt er sich ans Steuer, verschließt die Türen und rast los.

Ich will schreien, aber ich kann nicht. Denn mit einer Hand hält Bossi das Steuer, mit der anderen schlägt er mich heftig mit der Faust und ohrfeigt mich.

»Du bist mein Eigentum! Du gehörst mir! Und niemand anderem!«

Unter diesem Hagel aus Fausthieben verstehe ich kein Wort. Ich kann nur vor Schmerzen winseln.

Dann schließt sich seine Hand fest um mein Kleid und packt es hinten am Kragen.

Mit ganzer Kraft reißt er es mir vom Leib. Ich bin nackt bis auf die Unterhose.

Ich habe Angst. Und ich schäme mich aufs Äußerste.

Ich schlüpfe zwischen Sitz und Armaturenbrett, kauere mich

zusammen und zeige ihm den Rücken, um Schläge zu vermeiden und um mich nicht vor Passanten nackt zu zeigen, doch er quält mich weiter. Er schlägt mich auf Nacken und Rücken. Er packt mich am Kopf und zwingt mich, mich umzudrehen. Weitere Schläge verwandeln mein Gesicht in eine Maske aus Blut. Ich kann mich nicht wehren, ich schaffe es nicht, mich zu wehren. Ich fühle mich, als würde ich durchdrehen. Schließlich lässt er von mir ab: Er muss tanken.

Er hält an einer Tankstelle, steigt aus und trägt dem Tankwart auf, den Wagen vollzutanken.

Ich bin fast tot, doch ich weiß, dass ich keine andere Chance habe, mich in Sicherheit zu bringen. Ich nehme meine ganze Kraft zusammen und nutze den Augenblick, um langsam die Tür zu öffnen und hinauszukriechen.

Auf allen vieren überquere ich die Straße, so schnell es geht, ohne auf den Verkehr zu achten, und krabble in eine Autowerkstatt. Ich höre keine Schreie hinter mir: Bossi hat mich also nicht weglaufen sehen.

Ich krieche unter ein Auto mit geöffneter Motorhaube, und während dicke Öltropfen auf meine Haut klatschen, versuche ich, mich umzusehen. Meine Augen sind durch die Faustschläge geschwollen, und von meiner Stirn tropft Blut. Ich bin benommen und geplagt von starken Schmerzen. Meine nackte und verletzte Haut erleidet weitere Schrammen vom Boden, der mich fürchterlich kratzt, da ich auf so engem Raum vorwärtsrobben muss. Unentdeckt bleibe ich unter dem Auto.

Ich sehe zwei Beine, die näher kommen.

Sie sind mit einer blauen, sehr schmutzigen Arbeitshose bekleidet und bleiben am Garagenrolltor stehen.

Nun kann ich den Mann vollständig sehen, der dabei ist, die Werkstatt zu schließen.

Dann geht er eine Wendeltreppe hinauf und macht das

Licht aus. Sicher ist er der Besitzer der Werkstatt, und die Treppe führt in sein Haus.

Ich stehe auf, nackt wie ich bin, und bewege mich im Dunkeln vorwärts, während ich darüber nachdenke, was ich tun könnte.

Doch da geht das Licht ganz plötzlich wieder an, und vor mir steht ein junger Mann. Er ist, dunkelhaarig, schlank, auch er in Mechanikerkluft mit Ölflecken, und vor Verwunderung bleibt ihm der Mund offen stehen.

»Wer bist du? Wie bist du hier reingekommen?«, schreit er mich an.

Dann senkt er erschrocken die Stimme. »Raus! Geh! Scher dich sofort weg!«

Ich weine und flehe ihn an.

»Bitte, hilf mir doch! Gib mir was zum Anziehen!«

Ich kauere mich zusammen und halte die Arme gekreuzt, um meine Brüste vor seinen Blicken zu schützen.

Für einige Sekunden ist er wie weggetreten. Dann endlich bewegt er sich. Von einer Rolle reißt er ein paar Papiertücher ab und hält sie mir hin: Ich nehme sie nicht einmal.

»Gib mir den«, bitte ich ihn und deute auf einen Kittel, der ganz fettig ist vor Öl und an einem Haken hängt.

»Der ist ganz schmutzig«, erwidert der Junge.

»Gib ihn mir trotzdem.«

Er reicht ihn mir: »Zieh ihn an, aber geh dorthin zurück, wo du herkommst!«

Ich greife ihn am Arm.

»Ich kann nicht. Ich muss mich verstecken. Lass mich bitte wenigstens für eine Nacht hierbleiben!«

»Nein! Du musst gehen!«

»Dann bring mich nach Hause!«

»Bist du verrückt? Was soll ich denn meinem Vater sagen?«

Doch mein Weinen überzeugt ihn davon, dass ich alleine die

Werkstatt niemals verlassen werde. So weist er mich an, wenn auch zögerlich, auf ihn zu warten.

Ein paar Minuten später kommt er wieder herunter. Er trägt saubere Kleidung und lässt mich in ein Auto einsteigen.

Ich verstecke mich zwischen Vorder- und Rücksitz, aus Angst, Bossi könne irgendwo in der Nähe sein und mich sehen.

Ich gebe ihm die Adresse, und als das Auto anhält, weiß ich, wir sind da.

Ich danke dem Jungen und steige aus. Ich werde ihn nie wiedersehen.

Ich gehe hinauf in die Wohnung, säubere meine Wunden und ziehe mich zurück. Mein Kopf ist leer, ich bin nicht fähig, einen vernünftigen Gedanken zu fassen.

Der Schmerz, der mich einhüllt, ist zu groß.

Ich bin schutzlos, ich weiß nicht mehr weiter. Ich könnte zur Polizei gehen, aber niemand hat mir beigebracht, Schutz bei den Behörden zu suchen. Niemand. Mein einziger Zufluchtsort ist die Familie, und eben diese Familie weist mich zurück.

Als ich am nächsten Morgen aufstehe, liegt Clotilde noch im Bett, und Pino verlässt gerade das Haus.

Ich halte ihn auf. Weinend erzähle ich von der Entführung und den Misshandlungen. Ich bitte ihn inständig, mir zu helfen, doch er lässt sich nicht beirren.

»Ich muss gehen. Es ist schon spät.«

Ich wecke Clotilde nicht, denn tief in meinem Inneren weiß ich, dass sie reagieren würde wie Pino.

In den Jahren danach habe ich ausführlich über diese Herzlosigkeit nachgedacht und mich gefragt, woher sie wohl kam. Und ich bin zu dem Schluss gekommen, dass die Zeit, die wir im Heim verbracht haben, verheerende Auswirkungen auf unsere Psyche hatte. Anstatt bewusste und verantwortungsvolle

Erwachsene zu formen, werden in den Internaten Scheusale und Verhaltensgestörte geschaffen.

Aber an dem Morgen nach der Entführung bin ich noch weit von diesen Überlegungen entfernt. Ich weine, weil mich die beiden größeren Geschwister nicht an ihrer gegenseitigen Zuwendung teilhaben lassen. Pino beschützt Clotilde, sein Verhalten ist eher das eines Verliebten als das eines Bruders, auch wenn er kein bisschen eifersüchtig auf die Männer ist, die sie umgeben. Clotilde ist distanzierter, hegt jedoch große Bewunderung für Pino, da er es geschafft hat, sich weiterzubilden und es zu etwas zu bringen. Ich bin das fünfte Rad am Wagen, außerhalb ihrer Runde.

Plötzlich verspüre ich eine neue Art von Hass, ein Gefühl von Zurückweisung, das ich zuvor nicht kannte, totale Ablehnung ihnen gegenüber, gegenüber ihren Freunden und gegenüber der Komplizenschaft, die sie verbindet. Und um mich abzureagieren, den Kopf freizubekommen, fahre ich mit dem Mofa weg. Stundenlang fahre ich durch die Stadt, ohne Ziel und mit Tausenden von unterschiedlichen Gedanken, die mir im Kopf herumschwirren.

Ich weiß, dass ich die Wohnung und die Arbeit kündigen muss.

Mir wird klar, dass ich untertauchen muss. Aber ich weiß nicht wie. Dann treffe ich auf Cettina, eine ehemalige Schulkameradin, und halte an, um mit ihr zu sprechen. Vielleicht kann sie mir helfen, einen klaren Kopf zu bekommen.

»Setzen wir uns doch in das Café«, schlägt sie vor.

Ich berichte ihr von Bossi, von der ungeheuren Gewalt, von der Entführung. Ihre Reaktion kommt unerwartet: Cettinas Gedankengang ist nüchtern: »Du bist vergewaltigt worden? Du könntest schwanger sein. Benutzt er ein Kondom?«

Ich falle aus allen Wolken.

»Was ist ein Kondom?«

»Ist dein Zyklus regelmäßig?«

Diese neue Frage verwundert mich.

»Um ehrlich zu sein, ich habe meine Tage seit zwei Monaten nicht bekommen. Aber was soll die Frage?«

Cettina richtet die Augen gen Himmel und geht sofort mit mir in die Apotheke. Sie kauft mir einen Schwangerschaftstest und erklärt mir, wie er funktioniert.

In einer Bar gehe ich auf die Toilette, und gemeinsam warten wir auf einer Parkbank an der Uferpromenade das Ergebnis ab. Es wird innerhalb weniger Sekunden sichtbar.

Ich bin schwanger. Ich bekomme ein Kind.

Für mich ist es ein weiterer harter Schlag, vollkommen unerwartet.

»Und was soll ich jetzt machen?«

Die Worte meiner Freundin nehmen mir auch das letzte Fünkchen Hoffnung.

»Du musst dich Bossi anvertrauen. Du hast keine Familie, die dich unterstützt. Du hast keine vernünftige Arbeit, keine eigene Wohnung. Außerdem ist er der Vater der Kreatur, die in dir heranwächst …«

Er ist der Vater!

Diese Worte hallen noch lange danach in meinem Kopf wider. Schrecklich. Bossi ist der Vater des Kindes, das sich in mir bildet.

Verzweifelt gehe ich zurück nach Hause und werfe mich auf mein Bett.

Alles bricht über mich herein, und zwei Tage und zwei Nächte lang esse und trinke ich nichts.

Ich will niemanden sehen.

Ich will mich nur noch in Luft auflösen.

Am Nachmittag des dritten Tages klingelt es an der Tür.

Ich mache auf, und da steht Bossi mit einem Koffer in der Hand.

Vor Schreck zucke ich zusammen und fliehe in mein Zimmer, während Pino mit meinem Peiniger ein lockeres Gespräch beginnt.

Wenig später kommt Bossi zu mir und öffnet den Kleiderschrank.

Darin befinden sich meine und Clotildes Kleider. Ihre sind zahlreich und wunderschön, meine sind wenige und armselig: Bossi hat sie dauernd an mir gesehen und kann sie leicht unterscheiden. Er reißt sie heraus und schmeißt sie einfach in den Koffer.

»Wir machen jetzt einen Ausflug«, sagt er, »dein Bruder weiß Bescheid und ist einverstanden.«

Ich antworte ihm stotternd und starr vor Angst.

»Mit Ihnen will ich nirgendwohin.«

Doch er packt mich am Arm, und mit dem Koffer in der anderen Hand schleift er mich aus dem Zimmer. Pino steht unbeteiligt dabei.

»Pino!«, schreie ich flehend und schaue ihm in die Augen. »Ich flehe dich an! Sag ihm, er soll mich in Ruhe lassen!«

Aber er sagt gar nichts, und wieder hat Bossi das Wort.

»Dein Bruder und ich haben alles besprochen. Wir machen jetzt eine kleine Reise, und dann kommst du wieder zurück nach Hause.«

Im stillen Beisein von Pino schubst mich der Menschenschinder hinaus auf den Gang und schließt die Tür.

Wir gehen hinunter, auf der Straße steht einer der riesigen LKW, mit denen normalerweise landwirtschaftliche Produkte transportiert werden.

Er blockiert die ganze Spur, die Autofahrer hinter ihm hupen wütend. Doch Bossi scheint das nicht zu kümmern. Er öffnet die Wagentür und zwingt mich zum Einsteigen.

Dieser Mann hat seine Kriminaldelikte in aller Öffentlichkeit begangen: angefangen bei der Schlägerei mit Gianluca, bis hin zu meinen Entführungen. Dennoch ist niemand dazwischengegangen oder hat die Polizei verständigt. Ich lebe inmitten von Menschen, doch um mich herum befindet sich eine Wüste. Bewohnt von Blinden, die nicht sehen, und von Tauben, die nicht hören wollen.

Mutter und Sklavin zugleich

Von dem Moment an, da der LKW die Stadt verlässt, verschließe ich die Augen vor den zukünftigen Geschehnissen und lasse nur dem Albtraum der Gegenwart Raum. So wird es für eine lange Zeit sein.

Ich ertrinke in völliger Apathie, im tiefsten Dunkel meiner Seele. Ich sitze oben im Führerhaus und sehe Autos, Menschen, das Leben, das unter mir, außerhalb von mir, in vollem Gange ist. Und es ist, als würde nichts von alledem zu mir gehören. Als kämen diese Menschen und ich aus zwei völlig unterschiedlichen und unendlich weit voneinander entfernten Welten. Das Führerhaus ist ein undurchdringbares Gefängnis für mich. Verzweiflung und Angst ergreifen uneingeschränkt Besitz von mir und lähmen mich. So erging es mir auch, wenn die Ordensschwestern mich schlagen wollten. Die wenigen Schritte, die sie bis zu mir zurücklegen mussten, hallten in meinem Kopf wider. Jeder Schritt dauerte eine Ewigkeit, es schien, als wäre die Zeit stehen geblieben.

Bossi fährt schweigend Richtung Norden, auf einem unendlichen Asphaltband, und erst nach mehreren Stunden Fahrt hält er an einer Tankstelle. »Autogrill« steht auf den Schildern. Ein Ort, den ich nie zuvor gesehen habe, lebhaft und bunt, mit allem, was das Herz begehrt.

»Ich muss pinkeln«, sage ich widerspenstig.

»Dann geh.«

Doch sofort begreift er, dass ich auf Flucht aus bin, und folgt mir bis zur Toilette, wo er sich wie ein Wachmann vor die Tür stellt.

Zurück im LKW, warnt er mich vor. »Ab jetzt steigst du nicht mehr aus.«

Da ich aus Verzweiflung bitterlich weine, befiehlt er mir, nach hinten zu gehen und mich dort in eine Koje zu legen. Er ist gereizt und will mich aus den Augen haben.

Ich bitte ihn erneut, anzuhalten, denn ich kann den Urin nicht mehr unterdrücken. Aber er traut mir nicht. Er hält an, doch anstatt mich aussteigen zu lassen, nimmt er eine Plastikflasche und schneidet sie mit einem Messer in der Mitte durch.

»Pinkel hier hinein.«

Das Stück Plastik wird für die ganze Fahrt mein Nachttopf sein.

Es wird Abend, und weil ich mich nicht bewegen kann, beginnt mein Rücken zu schmerzen. Meine Beine sind steif. Mehrmals steigt Übelkeit in mir auf, bis ich mich schließlich übergeben muss. Doch selbst das überzeugt meinen Folterknecht nicht davon, eine Pause zu machen. Er gibt mir eine Schüssel.

»Übergib dich das nächste Mal da hinein.«

In der Nacht hält er an einer Tankstelle. Er steigt aus und sperrt mich in der Kabine ein. Ich bin gefangen. Aber auch wenn ich könnte, würde ich wirklich fliehen? Ich wüsste nicht wohin, in der Dunkelheit und an einem fremden Ort. Außerdem bin ich vor Angst wie gelähmt. Denn ich bin sicher: Wenn ich es wage und er mich dieses Mal wiederfindet, prügelt er mich zu Tode.

Also versuche ich gar nicht erst, zu entkommen, und warte auf seine Rückkehr.

Im LKW gibt es zwei Kojen, unser Nachtlager.

Am nächsten Tag geht die Fahrt Richtung Norden weiter. Die Landschaft unterscheidet sich immer mehr von meinem Sizilien.

Während der kurzen Pausen an Rastplätzen oder Tankstellen erfahre ich, dass Bossi eine ganze Menge Leute kennt. Alles LKW-

Fahrer: plumpe Anspielungen, schmutzige Witze, Schimpfwörter.

Er lässt keine Gelegenheit aus, mich zu bevormunden. Er bittet die anderen, ein Auge auf den LKW zu haben. Was so viel bedeutet wie: »Passt auf, dass das Mädchen nicht wegläuft.«

Ich sollte um Hilfe bitten, schreien, jemanden anflehen, mich zu befreien.

Aber ich kann nicht.

Meine Angst ist zu groß.

Nach achtundvierzigstündiger Fahrt fährt der LKW unter einem dunklen und verschleierten Himmel in einen kleinen Ort hinein und hält hupend vor einem Tor.

Ich bleibe in der Kabine, während Bossi aussteigt und mit einem großen und stämmigen Mann zu diskutieren beginnt. Es scheint, als würden sie sich kennen. Das Tor öffnet sich, und wir befahren ein weites Grundstück. In der Mitte erhebt sich eine große Villa.

Der Mann spricht italienisch, aber mit einer Färbung, die ich noch nie zuvor gehört habe.

Eine Frau, wahrscheinlich seine Ehefrau, kommt näher und bittet Bossi, mich in Empfang nehmen zu dürfen.

»Komm mit«, sagt sie zu mir, »nach der langen Fahrt willst du bestimmt ins Bad.«

Jetzt, da ich mich draußen bewege, merke ich, dass hier ein anderes Klima herrscht. Die Kälte trifft wie Stiche auf meine Haut, als sie unter mein leichtes Kleidchen kriecht.

Ich will mir den Schmutz, der sich im LKW auf meinem Körper angesammelt hat, abwaschen. Aber vor allem will ich den Kopf freibekommen. Deshalb halte ich im Bad nach der Badewanne Ausschau. Ich sehe keine und bemerke stattdessen ein tiefes Plastikbecken mit Löchern. Ich habe nie zuvor eine Dusche gesehen, finde aber heraus, wozu sie dient, als ich am

Wasserhahn drehe: Ich muss schnell wieder einen Schritt zurückgehen.

Als ich aus dem Badezimmer komme, gehe ich zu einem Tisch, auf dem ein Tablett voller Obst steht.

Die anderen unterhalten sich noch immer auf dem Vorplatz, ich nutze die Gelegenheit und nehme mir eine Banane.

Seit Tagen habe ich nichts gegessen und verschlinge sie gierig.

Als Bossi mit den Hauseigentümern hereinkommt, bietet die Frau allen Kaffee an, aber ich lehne ab. Eine Übelkeitsattacke überkommt mich, und ich muss erneut ins Bad rennen.

»Hast du dich übergeben?«, fragt mich die Frau danach.

Ich antworte nicht; stattdessen erzählt Bossi, dass ich mich seit unserer Abfahrt übergeben muss.

»Dann ist sie schwanger!«

Mein Peiniger reagiert nicht auf die Neuigkeit: weder freudig noch ärgerlich. Sein Gesicht verrät keinerlei Emotionen. Vielmehr verhält er sich, als sei ich für ihn schon so Belästigung genug.

»Komm mit«, befiehlt er mir.

Wir gehen hinaus, und er und sein Freund steigen in ein teures Auto. Ich setze mich nach hinten und höre, was sie reden. Während wir durch die Straßen einer großen Stadt fahren, beschließen sie, den LKW in ein Versteck zu bringen und ihn bei der Polizei als verschollen zu melden. Das ist ein eindeutiger Fall von Versicherungsbetrug.

»Steig aus.«

Wir stehen vor einem Hotel.

Bossi gibt mir den Koffer und bringt mich zur Rezeption.

Der Mitarbeiter scheint über unsere Ankunft Bescheid zu wissen, mein Entführer hält sich nicht lange auf.

»Warte hier auf mich. Ich komme gleich wieder.«

Bis er wieder auftaucht, werden zwei Wochen vergehen.

Der Portier klimpert mit einem Schlüssel.

»Zimmer dreihundertzwanzig, meine Dame.«

Ich bin wie benommen, dort in der Hotelhalle sitzengelassen, zurückgelassen an diesem fremden Ort inmitten unbekannter Leute.

Verdutzt wiederholt der Mann den Satz zweimal. Dann ergreift ein Kellner die Initiative und nimmt meinen Koffer.

»Ich begleite Sie auf Ihr Zimmer, meine Dame.«

Ich verstehe diese Worte nicht. Ich verstehe nicht, dass sie an mich gerichtet sind. Ich kann nicht glauben, dass sich jemand mit solchen Bezeichnungen und in einem so freundlichen Ton an mich wendet.

Dann endlich folge ich dem Kellner, der mich in ein warmes und helles Zimmer bringt, mit Ehebett, Fernseher und jeglichem Komfort.

Ich traue meinen Augen kaum.

Ich schließe mich im Zimmer ein und erkunde den Raum. Dabei fällt mir auf, wie rein, sauber und ordentlich er ist. Das große Fenster gibt sogar den wunderbaren Blick auf ein Stückchen Stadt frei.

Ich dusche mich und lege mich hin.

Ich werde warten und sage mir: Aber worauf nur?

In den folgenden Tagen entdecke ich viele Dinge, deren Existenz ich nicht einmal geahnt hatte: Doch es kostet mich Mühe, und mein fehlendes Wissen ist ein enormes Hindernis.

Am Morgen klopft jemand an die Tür, aber ich mache nicht auf, denn ich habe Angst, es könnte Bossi sein. Erst nach achtundvierzig Stunden – und sehr dezentem Türklopfen – klingelt das Telefon: Es ist der Empfangsmitarbeiter. Besorgt, weil man nichts von mir gehört habe, fragt er mich, ob alles in Ordnung sei.

»Alles bestens, danke.«

»Das freut mich. Ich muss Sie jedoch bitten, das Zimmer für

ein paar Minuten zu verlassen. Das Zimmerpersonal wird die Putzarbeiten so schnell wie möglich erledigen.«

Bei der Gelegenheit macht er mich darauf aufmerksam, dass sich im Erdgeschoss ein Restaurant befindet.

Ich gehe hinunter und betrete einen großen Saal, voll mit gedeckten Tischen.

Ich bin orientierungslos. Ich traue dem Ganzen nicht.

Es kommt mir alles »extrem« vor: Die Kellner extrem zuvorkommend, die Leute extrem elegant, die Einrichtung extrem schön. Da ich ja an Härte und Armut gewöhnt bin, erscheint mir sogar sündhaft, was ich sehe. Und mit meinem abgetragenen Kleidchen bin ich wahrlich nicht angemessen für dieses Ambiente. Doch es ist Mittagszeit, und das beißende Hungergefühl überwiegt.

Ich setze mich an einen Tisch, auf dem ein Blatt Papier mit der Aufschrift »Menü« liegt: Neugierig überfliege ich die Auflistung der Gerichte mit den komischen Namen. Wozu sie gut sein soll, ist mir ein Rätsel, und ein noch größeres Rätsel ist mir der Kellner, der still und leise an meinen Tisch gekommen ist.

»Das Fräulein hat gewählt?«

»Was gewählt?«, erwidere ich dumm.

Mein ganzes Leben lang wurde mir ein festes Menü aufgezwungen: Es gab entweder, was die Schwestern befahlen, oder Hiebe. Also sage ich nichts mehr.

Er bricht als Erster das peinliche Schweigen.

»Was darf ich Ihnen bringen?«

»Machen Sie einfach …«

Erst als ich die anderen Personen von meinem Tisch aus beobachte, wird mir der Sinn der Speisekarte klar: Sie wählen aus der Liste aus, was sie am liebsten möchten, und lassen es sich bringen.

So lerne ich etwas Neues und setze das Gelernte in die Praxis um. Tagelang vergnüge ich mich damit, die verschiedensten Spezialitäten zu bestellen. Sie sind alle ausgezeichnet. Und zum

Geschmack kommt noch eine besondere Befriedigung hinzu. Immer musste ich dienen. Nun werde ich bedient.

Nur ein einziges Mal verlasse ich aus Neugierde das Hotel und bereue es sofort.

Kaum setze ich einen Fuß auf den kleinen eleganten Vorhof des Hotels, da überfällt mich die Kälte. Ich gehe ein paar Schritte und stürze zu Boden. Ich habe nicht die passende Kleidung für dieses Klima. Ebenso wenig habe ich das nötige Schuhwerk, um die dünne Eisplatte auf dem Kopfsteinpflaster zu zertreten. Ich rapple mich wieder auf, gehe schnell wieder zurück in das Hotelzimmer und schwöre mir, dass ich es nur noch für das Zimmermädchen und zum Essen verlassen werde.

Außerdem muss ich auf mich achten.

Ich bin schwanger und von Schwangerschaftsbeschwerden geplagt. Zu Übelkeit und Erbrechen kommt der Hunger, der mich meist am Nachmittag überfällt. Ich habe kein Geld, um etwas zu kaufen, und erst nach einigen Tagen finde ich den Mut, mir ein paar Scheiben Brot mit aufs Zimmer zu schmuggeln, die vom Mittagessen übrig sind. Natürlich gebe ich acht, dass es niemand bemerkt.

Nun geht es mir gut.

Dieses Leben ist ungewiss, aber um mich herum sind alle freundlich.

Außerdem bin ich allein. Sozusagen frei.

Eines Abends – ich bin schon im Bett – bekomme ich einen Anruf des Nachtportiers.

»Meine Dame, Ihr Ehemann ist auf dem Weg hinauf zu Ihnen.«

Ich werde bleich, doch noch bevor ich irgendetwas tun kann, steht er schon im Zimmer.

Bossi fragt nicht, wie es mir geht, und erkundigt sich nicht nach der Schwangerschaft.

Er legt sich ins Bett, vergeht sich an mir, während ich, seine Gefangene, alles schweigend ertrage.

Am nächsten Morgen duscht er und geht wieder, mit den Worten: »Ich komme wieder.«

Doch auch diesmal werden viele Tage vergehen, bevor er sich erneut blicken lässt.

Während seiner Abwesenheit werde ich plötzlich krank.

Schüttelfrost breitet sich mit eiskalten Schauern über meinen Rücken aus, ich spüre, dass ich sehr hohes Fieber habe, ich fantasiere, weiß nicht mehr, wo ich bin.

Als ich aufwache und langsam wieder zu Bewusstsein komme, bemerke ich, dass ich mich – allein – in einem großen Raum mit etwa zwanzig Betten befinde. Das kann nur ein Krankenhaus sein, was mir der Arzt, der das Zimmer betritt, bestätigt. Er sieht mich lächelnd an.

»Ich bin froh, dass Sie wieder wach sind!«

»Was ist passiert?«, frage ich mit dünner Stimme.

»Sie wurden vom Hotel hierhergebracht. Von dort hat man den Krankenwagen gerufen. Sie schwebten in Lebensgefahr. Sie waren bereits drei Tage lang nicht bei Bewusstsein.«

Ein Gedanke durchzuckt mich.

»Das Kind!«

Der Arzt nimmt meine Hand und beruhigt mich:

»Keine Angst. Sie und das Kind sind beide außer Gefahr. Sie hatten sich eine schlimme Lungenentzündung eingefangen, die wir aber in den Griff kriegen werden. Bezüglich der Schwangerschaft haben wir die notwendigen Tests durchgeführt: Alles in Ordnung. Ruhen Sie sich jetzt einfach nur aus, ja?«

Ich nicke und folge ihm mit meinem Blick, während er den Raum verlässt.

Dann kommen die Krankenschwestern, und mir wird klar, dass ich mich auf der gynäkologischen Station befinde.

Die Wörter »Mama« und »mein Kind« dringen hier häufig an mein Ohr und bringen mich zum Nachdenken.

Allmählich bekomme ich ein Gefühl für meinen schwangeren Zustand. Jedes Mal wenn der Arzt nach mir sieht, lasse ich mir Informationen und Ratschläge geben.

»Ich bin unruhig, Herr Doktor. Ich habe Schmerzen im Bauch, wie Stöße von innen …«

Er lächelt wohlwollend. »Das Kind tritt. Ein sehr gutes Zeichen: Das heißt, es geht ihm gut. Nur wenn Sie nichts spüren, besteht Grund zur Beunruhigung.«

In mir drin ist also ein kleines Ding, das sich bewegt.

Dieser Gedanke erweckt unbeschreibliche Gefühle in mir.

Ich war selbst einmal ein kleines Mädchen, und jetzt trage ich ein Kind in mir.

Ich versuche es mir vorzustellen, wie es zusammengekauert in meinem Bauch liegt, und empfinde unsagbare Zärtlichkeit. Es gelingt mir nicht, ihm ein Aussehen zu verleihen, ich bin nur gerührt.

Neue Sorgen überkommen mich: Was wird aus mir werden? Was wird aus ihm werden? Wie und wo wird mein Leben weiter verlaufen? Wer wird es in der Hand haben? Dieser Unmensch, der nach zwei Wochen nur aufgetaucht ist, um Besitz von mir zu ergreifen, ohne sich um meinen Zustand, um meine Gesundheit zu kümmern? Dieser Mann, der mich nicht einmal im Krankenhaus besucht hat, obwohl er wusste, dass ich in Lebensgefahr schwebe?

Unglücklicherweise wird durch den Krankenhausaufenthalt meine prekäre Lage erst richtig deutlich.

»Sie sind in einem extremen Erschöpfungszustand zu uns gekommen«, sagt der Arzt: »Wir pflegen Sie gesund, so gut es geht, doch zu Hause müssen Sie mehr essen. Sie müssen ein paar Kilo an Gewicht zulegen. Für Ihr Wohlergehen und das Ihres Kindes. Verstehen Sie?«

Ich verstehe durchaus. Aber wie soll ich ihnen erklären, dass ich keinen Cent in der Tasche habe?

Als keine Ansteckungsgefahr mehr besteht und ich von der Isolierstation in die Abteilung für Schwangere verlegt werde, schäme ich mich noch mehr. Im Vergleich mit den anderen Patientinnen bin ich immer unterlegen.

Meine Bettnachbarinnen tragen Nachthemden, die für meinen Geschmack äußerst elegant sind, während ich ein unförmiges, riesiges Hemd anhabe, das mir vom Krankenhaus zur Verfügung gestellt wurde. Auf ihrem Nachttisch stehen die verschiedensten Dinge, angefangen bei Feuchttüchern bis hin zu Süßigkeiten, während mein Nachttisch einer Wüste gleicht. Vor allem die Frauen, die mit mir eingeliefert wurden, bekommen regelmäßig Besuch von ihren Verwandten, von denen sie mit Zuwendung und Aufmerksamkeiten überschüttet werden. Todtraurig und neidvoll beobachte ich dieses Schauspiel. Derartige Äußerungen der Zuneigung werden mir vollkommen verweigert.

Doch das Schlimmste kommt, als ich wieder gesund bin.

»Frau La Spina, Sie sind entlassen!«

Mit diesen Worten gibt die Oberschwester den werdenden Müttern die Erlaubnis, nach Hause zu gehen. Daraufhin freut sich die Frau, der diese Zauberworte gelten, zieht sich an und macht sich für die Entlassung bereit. Ein Vater, ein Ehemann, eine Schwester sind auf dem Weg, um sie abzuholen.

»Frau La Spina, Sie sind entlassen!«

Heute bin ich also an der Reihe. Aber ich weiß nicht, was ich tun soll. Ich habe nichts zum Anziehen. Ich weiß nicht, wohin ich gehen soll.

Also bleibe ich in meinem Bett, und als die Krankenschwester zur Mittagszeit wieder vorbeikommt, dringt ihre erstaunte Stimme an mein Ohr.

»Wie jetzt? Sie sind noch immer hier? Ziehen Sie sich an. Sie müssen nach Hause. Eine neue Patientin wartet auf Ihr Bett.«

Ich schäme mich für meine Armut und vor den Blicken der anderen Krankenhauspatientinnen. Aber ich versuche, Zeit zu gewinnen.

»Mein Mann kommt von weit her. Es wird etwas dauern …«

»Darüber muss ich den Doktor informieren. Wie lange wird Ihr Mann denn ungefähr brauchen? Eine halbe Stunde? Eine Stunde?«

Mir fällt nichts ein, und ich frage, ob ich telefonieren dürfe.

So schade ich mir selbst und rufe in der Firma in Catania an.

Bossi geht selbst ans Telefon.

»Ich bin entlassen. Ich habe nichts zum Anziehen und weiß nicht, wie ich ins Hotel kommen soll.«

»Ich kümmere mich gleich darum«, antwortet er kalt und legt auf.

Die Zeit verstreicht, und das Krankenhauspersonal fragt nicht mehr nach. Ärzte und Krankenschwestern schauen mich lediglich missbilligend an. Und bei jedem Schichtwechsel sind sie erstaunt, wenn sie mich noch immer dort antreffen.

Zum Glück verweigern sie mir das Essen nicht, und so schlage ich mich noch einen weiteren Tag durch, bis ein untersetzter Mann mit dunklen Haaren und einem Koffer in der Hand den Gang betritt.

Alles an ihm wirkt ungehobelt und unangenehm.

Ich habe ihn noch nie gesehen, doch Bossi muss ihn gut vorbereitet haben, denn er erkennt mich.

»Gehen wir«, sagt er in tiefstem Sizilianisch. »Ich soll dich wegbringen.«

Im Koffer befindet sich mein einziges Kleid, das ich trage, seit ich im Norden angekommen bin, sowie meine Schuhe und mein Personalausweis. Man verschreibt mir Medikamente, empfiehlt mir, sie zu den vorgeschriebenen Uhrzeiten einzunehmen und mich regelmäßig von einem Gynäkologen untersuchen zu lassen.

Dass ich die Medikamente nicht einnehmen und auch nicht zu einem Gynäkologen gehen werde, versteht sich von selbst. Ich weiß nicht einmal, was ein Gynäkologe ist.

Ich ziehe mich an und folge meinem Begleiter. Ich habe nicht die leiseste Ahnung, wohin er mich führt. Ich weiß nur, dass ich in Vicenza bin, das habe ich in einem Hotelprospekt gelesen.

Es folgen sehr turbulente Monate. Ich bin unsicher, denn ich bin in der Hand von Personen, die ich nie zuvor gesehen habe, und wurde meines ganzen Lebens beraubt.

»Ich bringe dich zu mir nach Hause«, sagt der Mann, der mich im Krankenhaus eingesammelt hat. »In ein paar Tagen holt Bossi dich wieder ab. Ich wohne mit meiner Frau hier in Vicenza in einer Wohnung.«

Schweigend folge ich dem Mann zu ihm nach Hause.

Die Wohnanlage ist elegant und die Wohnung geschmackvoll eingerichtet, aber es herrscht furchtbare Unordnung. Wer in diesen vier Wänden lebt, hat wohl keine Zeit oder Lust, seine Sachen aufzuräumen.

»Das ist die Frau von meinem Freund. Gib ihr ein Zimmer, bis er kommt.«

Die Ehefrau des Sizilianers nickt und bringt mich in ein geräumiges Zimmer mit einem großen Ehebett.

Dann kocht sie Mittagessen für alle.

Sie ist jung und attraktiv, hat wohlgeformte Rundungen und lange schwarze Haare. Sie trägt teure Kleider und Schuhe mit hohen Absätzen, auch während sie am Herd herumwuselt, und ist auffällig geschminkt.

Sie spricht ein Mischmasch aus Italienisch und einem örtlichen Dialekt, und ich verstehe nicht alles, was sie sagt. Sie dagegen schnappt das Sizilianisch ihres Ehemannes mühelos auf und versucht, ihm alles recht zu machen.

Erst später werde ich erfahren, dass die beiden gar nicht verheiratet sind. Er, Bossis Freund, hat seine Ehefrau und vier Kinder in Catania. Das ist seine Geliebte.

Nach dem Essen mache ich in der Küche sauber und schließe mich in mein Zimmer ein.

Aus meinem Fenster kann ich ein ganzes Stück Stadt und eine große, erhabene Kirche ganz in der Nähe sehen.

Diese Kirche wird in den sechs Monaten, die ich bei dem Sizilianer verbringe, mein Hauptanziehungspunkt.

Ich höre das Glockengeläut, lausche der heiligen Musik, die durch ihre Mauern dringt, beobachte die Gläubigen, wie sie in Scharen in die heilige Messe strömen. Eine ganze Menge, vor allem sonntags. Auch ich würde gerne hingehen.

Aber ich gehe nicht.

Ich stehe mit Gott auf Kriegsfuß, weil er mich im Stich gelassen hat. Das gleiche Gefühl, im Stich gelassen zu sein, empfinde ich gegenüber meinen verstorbenen Geschwistern, die mich vom Jenseits aus nicht beschützen. Vielleicht hat Gott ja trotzdem einen Plan für mich, vielleicht hat mein Leiden einen Sinn, den ich noch nicht kenne. Also lege ich mein Schicksal wieder in seine Hände. Aber muss das Kind in meinem Bauch wirklich mein Schicksal teilen?

In der Wohnung mache ich mich nützlich, indem ich beim Kochen helfe und putze.

Der Sizilianer ist fast immer weg. Er bleibt ein paar Tage und verschwindet dann für Wochen. Seine Frau geht jeden Tag arbeiten, zu unregelmäßigen Uhrzeiten und immer sehr elegant gekleidet, und nie ohne mich vorher zu bitten, die Wohnung aufzuräumen.

So entdecke ich einen großen Schrank, randvoll mit auffälligen, farbenfrohen Kleidern, zusammen mit denen, die auf dem Bett und über die Stühle verstreut herumliegen. Sie zieht sich ständig um, ist immer in Eile, lässt Kleidungsstücke und Schuhe liegen, wo sie gerade geht und steht. Schuhe! Sie hat Dutzende von Schuhen, allesamt wunderschön, ich ordne sie sauber links und rechts den Gang entlang an. Ich kämme die einzelnen Perücken in den unterschiedlichsten Haarfarben. Und ich lege Strümpfe und Unterwäsche zusammen. Weiße, schwarze, rote oder auch Netzstrümpfe. Und bei vielen der Wäscheteile habe ich keine Ahnung, wie man sie trägt. Ich male mir die unterschiedlichsten Gewohnheiten der Wohnungsinhaberin aus und frage mich, welcher Arbeit sie wohl nachgehen mag. Noch ahne ich es nicht.

Schon bald beginne ich mich zu langweilen.

Ich bin immer eingeschlossen in der Wohnung, immer und ausschließlich mit Hausarbeit beschäftigt. So fange ich an, Tagebuch zu führen, schildere den Seiten mein Leiden und meine Einsamkeit und erinnere mich an die unbeschwerten Stunden mit Gianluca zurück.

Es macht mich wütend, an das glückliche Leben mit meiner verlorenen Liebe zurückzudenken, es macht mich wütend, dass ich wegen Bossis Gewalttätigkeit darauf verzichtet habe.

Es scheint, als wäre schon ein Jahrhundert vergangen, und dass die Zeit vergeht, ist deutlich an meinen Kleidern zu erkennen: Sie werden mir langsam zu eng. Die Frau des Sizilianers bemerkt es und schafft Abhilfe.

»Nimm dieses weite Hemd. Und einen Pullover zum Unterziehen. Schöne Sachen, oder?«

Diese Kluft werde ich die ganze restliche Schwangerschaft über tragen.

Eines Tages zur Mittagszeit höre ich draußen im Treppenhaus die Stimmen von Bossi und seinem Freund.

Ich beginne zu zittern, ahne das Allerschlimmste, doch er

berührt mich nicht einmal mit dem kleinen Finger. Er setzt sich in die Küche und unterhält sich mit dem Wohnungsbesitzer und seiner Frau, als wäre ich gar nicht da.

Am späten Nachmittag gehen wir alle zusammen in eine Bar gleich in der Nähe. Ich gehe so, wie ich sonst auch im Haus gekleidet bin, ohne etwas überzuziehen und mit meinen für das Klima ganz ungeeigneten Schuhen. Die Bar ist groß und elegant: Ein langer Tresen und ein Raum mit vielen Tischen. Frauen, die alle geschminkt sind, sprechen miteinander im Dialekt und machen einen sehr edlen Eindruck. Meine einfache Kleidung passt ganz und gar nicht zur Eleganz, die hier herrscht. Alle Frauen tragen Pelz, die Männer schwere Mäntel. An ihren Füßen haben sie Stiefel. Ich bin verschüchtert.

Meine Begleiter setzen sich an einen Tisch und lassen mich allein am Tresen stehen, und ich, in meinem dürftigen Kleidchen, versuche mein Frösteln zu unterdrücken. Ich weiß nicht, mit wem ich sprechen und was ich tun soll.

»Du bist nicht von hier. Woher kommst du?«

Die Frau an der Kasse hat mir die Frage in einem freundlichen Ton gestellt.

»Ich komme aus Catania.«

»Ach, deshalb bist du so leicht angezogen! Und auch noch schwanger. Bei dieser Kälte so herumzulaufen … Hier, du brauchst etwas Warmes …«

Sie stellt mir einen Cappuccino hin, der mir den Magen etwas erwärmt.

Ich lasse meinen Blick schweifen, und dabei fällt mir ein seltsames Treiben auf.

Diese vornehmen Herren gehen erst an die Tische, wenn die Frauen Platz genommen haben: Nach einem kurzen Wortwechsel verlassen sie die Bar gemeinsam. Und sie duzen sich. Ich bin die Einzige, die jeden siezt.

Aber ich habe keine Zeit, weiter darüber nachzudenken, denn Bossi gibt mir ein Zeichen, und wir gehen.

Am Abend nehme ich meinen ganzen Mut zusammen und mache ihm im Schlafzimmer meine Situation deutlich.

»Sie müssen sich um mich und um das Kind, das ich erwarte, kümmern, denn ich habe keinen Cent. Ich muss von einem Arzt untersucht werden, um sicherzugehen, dass die Schwangerschaft gut verläuft. Ich brauche ein paar dicke Kleider und Stiefel. Und ich möchte einen kleinen Betrag für meine Bedürfnisse.«

Ich verlange nicht viel, doch diese Worte sind genug, um meinen Entführer auf die Palme zu bringen.

Er antwortet nicht und versucht mich zu packen. Ich schubse ihn weg und fliehe in die Küche.

Er holt mich ein, ergreift mich und schleift mich wieder ins Schlafzimmer zurück, während ich wie verrückt schreie.

Mein Widerstand macht ihn rasend, und er beginnt, mich zu schlagen: Auf den Kopf, die Arme, überallhin.

Um das Kind zu schützen, beuge ich mich Richtung Boden und wende ihm den Rücken zu, auf den er erbarmungslos eintritt. Er hört erst auf, auf mich einzuschlagen, als er kaum noch Luft bekommt. Und ich gleite unter entsetzlichen Schmerzen zu Boden.

Doch es ist noch lange nicht vorbei, denn dieser Mann kennt kein Erbarmen.

Er schmeißt mich aufs Bett und vergewaltigt mich.

Von ihrem Zimmer aus können die anderen meine Schreie und das dumpfe Geräusch der Stöße hören, aber sie rühren keinen Finger.

Am nächsten Morgen sagt Bossi das Übliche.

»Ich komme gleich wieder.«

Und er macht sich aus dem Staub, ohne mir einen Cent dazulassen.

Tagelang werde ich wegen seiner Hiebe weder sitzen noch laufen können.

Eines Mittags bittet mich die Frau des Sizilianers, mit ihr die Einkäufe zu erledigen, und auf dem Rückweg gehen wir in die übliche Bar. Dort stellt sie mich vier verschiedenen Männern vor, die mich herzlich begrüßen.

Sie spricht ganz frei, vielleicht weil sie weiß, dass ich den Sinn ihrer Wörter nicht verstehe.

»Jetzt ist sie noch schwanger. Dann, nach der Schwangerschaft …«

Der Satz schießt mir ins Ohr, aber ich verstehe nicht.

Schüchtern, wie ich bin, frage ich nicht näher nach und nehme die Komplimente ihrer Freunde schweigend an.

Am Abend desselben Tages beschließe ich entmutigt, mir in der Kirche Kraft zu holen.

Auf der vereisten Straße rutsche ich ständig aus und kann mich nur mühsam auf den Beinen halten, aber ich erreiche mein Ziel. Ich versinke im Gebet und flehe den Herrn an, er möge mir ein Zeichen seiner Nähe, seines Wohlwollens schicken. Vor allem nun, da wir zu zweit sind, solle er mich und das Kind beschützen. Ich hoffe auf eine Stimme von oben, tatsächlich fühle ich mich ermutigt. So sehr, dass ich sitzen bleibe und nachdenke, bis die Kirche geschlossen wird.

Als ich jedoch wieder auf die Straße trete und versuche, sie zu überqueren, stürze ich schwer und werde beinahe von den fahrenden Autos überrollt.

Benommen komme ich wieder auf die Beine. Ein junges Paar bleibt stehen, um mir zu helfen.

»Geht es dir gut?«

»Ja …«, stammle ich.

»Wenn du uns sagst, wo du wohnst, bringen wir dich nach Hause.«

Das sagt sich so leicht! Ich schaue meine Helfer ratlos an. Ich weiß nicht, wie die Leute heißen, die mich beherbergen, in welcher Straße sie wohnen, und so durcheinander, wie ich bin, schaffe ich es nicht einmal, den kurzen Weg wiederzufinden, den ich bis zur Kirche gegangen bin.

Die beiden bemerken meinen Zustand und beruhigen mich. »Mach dir keine Sorgen. Erst einmal kommst du zu uns.«

So führen sie mich zu sich nach Hause.

Die Wohnung ist nicht weit entfernt. Sie ist klein, aber sehr wohnlich. Sie legen mich auf das Sofa, geben mir etwas zu essen und sagen mir, ich solle mich ausruhen. Das lasse ich mir nicht zweimal sagen und schlafe tief und fest ein.

Als ich aufwache, frage ich die beiden nach ihren Namen. Er heißt Moreno, sie Marta. Sie kommt aus Spanien, ihre Schwangerschaft ist schon weit fortgeschritten: Zwischen uns beiden entwickelt sich sofort eine schöne Freundschaft.

Ich bleibe eine Woche bei dem Paar zu Gast und fühle mich rundum wohl. Dann, eines Tages, bittet Marta mich, mit ihr das Haus zu verlassen.

»Es ist besser, wenn du etwas Luft schnappst und den Kleinen ein bisschen atmen lässt. Komm, wir gehen zu Moreno. Dort, wo er arbeitet, ist es schön. Ich bin sicher, es wird dir gefallen!«

Nach kurzer Zeit erreichen wir die übliche Bar, und so finde ich überrascht heraus, dass Moreno einer der Söhne der Frau an der Kasse ist. Ihr, der liebenswürdigen Frau, die mir bei meinem ersten Besuch einen Cappuccino angeboten hat, gehört das Lokal.

Wie es der Zufall will, gehen wir genau in dem Moment durch die Tür, als die Frau des Sizilianers herauskommt: Sie sieht mich und macht mir Vorwürfe, auch wenn sie sich keineswegs – wie ich an ihrer Stimme erkenne – Sorgen um meine Gesundheit macht.

»Wo bist du die ganze Zeit über gewesen? Warum bist du weggegangen, ohne Bescheid zu sagen?«

Ich erkläre ihr, was geschehen ist. Nachdem ich mich schweren Herzens von Marta und Moreno verabschiedet und mich bei ihnen bedankt habe, bin ich wieder zurück in der Wohnung meiner Aufpasserin.

Es war nur ein kurzer Traum, sage ich mir.

Nun geht es wieder zurück zur harten Realität.

Die Mutter der Wohnungsinhaberin ist eine ältere und einfache Frau, die ihre Tochter ab und an besucht, um zu sehen, ob sie irgendetwas braucht.

Sie ist es auch, die mir einige Tage später die Augen öffnet.

Wir haben uns sofort angefreundet. Genau wie Marta und Moreno ist sie ganz normal und behandelt mich ganz normal.

Wir leisten uns sehr gerne Gesellschaft, und eines Morgens seufzt sie: »Ich wäre froh, wenn nicht sie, sondern du meine Tochter wärst!«

Ich sehe sie erstaunt an. »Aber nein! Sie ist doch eine so hübsche und edle Frau! Schätzen Sie sich nicht glücklich, dass sie Ihre Tochter ist?«

Sie schüttelt den Kopf.

»Weißt du, warum sie immer so elegant ist? Weißt du, welcher Tätigkeit sie nachgeht und welche Bars sie besucht?«

»Nein.«

»Sie ist eine Nutte! In den Bars trifft sie ihre Kunden. Dann geht sie mit ihnen für Geld ins Bett!«

»Wirklich?«, frage ich naiv.

Die alte Frau sieht mich mitleidig an: »Wo hast du nur bisher gelebt?«

Sie erklärt mir, dass der Sizilianer der Zuhälter ihrer Tochter sei: Wenn er nach Vicenza kommt, liefert sie ihm einen beträchtlichen Teil ihres Verdienstes ab.

Die Frau spricht nun mit gebrochener Stimme.

Das Schicksal ihrer Tochter bricht ihr das Herz.

Doch auch ich verfalle sofort in Panik, denn langsam begreife ich, was vor sich geht.

Ich muss an den Satz denken: »Jetzt ist sie noch schwanger. Dann, nach der Schwangerschaft ...« Mir wird klar, dass mich Bossi und der Freund mit der Geliebten zur Prostitution zwingen wollen. Sie haben meine ganze Zukunft bereits beschlossen, und ich dummes Ding habe nicht durchschaut, dass alles geplant war.

Die Entführung in eine weit entfernte Stadt und die Überführung in den Norden, in eine fremde und kalte Gegend. Die grundlose, einschüchternde Gewalt. Der relative Wohlstand im Haus des Zuhälters, seine Lebensgefährtin, die mir die prunkvollsten und verlockendsten Seiten dieses Lebens aufzeigt: schöne Kleidung und leichtes Geld. Es war alles zurechtgelegt.

Sogar mein Aufenthalt bei Marta und Moreno kommt mir jetzt verdächtig vor: Er ist der Sohn der Inhaberin der Bar, dieser nach außen hin so netten Frau, die in Wirklichkeit schmutzigen Menschenhandel betreibt. Alles geschah aus reiner Absicht hinter meinem Rücken, um mich fertigzumachen, mich zu einer Sklavin zu machen. Verzweiflung steigt in mir hoch. All die Versprechen, die ich mir selbst während meiner Jahre im Heim gegeben habe, sind zerbrochen. Ich habe mir geschworen, dass mich nie wieder irgendjemand schlagen würde, dass mich niemand misshandeln würde, dass meine Kinder eine ganz andere Mutter als die meine haben würden. Von wegen. Sie schlagen mich. Sie vergewaltigen mich. Sie wollen mich zur Prostitution zwingen. Bitterlich betrachte ich die Ähnlichkeiten zwischen meiner Mutter – der »Dame« – und der Frau des Sizilianers. Im Grunde bin ich genau in die Welt zurückgekehrt, aus der ich kam.

Am Boden zerstört, schließe ich mich in mein Zimmer ein. Ich will nicht mehr hinaus, ich will niemanden mehr sehen. Ich hasse sie. Ich hasse die Frau aus dem Norden, ich hasse ihre unschuldige Mutter, ich hasse Bossi und seinen Freund, ich hasse die Leute, die draußen vorübergehen, und ich hasse die Kirche, die man vom Fenster aus sieht. Und vor allen Dingen hasse ich Gott, der mir fern ist und der Augen und Ohren vor meinem Schmerz verschließt.

Zwei Tage lang verbarrikadiere ich mich im Schlafzimmer, verrichte mein Geschäft regelmäßig auf dem Fußboden. Die Aufforderungen des Sizilianers und seiner Frau, ich solle die Tür öffnen, gehen ins Leere. Doch dann kommt Bossi. Er schreit, macht fürchterlichen Krach, schlägt so lange mit Händen und Füßen gegen die Tür, bis er sie niederreißt. Dann lässt er seinen ganzen Zorn an mir aus: Irgendwann bin ich nur noch ein einziger Blutklumpen. Er zwingt mich, mich zu fügen.

Ich bin seine Sklavin.

Er ist mein Gebieter.

Ihm habe ich zu gehorchen.

Die Medikamente, die mir von den Ärzten im Krankenhaus verschrieben wurden, habe ich nicht genommen. Ich war nie beim Gynäkologen. Ich habe die Monate der Schwangerschaft nicht gezählt. So bin ich vollkommen unvorbereitet, als der Moment gekommen ist.

Ich habe starke Schmerzen im Bauch, fühle mich schlecht.

»Hilfe! Hilf mir bitte!«

Die Frau des Sizilianers ruft einen Krankenwagen, und ich werde eingeliefert.

Der Arzt macht mir Vorwürfe, da der Geburtstermin eigentlich schon einige Zeit überschritten ist, aber dann sind alle sehr aufmerksam und bemüht.

»Wir müssen das Kind sofort holen«, sagen sie.

Da ich vor Angst schreie und weine, beruhigen sie mich und erklären mir, was ich tun muss und wie man richtig atmet, um den Schmerz so gut wie möglich zu überstehen.

Als der Kleine zur Welt kommt, legen sie ihn mir für einen kurzen Moment in die Arme.

Meine Augen füllen sich mit Tränen. Ich verspüre ein unglaubliches Gefühl des Glücks und der Freude. Dieses kleine Wesen ist geboren, nachdem es eine lange Zeit in meinem Bauch verbracht hat. Und es ist mein Sohn, mein Sohn!

»Wie soll er denn heißen?«

»Emanuele«, antworte ich, ohne zu zögern. Ich habe den Namen schon vor Monaten ausgewählt. Was den Nachnamen betrifft, so gebe ich ihm natürlich meinen. Niemals soll Emanuele mit dem Nachnamen des Mannes, der mich missbraucht hat, um die Welt reisen.

Als im Kreißsaal alles beendet ist, bringen sie das Kind auf die Säuglingsstation und legen mich zu den Wöchnerinnen. Sie fragen nach meinen persönlichen Sachen, und ich antworte peinlich berührt, dass ich nichts hätte. Erst da erkennen sie mich wieder: Ich bin das arme Mädchen, das vor Monaten mit einer schlimmen Lungenentzündung eingeliefert worden war. Sie helfen mir und kümmern sich, ich weiß nicht wie, um alles Nötige. Dafür werde ich immer dankbar sein.

Im Krankenhaus empfinde ich großes Glück, aber gleichzeitig schäme ich mich. Das Glücksgefühl kommt jeden Morgen zusammen mit dem Schreien der Neugeborenen, das vom Ende des Korridors zu hören ist.

Die Krankenschwester schiebt die Kinder – sauber, duftend, gewickelt – in Zweierreihen angeordnet in einem Wagen und fragt jede von uns, ob sie sich zutraue, ihr Kind zu stillen.

»Sicher!«, antworte ich glücklich und lege das Kind an die Brust, um es zu ernähren, zu liebkosen. Es sind einzigartige

Momente, die mir mein ganzes Leben lang an dunklen Tagen Trost spenden werden, wenn ich mich an sie zurückerinnere.

Jedoch steigt die Scham für mein Elend rot in meinen Wangen auf.

Ich benötige eine Milchpumpe und bekomme die Erlaubnis, die des Krankenhauses zu benutzen.

Ich benötige ein Bauchband, mit dessen Hilfe sich die inneren Organe zurückbilden und ohne das keine Mutter nach der Geburt aufstehen kann. Ich bitte eine Krankenschwester, mir auf ihre Kosten eines zu besorgen. Ich werde ihr das Geld zurückzahlen, wenn ich das Krankenhaus verlasse.

Ich brauche einen Morgenmantel, denn ich trage nur das weiße durchsichtige Nachthemd, das mir vom Krankenhauspersonal gegeben wurde. Doch niemand schenkt mir einen, und unter enormer Verlegenheit zwinge ich mich dazu, trotzdem den Korridor entlangzugehen, um meinen Sohn sehen zu können.

Vor allem brauche ich Hilfe, wie es auch am Tag der Entlassung der Fall war. Ich bin unvorbereitet, allein, ohne finanzielle Mittel, ohne Kleidung für mich und meinen Sohn. Ich will nicht ins Haus der Prostituierten zurück, aber ich habe nicht die geringste Idee, wohin ich gehen könnte. Ich habe nur eine Möglichkeit: Ich rufe so oft in Catania an, bis ich Bossi erreiche.

Drei Tage später kommt er und betritt das Zimmer wie eine Furie, brüllend.

»Wer hat dir gesagt, dem Kind den Namen zu geben? Das war meine Aufgabe! Ich musste mit diesen Leuten streiten, damit sie den, den du ihm gegeben hast, zurückziehen. Der Kleine wird meinen Vor- und Nachnamen tragen!«

Die Szene wird mit Erstaunen und auch mit Belustigung von der gesamten Station verfolgt. Ich schäme mich für das Verhalten des Mannes, der trotz allem immer noch der Vater meines Kindes ist. Aber es missfällt mir noch mehr, dass das Kind seinen abstoßenden Namen – Matteo – und seinen Familiennamen tragen wird.

»Hören Sie auf, sich auf eine so unzivilisierte Art und Weise aufzuregen. Haben Sie die Babykleidung für den Kleinen gekauft?«

Nur dem Arzt gelingt es, Bossi zum Schweigen zu bringen. Und als er gesteht, dass er mit leeren Händen gekommen ist, schickt der Arzt ihn in die Stadt, um etwas zum Anziehen zu besorgen.

Am nächsten Morgen werde ich nach einer Besprechung zwischen Kinderarzt, Säuglingsschwester und frischgebackenen Eltern, der beizuwohnen sich Bossi weigert, entlassen.

Während der Besprechung bekomme ich viele nützliche Informationen über die richtige Versorgung des Neugeborenen. Ich erstelle eine lange Liste mit Dingen, die für die Entwöhnung unerlässlich sind.

Am Ausgang steckt Bossi mich und das Kind ins Auto.

Ich habe nicht den Mut, ihn zu fragen, wohin er mich bringen wird. Ich habe Angst, eine heftige Ohrfeige zu bekommen.

Wir verlassen Vicenza und fahren einem unbekannten Ziel entgegen.

Ich bin in seiner Gewalt.

Im Arm halte ich seinen Sohn.

Mir bleibt nichts anderes übrig, als mich in seine Hände zu begeben.

Isolation und Flucht

Wir fahren in ein kleines Dorf und halten an einer Piazza. Dann gehen wir zu Fuß weiter über einen Kiesweg bis zu einem alten heruntergekommenen Landhaus.

Bossi hat es mir also recht gemacht. Er hat mich nicht zur Ehefrau des Sizilianers zurückgebracht. Er ist unausstehlich, aber vielleicht hat er begriffen, was ich brauche.

Illusion.

Was er gleich darauf sagt, lähmt mich.

»Sie wollten dich nicht. Nicht einmal als Nutte bist du gut genug. Und jetzt bist du eine überflüssige Last.« Der Prostitution bin ich entkommen, doch ich habe keinen Grund zur Freude. Ich kann mir vorstellen, was Bossi mit überflüssigen Lasten macht.

Ängstlich folge ich ihm hinein ins Landhaus, und wir finden uns in einem leeren Raum wieder. Er wird von einer Lampe erleuchtet, die einsam von der Decke baumelt. Die Wände sind abgeblättert und mit Papierfetzen übersät, dessen Farbe man nicht mehr erkennen kann. Alles starrt vor Dreck. Die Holzdecke knarrt.

Eine wackelige Treppe führt ins obere Stockwerk, in dem sich zwei kleine Räume befinden. Und noch weiter hinauf geht es zum Getreidespeicher.

Verloren schaue ich mich um.

»Hier gibt es keinen Tisch, hier gibt es keinen Stuhl, hier gibt es kein Bett. Hier gibt es überhaupt nichts!«

»Warte, ich komme gleich wieder.«

Ich warte – noch immer mit dem Kind auf dem Arm, das

ich an die Brust gelegt habe –, und dieses Mal hoffe ich wirklich, dass er sich bald wieder blicken lässt.

Zum Glück ist es so.

»Der Vermieter hat ein Möbelgeschäft. Ich habe ein paar Möbel gekauft.«

Hinter ihm erscheinen ein paar Bauarbeiter mit einem Tisch, zwei Lattenrosten, Matratzen und zwei Stühlen. Später bringen sie noch eine Kochecke.

Bossi aber, der ständig ein und aus geht, besorgt nichts für mich und den Kleinen.

»Hast du die Milchpumpe, die Flasche und die anderen Sachen von der Liste gekauft?«

»Sinnloses Zeug!«

Erst am späteren Abend entschließt er sich, Windeln aus einer Apotheke zu holen. Aber er kauft nicht die Einmal-Windeln. Er nimmt die aus Stoff.

»Die kannst du sehr gut waschen«, sagt er.

Aus Angst schaffe ich es nicht, ihm zu widersprechen.

Er bleibt fünf Tage bei mir.

Fünf Tage mit ständigen Misshandlungen.

Er stellt hohe Ansprüche an das Essen: Das Fleisch muss bis zu einem ganz bestimmten Punkt gegart sein, die Nudeln müssen Biss haben.

Wehe, ich behandle ihn nicht wie den Gast eines Restaurants! Leider komme ich auf Grund meiner Unerfahrenheit am Herd nicht so gut zurecht. Er unterzieht mich einem Schnellkochkurs mit Tritten und Prügel.

Wenn die Nudeln ihm nicht passen, schleudert er sie mir entgegen.

Und wenn der Kaffee am Morgen nicht nach seinem Geschmack ist, kippt er ihn mir noch kochend heiß ins Gesicht.

Dann gibt er mir einen Fußtritt, sodass ich die Treppe hinunterrolle. So bin ich schneller wieder in der kleinen Küche und starte einen neuen Versuch.

Es braucht viele Hiebe, bis der Kaffee perfekt ist.

Auch das Weinen des Babys geht ihm auf die Nerven. Und ich soll sofort wissen, was es braucht, damit es aufhört zu schreien. Andernfalls geht er auf den Kleinen los: In der Zeit misshandelt er ihn zum ersten Mal, indem er ihm eine Ohrfeige gibt.

Am Abend verlangt er dann von mir, ich solle »nett« zu ihm sein. Und wenn ich mich nicht füge, gibt es neue Schläge.

Eines Morgens geht er, zum Glück.

Er kommt mit einem Bankscheck zu mir.

»Geh zur Bank, eröffne ein Sparbuch auf unser beider Namen und leg das Geld an. Du kannst dir nehmen, was du zum Leben brauchst.«

Ohne sich zu verabschieden, lässt er die Tür zufallen und verschwindet.

Wenn er nicht da ist, geht es mir gut.

Ich leide unter der Erinnerung an die Schläge und fühle mich gedemütigt.

Ich muss frieren: Es ist April, und in meinem dünnen Kleidchen habe ich immerzu Gänsehaut.

Mir fehlt es an allem. Ich bräuchte eine Wiege oder einen Kinderwagen, bin gezwungen, Matteo herumzutragen. Die Windeln in einer alten Wanne zu waschen und dann aufzuhängen kostet viel Zeit und ist unheimlich kompliziert.

Aber es geht mir gut. Wirklich gut. Ohne Bossi in meiner Nähe fühle ich mich federleicht. Frei. Und da Not erfinderisch macht, kommt mir eine Idee: Ich zerschneide ein Leintuch in Streifen und verknote sie zu einem Tragetuch. Nun kann ich meinen Sohn immer mit mir herumtragen und mich frei bewegen. Auf meine Erfindung bin ich mächtig stolz.

Trotz allem ist die Tatsache, dass mein Peiniger bei seiner Rückkehr nicht zwei Leichen vorfindet, ausschließlich das Verdienst einer Nachbarin.

Ich habe keine Milchpumpe und kann nicht bis nach Vicenza laufen, um mir eine zu besorgen. Deshalb habe ich große Schmerzen in der Brust. Sie wird ganz wund, und das Stillen ist eine regelrechte Qual.

Nach wenigen Tagen kann ich nicht einmal mehr die Arme heben, um den Kleinen, der ständig vor Hunger schreit, hochzunehmen.

Starkes Fieber breitet sich glühend in meinem Körper aus. Ich versuche aufzustehen und falle zu Boden, werde bewusstlos.

Als ich aufwache, finde ich mich im Krankenhaus wieder. Am Leben, aber mit starken Schmerzen. Mein Brustkorb ist straff umwickelt. Und ich bin allein. Mein Kind ist nicht bei mir.

Nach etwa zwei Stunden kommt ein Arzt.

»Sie hatten eine schwere Mastitis.«

Ich schaue ihn fragend an, weiß nicht, wovon er spricht.

»Eine Entzündung der Brustdrüsen.«

»Wie ist das passiert?«

»Das Kind hat nicht richtig gesaugt, und die ganze Milch ist in ihrem Körper geblieben. Das hat die Infektion ausgelöst. Sie hätten eine Milchpumpe kaufen sollen. Sie wären beinahe gestorben.«

Meine Augen füllen sich mit Tränen.

Ich weine leise. Nicht meinetwegen, sondern wegen des kleinen Matteo. Wenn ich gestorben wäre, dann wäre auch er gestorben. Ein verhungerter Säugling. Das Schlimmste, was passieren kann.

Ich schaue zum Doktor auf.

»Wer hat mich gerettet?«

»Eine Nachbarin. Sie hat das Kind einen Tag und eine Nacht

lang schreien hören und die Polizei gerufen. Man hat die Tür eingeschlagen und Sie mit Krampfanfällen auf dem Boden vorgefunden.«

»Wo ist mein Sohn?«

»Auf der Kinderstation, außer Gefahr. Und jetzt, da Sie wach sind, können wir ihn zu Ihnen bringen. Freuen Sie sich?«

Ich freue mich so sehr, dass ich vor Glück schluchze. Und ich danke ihm von Herzen.

Mittlerweile kennen sie mich in diesem Krankenhaus sehr gut und mögen mich. Über zwanzig Tage werde ich mit dem Kind versorgt, und man bringt uns wieder auf die Beine. Dann, am Tag der Entlassung, stehe ich wie immer unvorbereitet da.

Ich wurde unter den schlimmsten Umständen hergebracht, bewusstlos und ohne Kleider. Ich kenne die Adresse meines Zuhauses nicht, ich habe nicht einen Cent, ich weiß nicht, was ich tun soll. Also muss ich mich wieder zwingen, in Sizilien anzurufen.

Diesmal jedoch weigert Bossi sich, mir zu helfen.

Er hört sich meinen Bericht mit eiskaltem Schweigen an und antwortet: »Ich kann nicht kommen. Und nach allem, was passiert ist, kann ich auch keinen Freund schicken. Du musst selbst klarkommen!«

Ich schaffe es lediglich, mir sagen zu lassen, wo sich »mein« Zuhause befindet.

Auf den Rat eines Krankenpflegers hin rufe ich ein Taxi und lasse mich abholen. Ich habe nichts anzuziehen und verlasse das Krankenhaus im Nachthemd. Auf der Straße schauen mich alle an, und um diesen fürchterlichen Blicken zu entkommen, richte ich meine ganze Aufmerksamkeit auf den kleinen Jungen in meinem Arm. Er ist mein Rettungsanker.

Als wir zu Hause ankommen, bitte ich den Taxifahrer, zu warten.

Ich trete durch die Tür, die traurig und lose in den Angeln

hängt, und renne ins Schlafzimmer. Zum Glück ist das wenige Geld noch da, das ich dort versteckt hatte. Ich bezahle das Taxi und gehe zurück ins Haus. Ich bin wieder allein mit meinem kleinen Matteo.

Ich bin frei, lebe jedoch wie eine Gefangene.

Ich kann gehen, wann ich will. Ich kann aus diesem Haus fliehen.

Doch meine gefangene Seele hält mich davon ab.

Ich bin verflucht, weil ich so wenig von der Welt weiß.

Und eines Tages steht ein Polizist vor der Tür und erklärt mir, dass ich von der Welt gesucht werde. Wenn ich nicht wenigstens einmal im Monat das Kind zum Kinderarzt bringe, dann wird mir der Kleine nach dem Gesetz weggenommen.

Ich bin wie gelähmt und stürze sofort in die Sprechstunde, wo ich mit Vorwürfen überschüttet werde.

»Ihr Sohn hat einen angeborenen Leistenbruch, der operiert werden muss und schon früher hätte diagnostiziert werden sollen. Er isst nicht genügend, und er isst nicht richtig. Wissen Sie nicht, dass Sie die Ernährungsart und -dauer dem Wachstum anpassen müssen?«

Benommen schüttle ich den Kopf.

»Gehen Sie mit ihm raus. Dieses Kind war noch nie an der frischen Luft, das sieht man. Er muss atmen, ein wenig Licht aufnehmen, in Kontakt mit der Außenwelt kommen, egal, ob die Sonne scheint oder ob es schneit. Haben Sie verstanden?«

»Ja …«, stammle ich machtlos und verspreche, alles zu tun, was mir gesagt wird.

Alles, wenn ich nur nicht meinen Sohn verliere.

Dabei kümmere ich mich nicht einmal um mich selbst.

Erst als der Schmerz unerträglich wird, entschließe ich mich, zum Zahnarzt zu gehen.

Doch während ich auf dem Zahnarztstuhl liege und der Arzt

mit dem Bohrer in meinem Mund herumhantiert, wird die Tür der Praxis weit aufgerissen.

»Wenn ich nach Hause komme, möchte ich, dass du bereitstehst!«

Es ist Bossi, der schreit wie besessen. Die Arzthelferin konnte ihn nicht aufhalten.

Er versetzt dem Arzt einen Schlag, sodass dieser zu Boden stürzt. Der Bohrer verletzt mich, aus meinem Mund strömt Blut, doch das kümmert meinen Peiniger nicht. Er reißt mich vom Zahnarztstuhl und schleift mich vor den Augen der übrigen verblüfften Patienten mit Gewalt hinaus und schubst mich unter Fußtritten nach Hause.

Natürlich werde ich nicht mehr zum Zahnarzt gehen.

Um den Schmerz zu lindern, werde ich zu Tabletten, Ampullen und anderen Mittelchen greifen, die mir in der Apotheke empfohlen werden.

Bossi besitzt keinen Hausschlüssel und möchte auch keinen.

Wenn er in den Norden kommt, sagt er, muss ich Tag und Nacht zu seiner Verfügung stehen. Er klingelt: Ich muss mich überschlagen, um ihm aufzumachen, und alles tun, was er von mir verlangt. »Unverzüglich«, stellt er klar und verprügelt mich, damit ich es auch wirklich verstehe.

Ich weiß, dass ich die Sklavin seiner sexuellen Begierden bin, und sobald ich ihn nur sehe, geht es mir schlecht. Er möchte jeden Abend Geschlechtsverkehr. Ich weigere mich regelmäßig, denn ich ekle mich schon davor, ihn auch nur anzufassen, und er wird regelmäßig wütend. Er ist ein wildes Ungeheuer, das meinen Widerstand nicht duldet. Also schubst er mich, nachdem er mich hochgezerrt hat, den Bauch voran auf den Boden. Dann lässt er sich rittlings auf meinen Rücken fallen und verprügelt mich.

»Gib es zu! Du hast einen Liebhaber! Sag mir seinen Namen, sag ihn mir!«

Ich befreie mich aus seinen Fängen, aber er hört nicht auf, mich zu schlagen.

»Sag mir seinen Namen! Hure! Ich sehe es dir an, dass du einen Liebhaber hast!«

Kein Lebewesen hält solche Qualen lange aus. Also »gestehe« ich schließlich, dass ich einen Liebhaber hätte.

Ich denke mir einen beliebigen Namen aus – Claudio, Giuseppe, Mario, immer einen anderen – und gebe zu, mit ihm zu schlafen.

Doch das verschlimmert die Situation noch. Bossi verwandelt sich in eine Bestie, schreit und prügelt noch heftiger auf mich ein. Seine Wut steigert sich bis hin zum Paroxysmus, und er zwingt mich zu entwürdigenden Sexualakten. Sein ganzes Gewicht lastet auf mir: Unter einem Hagel von Schlägen versuche ich von Neuem, mich zu befreien und seine abscheulichen Fantasien zunichtezumachen. Doch letztendlich ist alles umsonst.

Nachdem er mich fast zu Tode geprügelt hat, vergewaltigt er mich.

»Jetzt hast du dich beruhigt, hm?«, keucht er mit einem Grinsen.

Und nebenbei höre ich das Baby schreien.

Wenn er da ist, möchte er den Kleinen nicht mit im Schlafzimmer haben. Er besteht darauf, dass er allein unten in der Küche bleiben solle.

Er vergeht sich an meinem Körper, wie es ihm gefällt, während ich zuhöre, wie Matteo weint.

Ich muss warten, bis das Ungeheuer schläft, um heimlich nach unten gehen und meinen Sohn in die Arme schließen zu können. Ich stille ihn, drücke ihn fest an mich und suche bei ihm ein wenig Frieden.

Ich bin wie ein Vogel, der zu lange in Gefangenschaft gelebt hat und nicht in der Lage ist, einen offenen Käfig zu seinem Vorteil zu nutzen.

Als ich endlich den Mut aufbringe, aus dem kleinen Türchen meines Käfigs hinauszuspähen, erfahre ich, dass die Welt da draußen groß und ganz anders ist als meine.

Bei den monatlichen Arztbesuchen mit Matteo schließe ich Freundschaft mit anderen jungen Müttern.

Wir besuchen uns gegenseitig. Wir gehen mit den Kindern spazieren, sie erzählen von ihrem Leben und ihren Problemen. Ich sage nie etwas, denn ich wüsste wirklich nicht, wie ich meine Erfahrungen schildern sollte. Mich trifft vor allem das zuvorkommende Verhalten ihrer Ehemänner im krassen Gegensatz zu Bossis Gewalttätigkeit: Ich weiß, dass ich nichts dagegen unternehmen kann, doch in meinem Inneren bin ich erfüllt von Groll und Zorn.

»Kommst du zu uns zum Tee?«

Ich gehe zu meinen neuen Freundinnen nach Hause und probiere Tee, der mir nicht schmeckt, den ich jedoch gerne trinke, einfach um ein Teil der zivilisierten Welt zu sein.

Ich weiß, dass ich mit diesen Frauen keine Vertrautheit habe und auch niemals haben kann: Sie sind so anders als ich. Aber ich verbringe viel Zeit mit ihnen und mache mir vor, ich sei normal. Wenn ich mit ihnen zusammen bin, lebe ich immer in der schrecklichen Angst, dass von einem Moment auf den anderen Bossi auftauchen könnte.

Die Teekränzchen werden reihum immer bei einer anderen abgehalten. Es ist klar, dass ich niemanden zu mir nach Hause einlade. Ich schäme mich zu sehr für meine Armut. Ich schäme mich so sehr, dass ich beschließe, die armseligen Räume meiner Behausung endlich etwas einladender zu gestalten.

Ich lasse meine alte Geschicklichkeit im Nähen wiederaufleben, ein Vermächtnis der unzähligen Nachmittage, die ich im

Heim unter der vieläugigen Aufsicht der Ordensschwestern verbracht habe. Mit Eifer und unter Anstrengung nähe ich kleine Deckchen, Vorhänge und auch einen schönen Lampenschirm, der noch eine tragende Rolle in meinem Leben spielen wird.

Die Arbeit beansprucht mich lange und restlos. Am Ende, auch wenn sich nicht viel geändert hat, bin ich stolz darauf, etwas Schönes mit eigener Hand geschaffen zu haben.

Außerdem will ich nachts nicht länger die wackelige Treppe hinuntersteigen, um Milch für das Baby zu kochen. Ich beschließe, das Schlafzimmer aufzugeben. Ich kaufe ein großes Schlafsofa und baue es unten in der Küche auf.

Die Wiege hinunterzutragen, die ich endlich besorgt habe, stellt jedoch ein Problem dar. Sie ist zu schwer und passt nicht durch das Treppengeländer. Ich zerbreche mir den Kopf, bis ich schließlich eine Lösung finde. Ich baue sie ab, trage sie Stück für Stück in die Küche und baue sie wieder neu zusammen.

Von jetzt an werden Matteo und ich in der Küche schlafen. Wir werden uns gegenseitig Gesellschaft leisten, und vielleicht kann ich dank ihm die Verzweiflung besiegen, die mein Herz umklammert. Ich verbringe sehr unruhige Nächte. Ganz oben von der Mühle dringen seltsame Laute herunter. Getrappel und Geklatsche, dann wieder Stille, dann erneute Geräusche. Ich verkrieche mich unter der Bettdecke und bete zu Gott, er möge mich vor den bösen Geistern bewahren. Erst mit der Zeit finde ich heraus, dass es sich um Mäuse handelt. Ich weiß nicht mehr, wie viele Nächte ich wach war, um meinen Kleinen vor Übergriffen zu schützen.

Ich beschließe, die einzigen Personen, an die ich mich wenden kann, um Hilfe zu bitten: meine Familie.

Sie haben mich oft enttäuscht, haben nie versucht herauszufinden, wo ich stecke, oder mit mir Kontakt aufgenommen. Doch ich habe niemanden sonst. Und der Gedanke daran, dass sie ihr Unrecht einsehen und sich um mein Schicksal besorgt zeigen könnten, erhellt mein Herz mit einem winzigen Hoffnungsschimmer.

Ich nehme meinen ganzen Mut zusammen und gehe in die Büros der Telefongesellschaften, wo es Telefonbücher von ganz Italien gibt.

Ich weiß, dass Vanessa jeden Abend bei der Schwiegermutter zu Abend isst, und erreiche sie auf Anhieb.

»Emma!«

»Ich bin's!«

Ich fasse meine Erlebnisse kurz zusammen und erzähle ihr, dass ich zurück nach Catania will.

Vanessa bleibt einen Moment lang still. Dann bremst sie meine Zuversicht.

»Tut mir leid, aber ich kann dir nicht helfen. Du weißt, wie klein unsere Wohnung ist. Und du weißt auch, dass mein Mann nicht einverstanden wäre … Warum versuchst du es nicht bei der ›Dame‹? Vielleicht kannst du bei ihr wohnen.«

Sie gibt mir die Nummer und auch die von Clotilde, die mittlerweile umgezogen ist.

Seit über einem Jahr habe ich nicht mehr mit meiner Schwester gesprochen. Ich rufe sie an.

Ich bin glücklich, ihre Stimme zu hören, sie hingegen erweckt nicht den Anschein, als sei sie es ebenfalls. Doch sie hört sich meine Erzählungen geduldig an und gibt mir schließlich ein halbherziges Versprechen.

»Wenn ich Zeit habe, komme ich dich besuchen. Okay?«

Ich muss wohl oder übel antworten, dass das in Ordnung geht. Zwar ist es nicht das, was ich mir erhofft habe, aber immerhin ein Anfang. Vielleicht ausreichend, um allmählich die Beziehung zu meinen Familienmitgliedern wieder in Ordnung zu bringen.

Schließlich rufe ich die »Dame« an.

Sie wirkt kalt, unnahbar.

Ich hole aus und erzähle ihr meine Geschichte, und kurz darauf bricht die Verbindung ab.

Ich rufe zurück und finde heraus, dass die Verbindung gar nicht abgebrochen war. Sie hatte einfach aufgelegt.

»Behellige mich nicht mehr. Ruf mich nicht mehr an. Lass mich in Frieden!«

Diese Sätze lassen mich noch immer erstarren. Ihre Kälte kenne ich, sie hat sie mir unzählige Male bewiesen, doch unabhängig vom Verstand denkt man auch mit dem Herzen. Mein Herz hat sich ein Gefühl erhofft, sie ist schließlich immer noch meine Mama.

Meine letzte Karte ist Pfarrer Marco. Er kann mir helfen. Er ist kein Familienangehöriger, aber ein Priester und hat die Aufgabe, Bedürftigen zu helfen.

Er geht ans Telefon, und ich erlebe eine weitere Enttäuschung.

»Halte durch, Emma! Halte durch und bete. Bring dein Leid vor den Herrn!«

An diesem Abend kehre ich mit leeren Händen nach Hause zurück. Aber ich finde mich nicht damit ab, dass das alles gewesen sein soll. Und in den nächsten Tagen, getrieben von einer Zielstrebigkeit, wie ich sie nie zuvor hatte, rufe ich immer und immer wieder die »Dame« an. Sie legt sofort auf, wenn sie merkt, dass ich es bin. Aber ich lasse nicht locker und rufe weiter an in der Hoffnung, dass Gott früher oder später ihr Herz öffnen möge. Bis eines Abends eine trockene Männerstimme antwortet: »Frau La Spina ist tot.«

Ich halte noch immer den Telefonhörer in der Hand, unfähig, auch nur ein Wort zu sagen. Sie muss ihr Unrecht nicht mehr einsehen.

So ist alle Hoffnung dahin.

Einmal klingelt es an der Tür, und ich laufe aufgeregt die Treppe hinunter. Wer soll das sein, wenn nicht Bossi?

Stattdessen steht ein lächelnder junger Mann vor mir.

»Ciao!«

»Francesco!«

Es dauert eine Weile, bis ich mich von der Überraschung erholt habe.

Ich freue mich sehr, meinen Bruder wiederzusehen, und lasse mir alles von ihm berichten, einschließlich der Frage, wer ihm das Geld für das Zugticket gegeben und wie er mich ausfindig gemacht habe. Andererseits bin ich auch sehr besorgt. Besorgt, dass Bossi auftauchen und ihn sehen könnte. Besorgt darüber, was alles passieren könnte.

Glücklicherweise lässt sich mein Gebieter nicht blicken, und die zehn Tage, die Francesco in Vicenza verbringt, vergehen ohne böse Erfahrungen.

Er jedoch ist unreif. Körperlich ist er reifer geworden, charakterlich nicht. Er hat viel gelitten und kennt keine Regeln, nur Egoismus. Er durchschaut meine Situation nicht. Er wundert sich nicht über den armseligen Zustand des Hauses. Er begreift nicht, dass jeder Augenblick meines Lebens von Leid durchzogen ist.

Er möchte Urlaub machen und verlangt tausend unmögliche Sachen von mir, weit mehr als das Brot, das ich ihm nicht habe kaufen können, als wir uns das letzte Mal getroffen haben.

Da ich unentwegt Bossis Rückkehr befürchte, versuche ich ihn wegzuschicken. Schließlich gelingt es mir, indem ich ihm das Zugticket zurück in den Süden bezahle.

Doch nach weniger als einem Monat steht Roberto vor der Tür.

Er sieht gut aus in seiner Militäruniform und trägt einen Fotoapparat über der Schulter.

Er ist ein kluger, tüchtiger junger Mann ohne besondere Ansprüche. Er lässt zu, dass ich ihn herumführe und ihn allen stolz vorstelle.

»Das ist mein Bruder!«, sage ich, während ich ihm die Uniform glatt streiche.

Auch dieses Mal haben wir Glück.

Mein Gebieter lässt sich nicht blicken.

Bossi wird immer misstrauischer und brutaler.

Immer wieder lässt er seine Wut an unserem Sohn aus.

An einem Nachmittag, an dem das Wetter langsam wärmer wird, obwohl es draußen jedoch immer noch kalt ist, öffnet er das Küchenfenster. Kaum habe ich den Kleinen mit einem leichten Satinschal zugedeckt, packt er mich am Arm und schubst mich nach oben.

»Leg dich aufs Bett!«, befiehlt er.

Ich gehorche.

Er nimmt eine dicke Wolldecke, legt sie dreimal zusammen und wirft sie auf mich.

»Du weißt nicht, wie man Kinder pflegt. Eine dicke Decke wie diese hast du auf Matteo gelegt. Wehe, du hältst nicht still bis morgen früh!«

Ich bewege mich nicht, aus Angst, er werde mich schlagen.

Er geht nach unten und prügelt auf das Kind ein, das vor Kälte weint.

Er lässt es in Tränen zurück, kommt wieder ins Zimmer und schläft ein.

Erst dann kann ich in die Küche schleichen, um meinen Sohn zu trösten.

Ein anderes Mal sieht er, dass der Kleine neue Schuhe hat: Ich habe sie ihm gekauft, denn er wächst, und die alten sind ihm zu eng.

Er wird wütend, schreit, sie seien grauenvoll, zieht sie ihm aus und wirft sie in den Müll.

»Ich werde dir gleich zeigen, wie man Schuhe kauft!«

Er zieht Matteo die alten Schuhe an und zwingt uns, mit ihm zu kommen.

Wenig später, während er die Tauben auf dem Dorfplatz jagt, kommt der Junge vom Gehsteig ab und stürzt mitten auf die Straße. Zwei Polizisten können ihn noch rechtzeitig aufhalten und übergeben ihn uns freundlich wieder.

Bossi bedankt sich nicht einmal.

Vor zwei jungen Leuten, die wie angewurzelt stehen bleiben, fängt er an, mich windelweich zu schlagen.

»Ich habe nichts getan!«, schreie ich, während ich versuche zu entwischen.

Doch er macht weiter.

»Die haben dem Kind geholfen, weil du ihnen gefällst. Von jetzt an wirst du dich kleiden, wie ich es sage!«

So kaufen wir also Schuhe für den Kleinen und ein Kleid für mich, das er aussucht: mit einem Schnitt und Muster wie im Mittelalter.

Er ist so gemein und jähzornig, dass ich glaube, er nimmt vielleicht Drogen.

Er trinkt. Er bringt alle möglichen Flaschen Schnaps mit nach Hause und spült sie in großen Schlucken herunter. Dadurch wird er noch grausamer.

Im Haus hat er einen alten Koffer, Unterwäsche und einige wenige persönliche Gegenstände.

»Pack den Koffer«, sagt er, »ich muss abreisen.«

Aber als ich seine Sachen hineingelegt habe, grinst er höhnisch.

»Dein Blick gefällt mir nicht. Du bist glücklich darüber, dass ich abhaue. Ich fahre doch nicht!«

Er bleibt weitere zwei oder drei Tage, in denen er mich quält. Dann verschwindet er, ohne ein Wort und ohne seinen Koffer.

Ich weiß nie, wann er wiederkommt.

Es kann sein, dass er einen Tag, einen Monat wegbleibt.

Mit dem Warten wird meine Angst immer größer.

Eines Morgens steht Clotilde vor der Tür. Ich bekomme kein Wort heraus, vor lauter Überraschung verschlägt es mir die Sprache.

Sie ist noch hübscher als sonst: herausgeputzt, elegant, voller Schmuck und mit einem reizenden Damenhütchen auf dem Kopf.

Aber vor allem ist sie nicht allein. Sie hat zwei junge Frauen im Schlepptau, die ebenso gut gekleidet sind, und einen reifen Mann: Seine Kleidung und sein Auftreten lassen darauf schließen, dass er Geld hat.

Gemeinsam kommen sie herein, reserviert, als wären sie bei sich zu Hause, ohne mich um Erlaubnis zu bitten.

»Da ist ja der kleine Matteo!«

Clotilde umarmt das Kind und drückt es an sich. Aber sogleich vergisst sie Neffe und Schwester und beginnt stattdessen einen Streit mit den Freundinnen: Sie ist der Meinung, der Mann gehöre ihr, während die anderen ihn für sich wollen. Er sitzt auf dem Sofa und beobachtet triumphierend mit über der haarigen Brust aufgeknöpftem Hemd das Schauspiel. Ich für meinen Teil halte mich etwas abseits und schäme mich für die ärmlichen Umstände, in denen ich Gäste empfange, sowie für das unhöfliche Verhalten Clotildes und der beiden Frauen.

Schließlich setzen sie sich durch. Nach dem Essen nehmen sie den Mann bei der Hand und gehen hinauf ins Schlafzimmer, während sie uns unten auf dem Sofa schlafen lassen.

Zwei Tage lang geht das so. Zwei Tage mit irrsinnigen Ausgaben und ständigen Streitereien, bis der Mann und die Frauen ohne ein Wort des Abschieds gehen und ich mit meiner verehrten Schwester allein zurückbleibe.

Clotilde jedoch ist noch nicht fertig.

Ein Telefonat genügt, um ihr eine beträchtliche Geldanweisung zukommen zu lassen. Sie tröstet sich, indem sie zwei riesige Koffer mit teurem Pelz, vielen Kleidern und ein paar Hüten füllt. Dass sie für mich und das Kind nicht einmal einen Cent ausgibt, versteht sich von selbst.

Dann, genau als ich meine, noch einmal davongekommen zu sein, ist Bossi wieder da.

Um vier Uhr morgens poltert er ins Haus und ich, noch ganz schlaftrunken, sage ihm sofort, dass meine Schwester zu Besuch ist. Er antwortet mit einem Grunzen.

Am Morgen verschwindet er und lässt sich erst zur Mittagszeit wieder blicken.

Um ihn zu besänftigen, habe ich einen reichhaltigen Obstkorb auf den Küchentisch gestellt, mit Äpfeln, Birnen und Bananen. Doch kaum hat er die Türschwelle überschritten, gibt er mir einen Fußtritt in den Bauch, dass ich mich, nach Luft ringend, auf dem Boden krümme.

»Dieses Obst schmeckt grauenvoll!«, brüllt er.

Clotilde wird blass. Sie ist erschrocken, denkt, sie hört nicht richtig, als ich ihn mit »Herr Bossi« anspreche.

Noch mehr erschrickt sie, als ich die Gemüsesuppe austeile.

Er reißt mir den noch vollen Topf aus den Händen und schleudert ihn mir entgegen.

»Diese Gemüsesuppe ist eine Sauerei!«

Als er aus dem Haus geht, schlägt er die Türen, während ich vor Schmerzen schreie: Die Gemüsesuppe ist kochend heiß, und ich habe überall Verbrennungen.

Erst jetzt wird meiner Schwester der Ernst der Lage bewusst. Endlich versucht sie, mir zu helfen.

Sie rennt in die Apotheke, kauft Salbe für die Verbrennungen und Verbandszeug. Sie hilft mir, mich zu verarzten, und gibt mir ein Fläschchen mit kleinen Pillen darin. Sie sieht mich ernst an.

»Wenn du ihm morgen früh den Kaffee machst, löst du eine

davon in der Tasse auf. Es ist ein Schlafmittel. Davon wird er tief und fest schlafen. Lauf in der Zwischenzeit weg und komm zu mir nach Catania.«

Ich bin von Clotildes Fürsorglichkeit gerührt. Während sie mich verbindet, weine ich. Nicht etwa der schmerzenden Verletzungen wegen, die auch ziemlich gemein sind. Meine Tränen sind Tränen des Trostes. Die Schwester, die ich so geliebt habe und von der ich immer zurückgewiesen wurde, hat mich bemerkt, ist mir nah, in jeder Hinsicht. Ich habe ihr erzählt, dass seit Matteos Geburt acht Monate vergangen sind und dass mein Zyklus ausbleibt. Ich denke und hoffe, dass es am Stress liegt, aber sie lässt sich nicht täuschen. Sie kauft einen Schwangerschaftstest in der Apotheke, der meine Bedenken bestätigt: Ich bin wieder schwanger.

Clotilde reist noch am selben Tag ab.

Bossi kommt wieder: Er sieht meine verbundenen Stellen, er merkt, dass ich Schmerzen habe, aber dennoch besteht er auf den Geschlechtsverkehr. Er stößt mich so gewaltsam, dass ich alles hasse: meinen Körper, seinen Körper, seine Hände, seine Stimme, seinen Geruch.

Dennoch habe ich nicht den Mut, ihm das Schlafmittel in den Kaffee zu mischen. Ich habe schreckliche Angst, die Pille könnte sich vielleicht nicht ganz auflösen oder der Geschmack des Kaffees könnte sich verändern und er würde den Trick durchschauen.

Ich tue es nicht und verschenke so, aus Feigheit, eine Gelegenheit, ihn loszuwerden.

Ich erwarte ein weiteres Kind.

In dieser furchtbaren Situation werde ich ein neues Leben in die Welt setzen.

Ich beschließe, die Neuigkeit für mich zu behalten, und lasse Bossi abreisen, ohne ihn darüber in Kenntnis zu setzen.

Die Tage darauf verlaufen recht ruhig, und eines Morgens, als Matteo auf dem Sofa mit dem hellen Stoff krabbelt, kommt mir die Idee, ein Badetuch zu kaufen, damit es nicht schmutzig wird.

Ich gehe in einen Laden mit Einrichtungssachen und spreche mit der Inhaberin darüber.

»Das ist kein Problem. Aber es ist besser, wenn ich bei Ihnen vorbeikomme und Maß nehme.«

Die Frau kommt sofort mit zu mir nach Hause und zeigt rege Begeisterung: »Wie schön!«

Die Feinheit und Originalität eines meiner Lampenschirme haben es ihr angetan.

»Wirklich ein ganz wertvolles Produkt. Verkaufen Sie es mir: Ich zahle ihnen zwei Millionen Lire.«

Ihr Angebot macht mich sehr stolz, aber ich kann es nicht annehmen.

Dieser Lampenschirm ist für mich nicht irgendein Gegenstand.

Ich habe mein ganzes Herzblut darauf verwendet, und jetzt leistet er mir Gesellschaft: Ich spreche sogar mit ihm, als wäre er lebendig. Er ist »mein« erstes eigenes Werk. Was ich im Heim anfertigte, wurde immer von den Ordensschwestern eingesammelt.

Ich muss ablehnen.

Der Lampenschirm steht schlichtweg nicht zum Verkauf.

Eines Morgens bemerke ich, dass Matteos Leiste geschwollen ist. Die Schmerzen bringen ihn ununterbrochen zum Weinen, und ich weiß, dass es sich um den Leistenbruch handeln muss, den der Kinderarzt bei einer der letzten Untersuchungen erwähnt hat.

Angstvoll rufe ich ein Taxi und fahre schnell ins Krankenhaus.

Der Junge wird notoperiert und kommt dann auf die Kinderstation. Ich sitze an seinem Bett und weiche nicht von seiner Seite. Ich schlafe dort, den Kopf auf den Armen abgelegt. Ich esse nichts, denn ich habe keine Zeit und auch kein Geld, mir etwas zu kaufen: Schließlich verschlinge ich kleine Nudeln und Brei, die mein Sohn nicht essen will. Ich bin schwach und verwirrt, von Tag zu Tag bin ich mehr und mehr ausgelaugt. Und wieder mache ich mich aus Verzweiflung abhängig von dem Mann, der mich quält. Ich rufe ihn an und teile ihm die Neuigkeiten mit, einschließlich der neuen Schwangerschaft.

Matteos Gesundheitszustand interessiert ihn nicht. Das Einzige, was er sagt, ist: »Treib sofort ab!«

Ich bin entsetzt und lege auf. Was soll das heißen? Das Kind zu töten, das ich in mir trage?

Ich wollte es nicht, so wie ich auch Matteo nicht gewollt habe: Beide sind Kinder der Gewalt. Doch deshalb werden sie nicht weniger von mir geliebt. Für sie schlägt mein Herz stärker, ich werde Opfer bringen, damit ihnen nicht das gleiche Schicksal zuteilwird wie mir. Ich will nicht, dass sie am Ende in ein Heim müssen.

Bereits jetzt male ich mir aus, wie Matteo das Wort ausspricht, das ich nie an jemanden richten konnte: »Mama!«

Wie er es wohl sagen wird, frage ich mich. Innerlich spreche ich es mir immer wieder vor: »Mama, Mama, Mama!«

Diese Dinge braucht man Bossi gar nicht erst zu erklären.

Doch jetzt ist er es, der mich jeden Tag anruft und mich immer beharrlicher und zorniger fragt: »Hast du abgetrieben? Was wartest du noch?«

Die anderen Mütter der Station, die an den Bettchen ihrer Kinder sitzen, sind sehr zurückhaltend. Aber offensichtlich gibt es eine, die mich aufmerksam beobachtet, denn kurz vor der Entlassung kommt sie auf mich zu und gibt mir einen Zettel. Darauf steht eine Telefonnummer, sonst nichts.

»Heben Sie sie auf. Sie könnten sie gebrauchen.« Gebrauchen wofür? Wofür könnte man die Nummer brauchen? Neugierig rufe ich am nächsten Tag an.

Es meldet sich eine Männerstimme.

»Frauenzentrum, hallo? Wie kann ich Ihnen helfen?«

Verwirrt murmle ich ein paar Worte und beende das Telefonat.

Am nächsten Morgen rufe ich noch einmal an, und der Mann erkennt meine Stimme wieder: »Sie haben bereits gestern angerufen, oder? Haben Sie Probleme?«

Diese so direkte Frage aus dem Mund einer Person, die ich noch nie zuvor gesehen habe, bricht für eine Sekunde die Barriere, die mich vom Rest der Welt trennt.

Ich breche in Tränen aus, und er versteht sofort. Geduldig sagt er: »Ich bleibe einstweilen in der Leitung.«

Als ich wieder sprechen kann, erzähle ich ihm meine Geschichte. Nicht einmal eine halbe Stunde später kommen ein Mann und eine Frau, um mich abzuholen. Sie sind sehr nett, und während die Frau sich meiner annimmt, spricht der Mann mit dem Arzt und erkundigt sich nach der Gesundheit des Kindes.

»Wir können dir helfen«, behaupten sie.

»Wirklich? Aber ich fürchte mich vor Bossi und bin schrecklich unglücklich. Was könnt ihr für mich tun?«

»Wir behüten dich. Wir geben dir ein Zuhause. Wir finden eine Arbeit für dich. Vertrau uns.«

Ich schließe die Augen und sehe für einen Augenblick meine ganze Geschichte an mir vorüberziehen.

Dann sehe ich die beiden prüfend an. Ich muss mich entscheiden.

Ich nehme ihre Einladung an.

Ich vertraue ihnen. Die Frau bleibt im Krankenhaus bei meinem Sohn, der Mann begleitet mich nach Hause. Ich packe meine Sachen, das Sparbuch lasse ich zurück.

Während Matteos gesamtem Krankenhausaufenthalt benehmen sich der Mann und die Frau wie enge Verwandte. Und gleich als wir entlassen werden, fahren sie mit uns nach Vicenza ins Frauenzentrum: eine Sechs-Zimmer-Wohnung in einem großen Mehrfamilienhaus. Mir wird ein Zimmer zugewiesen, genau wie den anderen Mädchen, die mit ihren Kindern dort leben. Ich bekomme nur eine einzige Einweisung.

»Wir sind hier eine Familie. Du musst dich selbst versorgen, zusammen mit deinen Kameradinnen. Niemand wird dir Vorschriften machen oder Befehle erteilen, denn du bist frei.«

Ich kann in der Wohnung ein und aus gehen, wie ich möchte.

Doch die Angst vor Bossi ist so groß, dass ich keinen Schritt vor die Tür wage.

Glücklicherweise haben alle dort viel Geduld. Sie kümmern sich um alles, besorgen mir Medizin, Essen und Kleidung, darunter auch ein schönes Schwangerschaftskleid, das mir sehr gut steht. Sogar ein Kinderarzt und ein Gynäkologe kommen zu mir. Ich erfahre, dass ich ein Mädchen bekomme.

Ich habe keine Probleme mehr, und innerhalb kurzer Zeit wird mir leichter ums Herz. Ich freue mich, träume von einem normalen Leben, einer Arbeit und von einer eigenen Wohnung. Ich träume davon, meine Kinder besonnen und mit Prinzipien aufzuziehen, an denen ich festhalte. Wenn mir bewusst wird, dass ich womöglich zu viel träume, dann gibt mir der Gedanke Kraft, dass mir geholfen wird. Einmal fragen sie: »Im Krankenhaus suchen sie eine Mitarbeiterin. Traust du dir zu, am Bewerbungsverfahren teilzunehmen?«

»Natürlich traue ich mir das zu«, antworte ich und beginne sofort zu lernen.

Man gibt mir die Bücher, die Wohnung schenkt mir die nötige Ruhe, und nach einem Monat bin ich überaus gut vorbereitet. Das Paar, das mir geholfen hat, fährt mit mir in das Krankenhaus meiner dramatischen Erfahrungen, und ich bestehe die Prüfung vor den übrigen Kandidaten mit einem ausgezeichneten Ergebnis. Nun habe ich auch Arbeit.

Aber … In meinem Leben gibt es immer ein Aber.

»Dein Mann hat Matteo offiziell anerkannt und dich wegen Entziehung Minderjähriger angezeigt. Wir sind in Venedig vor Gericht geladen.« Sofort durchdringt mich große Entmutigung, doch meine Beschützer sprechen mir Mut zu.

»Keine Sorge. Das ist ganz normal.«

Tatsächlich sind sie auf solche Fälle vorbereitet. Sie haben einen sehr kompetenten Anwalt, der regelmäßig solche Fälle betreut und mich gut vorbereitet. Er rät mir, vor dem Richter einfach nur die Wahrheit zu sagen und zu erzählen, dass ich im Laufe des letzten Monats dank des Frauenzentrums Wohnung und Arbeit gefunden habe. Bossi hat ausgesagt, ich hätte keine Bleibe und keine finanziellen Mittel, um für die Kinder zu sorgen. Der Beweis des Gegenteils wird ausreichen, um gegen ihn zu gewinnen.

Am Tag der Verhandlung fahren wir mit dem Zug nach Venedig: der Anwalt, das Paar, das mich gerettet hat, und ich.

Ich bin ganz ruhig, doch als ich Bossi mit seinem Anwalt und mit einem Mann und einer Frau, die ich noch nie gesehen habe, im Gerichtsgebäude entdecke, versetzt es mir einen Stich. Ich weiß, dass es irrational ist. Ich bin nicht allein, und er kann mir nichts tun. Doch ich zittere trotzdem.

»Ich werde Ihnen nun ein paar Fragen stellen. Dann entscheidet sich, wem das Kind zugesprochen wird.«

Der Richter hat nur mich und meinen Anwalt ins Büro gebeten. Er ist ein älterer Herr und strahlt Vertrauen aus. Er wird meine und Bossis Aussagen getrennt voneinander untersuchen und uns nach reiflicher Überlegung in ein paar Tagen seine Entscheidung mitteilen.

Ich berichte ihm, dass ich eine Arbeit und eine Wohnung habe, dass es mir jetzt gut geht.

»Vor allem, Herr Richter, möchte ich nicht zu diesem Mann zurück, der mich missbraucht, wann es ihm passt, körperlich und seelisch.«

Wir verlassen das Büro und treffen auf Bossi und seinen Anwalt, die als Nächste hineingehen. Während mein Peiniger befragt wird, kommt der Mann, der mit ihm zusammen hier ist, zu mir.

»Ich bin Matteos großer Bruder. Mit dabei ist auch unsere Schwester.«

So lerne ich, unter diesen schmerzlichen Umständen, die engsten Verwandten des Vaters meines Sohnes kennen.

Der Mann erzählt mir, dass er lange nichts von der Geburt des Kindes und von den darauf folgenden Problemen wusste. Seine Stimme klingt aufrichtig.

»Gib meinem Bruder noch eine Chance! Ich arbeite in Catania und habe eine schöne dreistöckige Wohnung. Ihr könntet mit uns zusammen dort leben. Hör zu! Du hast Matteo von seiner schlechtesten Seite kennengelernt. Aber ich bin mir sicher, dass er sich ändern wird, wenn wir alle zusammenwohnen. Ich bin sicher, es wird alles gut werden, und die Probleme werden sich lösen. Denk darüber nach. Schmeiß nicht alles weg! Noch ist es nicht zu spät!«

Er sagt auch, in seiner Hosentasche habe er ein Flugticket für mich: Ich müsste nur meine Sachen holen und mit ihnen gehen.

Was er sagt, verstört mich. Und als wir das Gericht verlassen, bin ich vollkommen durcheinander.

Der Anwalt und das Paar des Frauenzentrums gehen Richtung Ausgang und warten auf mich.

Doch auf der gegenüberliegenden Seite gehen auch Bossi, sein Bruder und seine Schwester. Und da sehe ich nicht mehr nur ihn. Ich sehe sie alle zusammen, sehe die Familie. Die, die »meine« Familie sein könnte, wenn ich mit ihnen und nach Catania gehen würde.

Ich stehe in der großen Eingangshalle des Gerichtsgebäudes, gefangen in einer schrecklichen Unsicherheit. Doch es bleibt kaum Zeit für die Entscheidung. Der Zug wartet nicht, ebenso wenig das Flugzeug. Ich muss mich zwischen Bossis Familie und den guten Menschen entscheiden, die mich verteidigt haben.

Ich gehe zu dem Mann und der Frau des Frauenzentrums. »Ich gehe mit ihnen«, gestehe ich.

Den Blick der Frau werde ich nie vergessen. Er ist voller Mitleid, aber auch vorwurfsvoll.

»Du weißt, was du da tust?«, sagt sie nur.

Auch ihr Mann und der Anwalt sind enttäuscht, aber meine Entscheidung steht fest.

Ich gehe zu Bossi und seinen Angehörigen zurück. Ich möchte in einer Familie leben.

Sofort merke ich, dass ich in eine Falle getappt bin.

Der Bruder und die Schwester meines Gefängniswärters gehen allein weg, und ich muss mit Bossi ins Auto steigen.

Mir wird klar, dass ich in mein bisheriges Leben zurückkehre. Und dass ich die Hoffnung auf eine bessere Existenz einfach verspielt habe. Wie dumm ich war!

Bossi ist außer sich, brüllt, droht mir und poltert.

»Du wirst nicht mehr einfach gehen, wohin es dir passt! Von jetzt an wirst du das machen, was ich will! Du entkommst mir nicht mehr!«

Und er fängt an, mich zu schlagen. Mit der linken Hand hält er das Steuer, mit der rechten schlägt er mir ins Gesicht. Er macht selbst vor meinem Sohn nicht Halt, den ich eng an meine Brust drücke. Wieder und wieder schlägt er auf mich ein, dann öffnet er das Armaturenbrett und zieht eine Pistole heraus. Mit dem Kolben versetzt er mir einen Schlag auf den Kopf, dann zielt er direkt auf mein Gesicht.

»Ab heute wirst du es mit der hier zu tun haben! Denk daran!«

Ich habe furchtbare Angst, aber ich bin wie gelähmt.

Der Himmel ist bleiern grau. Es regnet in Strömen, der Asphalt ist nass und rutschig, und er ist wie von Sinnen. Er fährt waghalsig, und das Auto gerät gefährlich ins Schleudern. Als wir schlittern, denke ich: »Nun wird sich mein Schicksal erfüllen. Gleich werden ich und mein Junge zum Schöpfer zurückkehren und endlich Frieden haben.«

Ich sehne den Unfall herbei, doch auch das ist mir nicht vergönnt. Wir erreichen unser Ziel. Grün und blau geschlagen und unter starken Schmerzen setze ich den Fuß erneut in das alte Landhaus.

Ab diesem Abend liegt Bossis Pistole immer auf dem Nachttisch: »Falls du versuchen solltest abzuhauen«, erklärt er.

Er befiehlt mir, im Haus zu bleiben. Er legt eine irrsinnige Eifersucht an den Tag, er quält mich. Der Besitz meines Körpers reicht ihm nicht mehr als Befriedigung. Er ist erst dann zufrieden, wenn er auch von meinen Gedanken Besitz ergreifen kann. Ganz besessen sieht er mich an und sagt: »Dein Blick gefällt mir nicht! Wer weiß, woran du gerade denkst.«

Er ist nicht nur besitzergreifend gegenüber meinem Körper, sondern auch gegenüber meinem inneren Frieden. Ich weiß nicht, was sein Problem ist, aber das Einzige, was ihm Spaß macht, ist, mich zu quälen. Sobald ich ihn kommen höre, mache ich das kleine Radio aus, das mir Gesellschaft leistet: Als ich einmal nicht schnell genug bin, schleudert er es auf den Boden, trampelt mit den Füßen darauf, macht es kaputt.

Als er eines Morgens nicht da ist, gehe ich das Risiko ein, mit dem Kind auf dem Arm hinauszugehen. Ich laufe zur nächstgelegenen Telefonzelle und rufe das Frauenzentrum an, bitte erneut um Hilfe. Doch man weigert sich, mir zu helfen.

»Es ist zu spät, Emma. Wir sind enttäuscht von dir. Du hast nicht begriffen und wusstest nicht zu schätzen, was wir für dich getan haben. Jemandem, der so sprunghaft ist, können wir kein Vertrauen schenken. Du hattest deine Chance und hast sie vertan. Es tut uns leid!«

Nach diesen Worten bin ich am Boden zerstört.

Ich fühle mich schuldig, weil ich auf Bossis Verwandte gehört habe.

Ich war dumm und leichtsinnig. Schlimmer noch: Ich habe mich gegenüber meinem Sohn verantwortungslos verhalten.

Wenn ich mich nicht für immer verlieren will, wenn ich überleben will, dann muss ich fliehen. Und ich muss es allein schaffen. Niemand wird mir dabei helfen.

So packe ich meinen Koffer und verstecke ihn, auf jede Gelegenheit gefasst, im Getreidespeicher.

Eines Abends kommt Francesco.

Sein Besuch könnte nicht ungelegener sein.

Bossi ist gerade nicht da, wird aber jeden Augenblick wiederkommen.

Mein Bruder ist wie üblich auf seine eigenen Wünsche konzentriert und behelligt mich mit einem Haufen Forderungen, die ich unmöglich erfüllen kann.

Obwohl ich Angst habe, nehme ich ihn auf und überlasse ihm das Schlafzimmer, während ich mich auf das Sofa in der Küche lege.

Nach ein paar Stunden klingelt es, wie erwartet, an der Tür.

»Mein Bruder ist zu Besuch«, erzähle ich Bossi mit dünner Stimme.

»Wo ist er?«, fragt er sofort voller Zorn.

Ohne eine Antwort abzuwarten, geht er hinauf ins Schlafzimmer, packt den Jungen und schmeißt ihn die Treppe hinunter. Francesco weiß gar nicht, wie ihm geschieht. Bossi zieht ihn vom Küchenboden hoch und schleudert ihn auf die Straße. Dann geht er zurück nach oben und wirft seinen Koffer vom Balkon.

Francesco sagt kein Wort.

Ungläubig, wie vom Blitz getroffen, sieht er mich an.

Er packt seine Sachen zusammen, die über den Kies verstreut sind, und steckt sie wieder in den Koffer. Dann sieht er mich flehend an: »Emma …« ist das Einzige, was er hervorbringt. Doch ich kann nichts für ihn tun, außer leise zu weinen.

Bossi packt mich am Arm, versetzt der Tür einen Tritt und wendet sich in drohendem Ton an mich: »Keiner darf hierherkommen. Auch nicht dein Bruder. Diesmal ist alles noch mal gut ausgegangen. Das nächste Mal bringe ich ihn um. Ist das klar?«

Traumatische Kindheitserfahrungen sind nur schwer zu verarbeiten.

So ist es auch mit meiner Angst vor Hunden, die ich in den Jahren während meines Aufenthalts im scheußlichsten aller Heime entwickelt habe.

Eines Nachmittags überquere ich mit dem Kinderwagen die Piazza, als mir ein streunender Hund begegnet. Er erweckt nicht den Anschein, gefährlich zu sein, aber auf mich wirkt er wie ein Monstrum, und ich gerate sofort in Panik.

Ich beginne zu zittern und blicke mich um, auf der Suche nach einem sicheren Zufluchtsort. Ich sehe eine offene Tür, stürze panisch hinein und lasse meinen Sohn zurück. Ich schließe mich ein und spähe durch die Ritzen im Holz nach draußen. Ich möchte sehen, ob der Hund weg ist … Da bemerke ich, dass sich etwas Schreckliches abspielt.

Die Piazza verläuft in einem leichten Gefälle, und der Kinderwagen beginnt zu rollen: Er wird immer schneller und stößt gegen eine Hauswand.

Sofort ist Matteo von vielen Leuten umgeben: Sie schreien durcheinander, diskutieren, blicken in meine Richtung. Ich bin bestürzt, weiß nicht, was ich machen soll, denn hinter mir steht auf einmal die wegen meines Eindringens wütende Hausherrin.

»Was machst du hier? Sag!«

Als die Frau die Tür öffnet, um mich hinauszuwerfen, finde ich mich einer bedrohlichen Menschenmenge gegenüber.

»Ist das dein Kind?«

Sie schieben den Kinderwagen, geben ihn mir jedoch nicht zurück. Der Kleine weint, er hat sich wehgetan, sein Kinn blutet. Unter all den Beleidigungen, die die Leute auf mich abfeuern, verletzt mich eine ganz besonders.

»Mörderin!«

Ohne ein Wort reiße ich den Kinderwagen an mich und gehe weg, verfolgt von ihren Stimmen.

Weil es mir nicht gelingt, die Blutung an seinem Kinn zu stillen, muss ich mit Matteo ins Krankenhaus. Die Ärzte lösen das Problem mit ein paar Stichen, und ich bin gezwungen, den Vorfall zu schildern.

Als ich nach Hause komme, versinke ich in Selbstvorwürfen. Gleichzeitig fühle ich mich unverstanden. Es scheint, als bestünde die Welt nur aus feindseligen Menschen, die sich zu stumpfsinnigen und engstirnigen Richtern erheben. Niemand versetzt sich in mich hinein. Niemand fragt nach den Gründen für meine Ängste.

Die Geburt des Mädchens steht kurz bevor.

Ich habe mir meine vorherige Erfahrung zunutze gemacht und bin nicht vollkommen unvorbereitet. Meine Tochter wird etwas zum Anziehen haben, und ich werde mich auch um mich selbst kümmern. Der Krankenhausaufenthalt soll und wird angenehm sein.

Doch mein Problem ist Matteo: Ich weiß nicht, wem ich ihn in der Zwischenzeit anvertrauen soll.

Wie üblich bin ich auf Bossi angewiesen, der mit seiner Schwester per Flugzeug kommt. Sie kümmert sich um das Kind, und ich werde allein zur Entbindung ins Krankenhaus geschickt.

Dort nehmen sie einen Kaiserschnitt vor, und ich habe diesmal nicht das Glück, meine Tochter sofort im Arm halten zu können.

»Sie liegt im Brutkasten. Sie können Sie nur durch die Glasscheibe sehen.«

Und so beaufsichtige ich sie fast einen Monat lang.

Bossi besucht weder mich noch sie. Dennoch kommt er einmal kurz ins Krankenhaus. Das weiß ich, weil die Krankenschwestern mir erzählen, dass dem Mädchen der Name Giulia gegeben wurde. Wieder hat er ohne mein Wissen entschieden.

Als ich nach Hause zurückkomme, wird mir Matteo von seiner Schwester wieder übergeben.

Und beide gehen, ohne sich auch nur von mir zu verabschieden.

Einige Zeit später kommt Bossi zurück und verhält sich schlimmer als je zuvor.

Keine liebenswürdige Geste gegenüber den Kindern. Rohe, grundlose Gewalt mir gegenüber.

Als ich eines Abends gerade die Milch für Giulia koche, schleift er mich gewaltsam die Treppe hinauf bis zum Schlafzimmer. Mit der Begierde eines wilden Tieres reißt er mir die Kleider vom Leib und macht sich meinen Körper zu eigen, unbeeindruckt von meinen Tränen und dem Wimmern der Kleinen, die ich weinend in der Wiege zurückgelassen habe. Für seine Hände bin ich eine Stoffpuppe. Er dreht mich einmal um die eigene Achse, und während er sich keuchend und grob an meine Schultern klammert, trifft mein Blick auf den des Jungen, der die ganze Szene beobachtet.

»Hoffentlich begreift er das nicht«, denke ich und halte meine Schreie und mein Schluchzen zurück.

Meine Entscheidung steht bereits fest.

Jeden Tag lege ich etwas Neues in den im Getreidespeicher versteckten Koffer. Und mit jedem weiteren Tag nimmt mein Fluchtplan klarere Formen an.

Er ahnt meine Absichten und zückt die Pistole.

»Du willst abhauen? Wenn ich dich erwische, dann bringe ich dich um!«

Aber er kann mir meine Entschlossenheit nicht mehr nehmen.

Ich warte nur auf eine gute Gelegenheit, die eines Morgens gekommen ist, als er geht und seine Jacke im Schlafzimmer vergisst. Aus der Tasche spitzt ein Flugticket hervor.

»Heute reist er wirklich ab!«, denke ich. »Es ist kein Trick.« Alles ist für mich mit einem Mal ganz anders; das ist das letzte Mal, dass er mir nahe kommt. Ich blicke bereits der Zukunft entgegen. Ich sehe, wie er sich bewegt, aber für mich ist er eigentlich nur noch ein Geist.

Kaum ist er weg, mache ich mich auf, ruhig und zügig. Alles muss noch am selben Morgen geschehen. Ich öffne die Schublade, in der ich das Sparbuch aufbewahre, und werfe einen Blick darauf: Es ekelt mich an, ich kann es nicht einmal anfassen. Von ihm brauche ich nichts, ich fühle mich längst vollkommen frei. Für die Flucht benötige ich jedoch Geld, mein eigenes, ausschließlich mein eigenes. Mir kommt das Angebot für den Lampenschirm in den Sinn. Zusammen mit den Kindern gehe ich in den Einrichtungsladen und verkaufe ihn an die Inhaberin.

»Ich brauche Geld. Ich gehe weg.«

»In der Kasse ist nicht viel«, sagt sie, »aber wenn du willst, dann stelle ich dir einen Scheck aus.«

»Nein. Ich brauche das Geld sofort.«

»Ich habe einhundertfünfzigtausend Lire da.«

»Einverstanden.«

So schließe ich das erste Geschäft meines Lebens ab.

Es ist kein besonders gutes Geschäft, da ich für ein Stück Brot etwas hergebe, das vom Verkäufer selbst auf zwei Millionen Lire geschätzt wird. Ich freue mich trotzdem. Ich habe mein Ziel erreicht: das nötige Geld zusammenzukratzen, um mich aus dem Staub zu machen.

Ich gehe wieder nach Hause, hole den Koffer, warte aufgeregt, bis die Verkäuferin den Lampenschirm abholt, und rufe ein Taxi.

Die Vorstellung, Bossi könnte aus irgendeinem Grund kehrtmachen, versetzt mich in Angst und Schrecken.

Glücklicherweise geschieht das nicht.

Ich komme nur schleppend voran, mit Koffer, Kinderwagen, Mädchen im Tragetuch und großen Taschen mit allem Nötigen für die Kleinen. Aber ich kriege alles unter.

»Zum Bahnhof!«

Ich entferne mich immer weiter von dem Haus, das zwei Jahre lang meine Hölle gewesen ist, und drehe mich kein einziges Mal mehr um. Dieses Haus gehört bereits der Vergangenheit an.

Am Bahnhof sehe ich, dass der erste geeignete Zug in ein paar Minuten abfährt, und tatsächlich erwische ich ihn.

Mit Taxi und Fahrkarten ist mein Geld bereits verbraucht. Aber das macht nichts. Ich bewege mich einem neuen Leben entgegen, nur das zählt.

Die Reise ist lang, und es gelingt mir nicht, meine Angst abzuschütteln. Einen Tag und eine Nacht verbringe ich hellwach, schaue unentwegt prüfend in den Gang, aus der irrationalen Furcht heraus, mein Peiniger könnte plötzlich vor mir auftauchen. Und erst bei der Ankunft, beim Quietschen der Bremsen, die sich in die Gleise beißen, beruhige ich mich.

Ich bin wieder in Catania. Ich bin unter meinen eigenen Leuten.

Bossi wird seine Beute nicht so einfach entkommen lassen.

Der Weg in die Freiheit wird lang und beschwerlich sein.

Aber niemand – nicht einmal er – wird mich dazu bringen, umzukehren.

In einer betreuten Wohngemeinschaft

»Wer ist da?«

Es ist Clotildes Stimme, die aus der Sprechanlage tönt. Ich habe ihre neue Wohnung ausfindig gemacht und stehe vor dem anonymen Mehrfamilienhaus, in dem sie sich befindet.

»Emma.«

Eine Weile herrscht Stille, voller Ungläubigkeit.

»Komm rauf.«

Meine Schwester empfängt mich weder herzlich noch widerwillig. Als würde sie sich einfach damit abfinden, mich wiederzusehen. Ich betrete die Wohnung und bemerke sofort eine Wiege mit einem nur wenige Monate alten Jungen. Er schläft.

»Das ist mein Sohn«, sagt sie. »Er heißt Bruno.«

Um ihn herum herrscht große Unordnung: Schmutzige Teller stehen in der Küche, überall liegen Kleidungsstücke herum. Ich erkenne ihre gewohnte Lebensweise wieder. Die Wohnung ist klein, zwei Zimmer, eine große Dachterrasse, wir befinden uns in der Mansarde.

Wir verstehen uns sofort, ohne Diskussionen. Großzügig überlässt sie mir das Schlafzimmer.

»Ihr seid zu dritt. Ich werde auf dem Sofa schlafen.«

An Abfälle und Unordnung gewöhnt, nehme ich die Gastfreundschaft dankend an. Doch ich bin vor allem dankbar, dass sie mir aufmerksam zuhört, als ich ihr von meiner Odyssee erzähle. Sie sagt nichts dazu, sie verurteilt mich nicht und wird nicht wütend.

Mir wird bewusst, dass wir seit Internatszeiten einfach immer auf alles Mögliche gefasst sind.

Nachdem ich ihr mein Herz ausgeschüttet habe, werde ich auch auf ihr Leben neugierig. Aber irgendetwas an ihrer Wohnung, an ihrer Art, hält mich davon ab, Fragen zu stellen. Ich frage sie nicht einmal nach dem Kind.

Sie erzählt mir nur, dass sie nicht arbeitet, dass sie noch immer studiert.

Als ich mich später in der Wohnung umschaue, bemerke ich, dass es ihr nicht an Geld fehlt. Der Kühlschrank ist gut gefüllt, sie hat eine große Stereoanlage, Markenkleidung, im Bad stehen Parfums und Kosmetikprodukte. Und doch scheint es, als lebte sie allein.

Am Nachmittag kommt Pino. Clotilde hat nichts von ihm erzählt, deshalb bin ich etwas verblüfft. Ich weiß nicht, was ich ihm sagen soll, was ich tun müsste, um akzeptiert zu werden, jetzt, da ich plötzlich wieder aufgetaucht bin. Er ist sichtlich genervt, aber er protestiert nicht.

In den darauffolgenden Tagen finde ich nach und nach heraus, wie meine Brüder leben.

Pino wohnt hier zusammen mit Clotilde und schläft bei ihr und ihrem Kleinen. Jeden Tag aufs Neue lässt er keine Gelegenheit aus, mir klarzumachen, dass ich in seinen Bereich eingedrungen bin.

Wenn Clotilde zu Hause ist, hängt sie viel am Telefon. Von dem Zimmer aus, in dem ich mich mit meinen Kindern einschließe, höre ich sie lebhaft diskutieren.

Außerdem ist sie nur wenig zu Hause. Abends bringt sie den Sohn zu einer Nachbarin oder vertraut ihn Pino an und verlässt das Haus. Und so bekomme ich jeden Abend mit, wie sie sich frenetisch und ausgiebig zurechtmacht, um dann zu verschwinden.

Manchmal kommen Freundinnen von ihr herauf in die Wohnung und drängen sie.

»Beeil dich! Die anderen warten unten!«

Wenn sie fertig ist, sieht meine Schwester wunderschön aus, hübsch geschminkt und gut gekleidet. Eilig verabschiedet sie sich von Bruno und geht. Auch die Freundinnen sind elegant und attraktiv, aber die Hübscheste ist immer sie.

Clotilde und das Telefon. Immer wieder erfahre ich so irgendwelche Dinge über sie. Sie spricht ungeniert über alles, auch wenn ich da bin, als wäre ich unsichtbar.

Anscheinend hat sie viele Männer, doch nur einer ist ihre wahre Liebe. Er heißt Sergio. Er ist verheiratet, doch sie liebt ihn hingebungsvoll. Der Vater ihres Sohnes ist ebenfalls verheiratet.

Aus den Gesprächen mit den Freundinnen erfahre ich, dass alle ihre Freunde sehr reich sind und der »guten Gesellschaft« angehören.

Clotilde fühlt sich stark und wichtig. Sie behandelt Pino wie einen Sklaven. Sie lässt ihn zu Hause zurück, erzählt ihm nichts. Sie hat ihren Spaß und verhält sich, als wäre sie niemandem Rechenschaft schuldig.

An dem ersten Sonntag, den ich in ihrer Wohnung verbringe, taucht ein Mann mit mehreren Einkaufstüten auf.

»Das ist meine Schwester«, stellt mich Clotilde vor, und an mich gerichtet sagt sie: »Brunos Papa.« Er ist ein Mann mittleren Alters, nicht unbedingt hübsch, aber nett und höflich.

Kurz darauf gehen die beiden zusammen weg, und ich bleibe, wie üblich, allein.

Im Vergleich zum letzten Mal, als wir zusammengewohnt haben, hat sich meine Situation geändert. Damals habe ich mich an den Kosten beteiligt. Mehr noch: Zum größten Teil wurden sie von mir übernommen. Jetzt hingegen bin ich Gast, und die Wohnung, in der ich wohne, dient mir vor allem als Versteck. Pino spricht kein Wort mit mir, und oft höre ich, wie er von Clotilde verlangt, sie solle versuchen, mich loszuwerden. Sie spielt auf Zeit, versucht ihn zu besänftigen.

Doch während ich früher unter dem Verhalten meiner Geschwister gelitten habe, da ich mir von ihnen Zuneigung und Zusammenhalt erhoffte, habe ich jetzt Wichtigeres zu bewältigen.

Einmal gehe ich gemeinsam mit Clotilde zu Vanessa, die jetzt in einer schönen Wohnung außerhalb der Stadt wohnt, da ihr Mann Karriere gemacht hat und nun viel mehr verdient. Ich bin glücklich, sie und ihre Töchter wiederzusehen, aus denen mittlerweile zwei hübsche junge Frauen geworden sind.

»Bossi war hier und hat nach dir gefragt«, sagt sie beunruhigt.

Ich versteife mich sofort. »Und was hast du ihm erzählt?«

»Nichts. Das war, bevor du dich gemeldet hast. Zum Glück wusste ich nicht, wo du bist. Er hat verstanden, dass ich nichts wusste.

»Sag nicht, dass du mich gesehen hast! Verrate ihm nicht, dass ich bei Clotilde wohne. Kein Wort!«

Ich kann mich nur schwer beruhigen. Aber so bemerkt Vanessa meine Angst, und es gibt noch Hoffnung, dass sie sich zusammennimmt und schweigt, falls Bossi sich noch einmal blicken lassen sollte.

In der Zwischenzeit wird das Zusammenleben mit meinen Geschwistern immer schwieriger. Ich habe kein Einkommen und muss den Bedürfnissen meiner Kinder gerecht werden. Wenn ich etwas brauche, bitte ich jedes Mal meine Schwester um Hilfe, aber es wird mir immer unangenehmer, denn mit jedem Mal habe ich erneut das Gefühl, dass zwischen uns weder Vertrautheit noch Zusammenhalt herrschen, diese gewissen Merkmale, die zwischen Personen entstehen, die sich wirklich lieben.

Die Situation eskaliert, als Pino Clotilde in meiner Anwesenheit erzählt, Bossi sei in der Wohnung gewesen und habe ihn mit einer Pistole bedroht, um herauszufinden, wo ich mich aufhalte. Er sagt, er habe nichts verraten, nicht etwa zu meinem Schutz, sondern um Schwierigkeiten für seine allerliebste Schwester zu vermeiden.

Von diesem Moment an verwandelt sich Pinos Abneigung mir gegenüber in offene Feindschaft. Es vergeht kein Tag, an dem er nicht lauthals fordert, ich solle gehen.

Ich lebe in ständiger Angst, überzeugt davon, dass Bossi dort draußen auf mich wartet, um mich zu schlagen, sobald ich einen Fuß auf die Straße setze.

Bei jedem Türklingeln verstecke ich mich blitzschnell in meinem Zimmer, in der sicheren Überzeugung, er habe mich gefunden.

Clotilde macht das eine Weile mit, aber natürlich bin ich auch für sie eine ungeheure Last.

Bleibt noch Vanessa. Sie hat jetzt eine größere Wohnung, einen Ehemann, der gut verdient. Ich überrede sie, mich aufzunehmen, biete ihr an, zu putzen und ihr bei allem zur Hand zu gehen. So ziehe ich, obwohl ihr Mann überhaupt nicht begeistert ist, zu ihr, schließe mich in der Wohnung ein und verlasse sie nicht, aus Angst, meinem Albtraum zu begegnen.

Jedoch habe ich auch innerhalb dieser vier Wände keine Ruhe, denn mein Schwager lässt keine Gelegenheit aus, seine schlechte Laune zur Schau zu stellen, wenn ich in der Nähe bin.

Ich verlasse die Wohnung nur, wenn es unerlässlich ist.

Giulia ist drei Monate alt, und wie ich jetzt weiß, muss ich sie impfen lassen. Unruhig mache ich mich mit der Kleinen auf den Weg zum Gesundheitsamt im Stadtzentrum. Ich muss auch Matteo mitnehmen, denn mein Schwager hat Vanessa verboten, sich – auch nur für wenige Stunden – um meine Kinder zu kümmern.

Ich bin fürchterlich nervös, blicke mich ständig um.

Nur wenige Meter vom Büro entfernt treffe ich Mariella, eine ehemalige Schulkameradin. Sie ist der Inbegriff des Glücks. Sie ist zusammen mit ihrem Freund unterwegs, einem großen und stämmigen Mann mit einer freundlichen Art, die im krassen Gegensatz zu seinem Äußeren steht. Mariella freut sich, mir von sich zu erzählen. Sie studiert Jura, möchte Anwältin werden.

Mit einem Mal stoppt ihr Redefluss. Sie hat meine zunehmende Unruhe bemerkt, die Angst, die mich bei dem Gedanken gepackt hat, einfach stehen geblieben zu sein und jeden Moment entdeckt werden zu können. Sie fragt, was los ist, und ich schildere ihr kurz meine unglücklichen Erfahrungen.

Als ich ihr eröffne, dass ich mit meinen Kindern weggelaufen bin, reagiert sie alarmiert.

»Du hast die Kinder ohne die Erlaubnis des Vaters mitgenommen?«

»Die Erlaubnis? Die würde er mir niemals geben!«

»Du steckst ganz schön in Schwierigkeiten.«

»Warum?«

»Soweit ich weiß, könntest du, auch wenn du mit allem Recht der Welt gehandelt hast, wegen Entziehung Minderjähriger angezeigt werden. Das ist ein schweres Vergehen …«

Ich erstarre. Nach allem, was ich durchgemacht habe, erfahre ich nun, dass ich unrecht habe. Wie kann das sein?

»Was sollte ich am besten tun?«

»Du musst dir sofort einen Anwalt suchen.«

»Aber das wird einen Haufen Geld kosten! Wenn meine Schwester nicht wäre, könnte ich nicht einmal meine Kinder ernähren …«

Mariella sieht mir meine Verzweiflung an und gibt mir die Telefonnummer von einem Freund, der mir, wie sie sagt, helfen kann.

»Er heißt Romano und ist ein guter Anwalt. Ruf ihn sofort an, ja?«

Als ich nach Hause zurückkomme, vereinbare ich mit Romano einen Termin für den nächsten Tag. Mariellas Freund ist zum Glück wirklich hilfsbereit.

Ich verbringe eine schlaflose Nacht. Im stillen Dunkel erscheint mir die Zukunft so schrecklich wie noch nie. Ich kann nicht aufhören zu denken, dass Bossi mir die Kinder wegnehmen und mich hinter Gitter bringen könnte. Was würde aus ihnen werden? Die Vorstellung, sie könnten ins Heim kommen, lässt mich rebellieren. Nein, sie werden nicht das gleiche Schicksal erleiden wie ich. Ich werde bis zum Tode kämpfen, um das zu verhindern. Ich weiß, was es heißt, die Zartheit eines mütterlichen Kusses nicht zu kennen. Meine Kinder werden immer eine wahre Mutter an ihrer Seite haben, die für sie sorgt, koste es, was es wolle.

Endlich wird es Tag.

Ich stehe auf, drücke mich in der Wohnung herum. Während ich warte, bis es Zeit ist, aufzubrechen, mache ich immer wieder die gleichen Dinge. Dann wecke ich die Kinder und ziehe sie an. Dabei fühle ich mich, als wäre es das letzte Mal, dass wir das Haus gemeinsam verlassen.

Schließlich mache ich mich auf den Weg, durchquere die ganze Stadt, als würde ich verfolgt, bis zur Anwaltskanzlei.

Der Mann ist jung und freundlich. Sein Büro scheint mir, auch wenn es mit antiken und dunklen Möbeln eingerichtet und mit Papier vollgestopft ist, wie ein gemütliches Versteck.

Noch bevor ich ihm gegenüber Platz nehme, erwähne ich stotternd meine Geldprobleme im Zusammenhang mit seiner Hilfe. Er unterbricht mich, sagt, ich solle mir keine Sorgen machen, und lässt mich Platz nehmen. Er setzt sich in seinen Schreibtischstuhl und fordert mich auf, zu erzählen, während er seine Worte mit einer Geste untermalt. Sein Gesichtsausdruck ist ruhig und aufmerksam.

Angesichts von so viel Zuvorkommenheit lege ich meine Zurückhaltung ab. Ich breche in Tränen aus, die in mir aufgestaute Anspannung löst sich in Schluchzen auf. Doch es gelingt mir, alles zu erzählen, denn er stellt präzise Fragen und bleibt ruhig und konzentriert.

Im Wartezimmer sitzen einige Leute, doch er lässt sich keine Eile anmerken.

Am Ende fasst er zusammen, dass er bei diesem ersten Treffen die allernötigsten Informationen gesammelt hat, und legt mir meine Situation anschaulich dar.

»Also. Als Erstes werde ich das Gericht über die Tatsachen in Kenntnis setzen. Sie müssen wissen, dass du auf Grund der körperlichen und psychischen Misshandlungen, die du erleiden musstest, gezwungenermaßen geflohen bist …«

Ich nicke vertrauensvoll.

»Aber du«, spricht er weiter, »du musst dir Arbeit und eine Wohnung suchen, denn egal, wie die Dinge sich zugetragen haben, das Gericht könnte dir die Kinder wegnehmen und sie jemandem anvertrauen, der für sie sorgen kann. Denn darauf haben die Kinder einen rechtlichen Anspruch.«

So verabschiedet er mich, nachdem er mir einen weiteren Termin gegeben hat. Dann, sagt er, könne ich ihm weitere Details zu Bossis Gewaltakten schildern. Er wiederum müsse aber in Sachen Arbeit und Wohnen auch auf mich zählen können.

So verbringe ich eine weitere schlaflose Nacht. Was für ein Durcheinander! Eine Beschäftigung, die Kinder, für die gesorgt werden muss, eine Wohnung. Natürlich kann ich nicht in einem Hotel leben. Mir kommt eine Idee. Vielleicht könnte mir die Sozialarbeiterin helfen, der ich als kleines Mädchen anvertraut wurde. Nicht dass sie mir besonders vertrauenswürdig erschiene, aber ich habe ja keine andere Wahl.

Am nächsten Morgen finde ich mich in ihrem überfüllten Büro wieder. Ich erkenne sie sofort, gut gekleidet und mit viel Schmuck, gelassen und unempfindlich gegenüber dem Elend, das sich vor ihren Augen abspielt. Sie erkennt mich nicht gleich wieder, aber als ich mich vorstelle, ist sie schroff: »Was willst du? Ich betreue dich nicht mehr.« Betreuen? Wäre ich nicht so verzweifelt, wäre dies sehr amüsant. Ich schildere ihr meine unglücklichen Erfahrungen.

In dem Raum gibt es keine Privatsphäre. Um die Tische der vier Sozialarbeiterinnen herrscht großes Gedränge. Jeder hört jedem zu. Einige Kinder spielen, schubsen und weinen. Ein regelrechtes Chaos.

Die Frau, die mich anhört, möchte zügig weitermachen, jegliche Entscheidung aufschieben, zum nächsten Fall übergehen. Aber ich gebe nicht auf. Ich setze mich dort fest und bewege mich nicht mehr vom Fleck. Als sie mir bestimmt sagt, dass sie alles notiert habe und dass ich mich in einer Woche melden solle, lasse ich es gut sein, aber am nächsten Tag komme ich wieder. So geht das mehrere Tage, unaufhörlich.

Schon bald habe ich verstanden, dass mein Fall hier nicht in guten Händen ist. Die für mich zuständige Sozialarbeiterin tut nicht allzu viel, um ihn zu lösen. Sie ist nicht bei der Sache. Einmal höre ich sie mit einer Kollegin plaudern: Sie planen ihren gemeinsamen Urlaub.

Am Tisch daneben sitzt eine weitere Sozialarbeiterin, die ein ganz anderes Verhalten an den Tag legt. Sie ist ruhig, nimmt Anteil. Sie spricht langsam mit ihren Klienten und ist sehr aufmerksam, wenn sie von ihren Problemen erzählen, und sie zwingt sie nicht, lauter zu sprechen, um sie nicht in Verlegenheit zu bringen.

Ich nutze den Moment, als meine Betreuerin kurz weggeht,

und bitte diese andere Frau um Hilfe. Sie sagt, dass sie sich aus Respekt nicht in die Fälle der Kollegin einmischen kann. Ihr ist jedoch klar, dass ich so nichts erreichen werde, und sie gibt mir einen guten Rat.

»Hör zu. Es gibt eine Einrichtung, die dir helfen kann. Sie nennt sich ›Betreutes Wohnen‹. Sie können dich gemeinsam mit deinen Kindern für sechs Monate aufnehmen. So würdest du das Wohnungsproblem lösen. In der Zwischenzeit kannst du dir eine Beschäftigung suchen. Es handelt sich um eine staatliche Einrichtung, du hättest also keine Kosten.«

Ich bedanke mich. Nun weiß ich, was ich dem Anwalt sagen werde und wie ich dem Gericht die ersten Sicherheiten liefern kann.

Mein Umzug in die betreute Wohngemeinschaft geht schnell und hektisch vonstatten. Nicht nur, weil das Gericht den Beweis für einen sicheren Wohnort verlangt, sondern weil meine Geschwister erneut bedroht werden. Bossi hat Giancarlo ausfindig gemacht und ihn gefragt, wo ich mich aufhalte. Mein Bruder wusste zum Glück nicht Bescheid und hat geschwiegen. Doch mein Peiniger ist mit zwei Komplizen ein weiteres Mal bei ihm aufgetaucht, sie haben ihn mitgenommen und an einen abgelegenen Ort draußen vor der Stadt gebracht. Sie haben ihn mit der Pistole bedroht, und Giancarlo hatte Angst, sie würden ihn umbringen. Da er mein Versteck wirklich nicht kannte, konnte er die Entführer von seiner Aufrichtigkeit überzeugen. Was sie jedoch nicht davon abgehalten hat, ihn zu verprügeln.

Unter Schock hat sich mein Bruder an Vanessa gewandt und sie nach mir gefragt.

Als ich meiner Schwester also mitteile, dass ich woanders unterkomme, kann ich die Erleichterung, die sich in ihrem Gesicht abzeichnet, fast verstehen.

»Du hast viel getan«, versichere ich ihr. »Mit deinem Mann,

der nichts von mir wissen will, und mit diesem Wahnsinnigen, der auch dir etwas antun könnte …«

Wir umarmen uns. Sie versucht nicht, mich aufzuhalten, und ich bin froh, dass ich eine Chance habe, es allein zu versuchen.

Am Morgen darauf gibt sie mir das Geld für den Bus, und dann stehe ich auf der Straße, mit Kindern und Koffern.

Ich bin bereit für etwas neues Unvorhersehbares.

Über eine enge kleine Straße erreiche ich die betreute Wohngemeinschaft. Ich gehe durch ein Tor und folge einem Pfad bis zum Eingang.

Dort werde ich bereits erwartet. Die Betreuerinnen heißen Renda und Rasà. Sie nehmen die üblichen Formalien auf und erzählen mir, die Direktorin sei nicht im Haus. Ich werde sie wirklich nicht oft sehen und bald herausfinden, dass sie lediglich die Eigentümerin des Gebäudes ist, das sie nach Übereinkunft mit der Stadt zu einer betreuten Wohngemeinschaft umfunktioniert hat.

Mit anderen Worten: Sie ist nur an dem Geld interessiert. Die Betreuerinnen rufen sie nur dann an, wenn ernsthafte Probleme auftreten.

Stattdessen stellen sie mir eine Frau mittleren Alters vor, die einen sehr strengen Eindruck macht. Sie nennen sie das »Fräulein«.

Ich habe Erfahrung mit solchen Frauen, deren Gesicht wie aus Stein gemeißelt ist, und mir wird sofort klar, dass ich wieder einmal vor so einem »Fräulein« stehe.

Die Frau erklärt mir ohne Umschweife, welche Regeln es zu beachten gilt.

»Du kannst hier wohnen, weil du eine Bleibe brauchst, wie alle anderen Gäste auch. Doch es gibt einige Bedingungen.«

Schweigend, gehorsam, höre ich zu.

»Es ist verboten, Besuch zu empfangen oder Telefonanrufe zu bekommen. Das Haus darf am Abend nicht verlassen werden. Tagsüber ist es erlaubt, um die notwendigsten Besorgungen für die Kinder zu machen. Wenn du etwas kaufen musst, gebe ich dir das Geld, und du gibst mir die Belege und das Wechselgeld zurück. Du kannst dich am Kühlschrank bedienen und die Küche benutzen wie alle anderen. Ist das klar?«

»Ja.«

In meinem jetzigen Zustand würde ich auch noch härtere Bedingungen akzeptieren.

Ich gehe ein wenig umher. Als ich den Wohnraum betrete, überkommt mich ein Gefühl von Trostlosigkeit. Die Möbel sind sehr nüchtern. Doch das ist nicht der eigentliche Grund.

Es ist der Anblick der jungen Frauen, der mich traurig macht. Sie sitzen da und sehen mich mit leerem Blick an. In jedem Gesicht zeichnen sich Spuren der Verzweiflung, der Einsamkeit und der Verlassenheit ab. Ich zähle acht Frauen. Einige haben Kinder, andere sind schwanger. Graziella, Piera, Melania, Teresa: Viele Namen, viele unterschiedliche Geschichten, aber jede von ihnen ist auf ihre eigene Art entsetzlich.

Außer den Büros und dem Wohnraum befinden sich im Erdgeschoss die Küche und eine kleine Kapelle. Die Gästezimmer sind im oberen Stockwerk.

Mir wird ein Zimmer mit einem anderen Mädchen zugeteilt.

Vor dem Mittagessen, während ich meine Sachen auspacke, kommt meine Zimmernachbarin herein. Sie ist mager, klein, hat schwarze Haare. In der Hand hält sie ein Aufnahmegerät, aus dem in maximaler Lautstärke ein Lied einer erfolgreichen Musikgruppe tönt. Sie grüßt nicht und stellt sich nicht vor. Sie setzt sich, macht jedoch den Eindruck, als wäre sie gar nicht da. Ihr Blick ist abwesend. Sie wirkt wie aus einer anderen Welt.

Ich ergreife die Initiative und stelle mich vor. Sie hört mir nicht zu, nimmt mich nicht einmal wahr. Sie legt sich aufs Bett, noch immer mit diesem Gerät in der Hand, das zum wiederholten Mal die gleiche Musik spielt. Es ist eine Kassette, die von selbst zurückspult und sich wieder von Neuem abspielt, ohne Unterbrechung.

Ich lasse sie in Ruhe und gehe in den Wohnraum hinunter. Ich erkundige mich nach den Essgewohnheiten und dem Mittagessen. Sie antworten, dass es kein gemeinsames Essen gibt, jeder kümmert sich um das seine.

Am Abend muss ich feststellen, dass mein Leben in den nächsten Monaten nicht einfach sein wird. Ich bin völlig fertig. Zum Glück schlafen die Kinder. Auch ich würde mich gerne ausruhen, aber meine Zimmernachbarin hat immer den Rekorder an und raucht eine Zigarette nach der anderen.

Ich versuche, ihr begreiflich zu machen, dass sich zwei schlafende Kinder im Raum befinden. Sie beachtet mich nicht. Mit den Augen fixiert sie einen Punkt in der Ferne. Bisher hat sie mich noch keines Blickes gewürdigt, nicht eines einzigen.

Ich möchte mich nicht in Schwierigkeiten bringen. Ich erkundige mich bei den anderen Mädchen. Sie antworten und lächeln peinlich berührt.

»Sie heißt Angela …«

»Sie lebt wie in Trance. Keine möchte ihr zu nahe kommen. Womöglich ist sie gefährlich.«

»Bisher war sie immer allein im Zimmer. Jetzt bist du hier, wahrscheinlich hatten sie keinen anderen Platz für dich, du Arme.«

»Schon seltsam. Sie hat keine Kinder und wohnt in einer betreuten Wohngemeinschaft für Mütter …«

Nichts von alledem beruhigt mich, im Gegenteil. So bin ich

die ganze Nacht hellwach und wiege meine Kinder, damit sie weiterschlafen.

Als es Tag wird, habe ich beschlossen, dass ich – wenn ich überleben will – Angela davon überzeugen muss, ihre Gewohnheiten zu ändern. Doch ich weiß noch nicht, wie ich es anstellen soll, mir Gehör zu verschaffen.

Die Tage vergehen, und ich kann es mir nicht mehr leisten, Däumchen zu drehen. Wenn ich innerhalb der sechs Monate Aufenthalt keine Arbeit finde, wird mir das Gericht die Kinder wegnehmen und sie in eine Pflegefamilie geben.

Ich kaufe ein Anzeigenblatt und suche die Stellenangebote heraus, die in Frage kommen. Doch um mit den Firmen in Kontakt zu treten, müsste ich das Telefon benutzen, und das Haus erlaubt keine Anrufe: Die Einzige, die Anrufe tätigen darf, ist das »Fräulein«. Um Ausnahmen von der Regel zu vermeiden, gibt es im Haus nur ein einziges Telefon, das in ihrem Büro steht und mit einem Schloss gesperrt ist.

Doch ich gebe nicht auf. Im Waisenhaus habe ich gelernt, solche Telefonapparate zu benutzen, auch wenn sie gesperrt sind. So flitze ich die nächsten Tage, während das »Fräulein« oben ist, zum Telefon und melde mich auf die Anzeigen.

Wie ich erfahre, werden für Putzarbeiten bis zu fünftausend Lire pro Stunde gezahlt, für meine Ansprüche eine gute Summe. Doch zu meiner großen Überraschung und Enttäuschung teilt mir die Betreuerin mit – als ich ihr eröffne, dass ich ab sofort Arbeit hätte –, dass die Arbeit von ihnen gewährt würde. Später werde ich herausfinden, dass sie Freunden und Bekannten billige Arbeitskräfte verschaffen.

Ich habe keine andere Wahl, ich nehme die Arbeit unter den gegebenen Bedingungen an. Nach einiger Zeit stelle ich mich als so tüchtig und effizient heraus, dass die Direktorin am Telefon nach mir verlangt.

»Ich brauche dich dreimal die Woche für je zwei Stunden bei mir zu Hause. Es muss geputzt und Ordnung gemacht werden …«

»Wie viel zahlen Sie mir?«

»Zweitausend Lire pro Stunde«, antwortet sie, ohne zu zögern.

»Aber ich habe Angebote für fünftausend Lire pro Stunde gefunden!«

Die Frau weicht nicht davon ab.

»Das ist unser Honorar. Wenn du arbeiten willst, dann so, du hast keine andere Wahl.«

Das ist die Bestätigung dafür, dass die Bewohnerinnen, die imstande sind zu arbeiten, ausgenutzt werden. Da sie Angst haben, den Platz in der Wohngemeinschaft zu verlieren, arbeiten sie lieber für billiges Geld.

Ich versuche, mich zu wehren.

»Sie wissen, dass ich tüchtig bin und meine Aufgaben gut erledige. Wenn Sie erlauben, würde ich Ihnen nicht sofort antworten … Ich möchte noch weitersuchen. Vielleicht hat eine der Betreuerinnen dringenderen Bedarf als Sie …«

Die Direktorin schnauft ungeduldig. »Hör zu, machen wir es so: Ich gebe dir dreitausend Lire pro Stunde, aber sollte ich erfahren, dass du es herumerzählt hast, bist du die Stelle und auch deinen Platz hier sofort los, hast du verstanden?«

Ich gebe nach, weil ich immerhin etwas erreicht habe und weil ich das Geld so dringend brauche.

Auch wenn ich hohem Druck ausgesetzt bin und die Bedingungen der Gastgeber akzeptieren muss, beginnt für mich eine relativ angenehme Zeit. Nachdem ich unter Bossis fürchterlichen Grausamkeiten und der bedrückenden Gleichgültigkeit oder den Ängsten meiner Geschwister gelitten habe, fühle ich mich immerhin für mich selbst verantwortlich. Außerdem schaue ich um mich und sehe, dass meine Kameradinnen von mindestens genauso traurigen Geschichten wie der meinen gezeichnet sind. Im Kontakt mit dem Leiden der anderen, das ich nachfühlen kann und gerne lindern würde, werde ich reifer und stelle fest, dass ich nicht mehr das kleine Mädchen bin, das aus dem Waisenhaus auf die Straße gesetzt wurde, als es achtzehn Jahre und einen Tag alt war. Ich bin eine Frau mit einer gewissen Lebenserfahrung, die ich mir zunutze machen kann.

Eines der Mädchen, Melania, ist noch keine achtzehn Jahre alt, hochschwanger und weint unentwegt. Eine andere, Teresa, leidet unter ständiger Übelkeit und muss sich andauernd übergeben. Angela ist mein tägliches Kreuz: immer apathisch, immer versunken in ihre zwanghaften Gewohnheiten, die Musik und die Zigaretten. Immer still. Ich suche nach dem richtigen Weg, um diese Mauer zum Einsturz zu bringen.

Eines Nachmittags gehe ich lächelnd auf sie zu und mache eine Bemerkung: »Schön, diese Musik, gefällt mir!«

Zum ersten Mal füllen sich ihre Augen mit Leben und schauen mich an, als würden sie mich sehen.

»Wirklich? Gefällt sie dir wirklich?«

Ich bejahe. Ich erkläre ihr auch, warum. Und es gelingt mir so gut, dass sie sich aufsetzt und sich darauf einlässt, mit mir gemeinsam Musik zu hören und zu plaudern.

Immerhin ein Anfang. Nach dem Durchbruch folgen Vertraulichkeiten. Sie redet ohne Punkt und Komma mit mir in einem guten Italienisch. Sie ist ein gebildetes Mädchen mit feinem Benehmen. Tatsächlich erzählt sie mir, dass sie aus gutem Hause stammt, aus einer Ortschaft im Kreis Catania. Eines Tages verliebte sie sich Hals über Kopf in einen Jungen. Und er sich auch in sie. Aber ihre Familie konnte nicht akzeptieren, dass er arm war und keine Zukunftsperspektive hatte, und ihre Verwandten taten alles, um die beiden auseinanderzubringen. Deshalb ist Angela jetzt in der Wohngemeinschaft, obwohl sie gar keine junge Mutter ist: Ihre Eltern haben beschlossen, sie zur Strafe dort einzusperren, und zahlen der Direktorin dafür einen ordentlichen Betrag. Sie dachten, drei Monate Zucht und Ordnung könnten sie zur Vernunft bringen. Angela aber ist zerfressen von Depressionen.

Ich beschließe, die wenige Macht, die ich besitze, einzusetzen.

»Kennst du die Telefonnummer deines Freundes?«

Sie wird wieder lebendiger.

»Ja. Aber, was nutzt sie mir, wenn ich nicht telefonieren darf?«

»Lass das meine Sorge sein. Wir müssen nur den richtigen Moment abwarten ...«

In diesen Tagen stelle ich auch den Kontakt zu Melania her. Ich tue es mit einer gewissen Dickköpfigkeit, in der Überzeugung, dass ein Kind sich immer als eine wundervolle Erfahrung erweist, mögen die Umstände auch noch so schwierig sein.

»Warum bist du ständig am Weinen? Willst du das Kind nicht?«

Verloren sieht sie mich an. Irgendetwas an meinem Blick überzeugt sie davon, dass sie sich bei mir über ihre Ängste aussprechen kann.

»Ich weine nicht, weil ich es nicht will. Ich weine, weil man es mir wegnehmen möchte. Meine Eltern wollen nicht, dass ich es behalte, und ich weiß von den Betreuerinnen, dass es bereits eine Pflegefamilie gibt.«

»Und was willst du jetzt machen?«

»Ich weiß nicht, ich bin so durcheinander. Sie fangen jeden Tag wieder damit an und lassen mir keine Zeit zum Nachdenken ...«

»Nur Mut«, sage ich lächelnd. »Das Kind gehört dir, und wenn du daran glaubst, dann wirst du es früher oder später auch bei dir behalten können.«

Tatsächlich beruhigt sie sich. Meine Worte, die ich mit Bestimmtheit ausgesprochen habe, geben ihr Hoffnung. Sie hat niemanden, mit dem sie sprechen, sich austauschen könnte, und ich wirke irgendwie welterfahren, wie jemand, der mehr weiß als sie.

Diese Annäherungen bleiben nicht unbeobachtet. Angela ist zugänglicher und vertraut sich mir an, wie es noch nie jemand zuvor getan hat. Melania sucht den Kontakt zu mir und vertritt in den Gesprächen mit den Sozialarbeiterinnen immer hartnäckiger ihren Wunsch, das Kind zu behalten.

Vielleicht bin ich in gefährlichem Begriff, einen ihrer Pläne zu durchkreuzen, Vereinbarungen zunichtezumachen. Vereinbarungen, die mit einer Familie getroffen wurden, die zu allem bereit ist, wenn die Tochter nur kein Kind bekommt.

Tatsache ist, dass die Leiterinnen der Wohngemeinschaft mich immer mehr im Auge behalten und keine Gelegenheit auslassen, es mir auch deutlich zu zeigen.

Innerhalb kurzer Zeit kommt es zu einer Auseinandersetzung.

Der Grund dafür ist absurd.

Eines Tages kommen die anderen Mädchen zu mir und sagen: »Schnell! Komm in die Kirche!«

Sie meinen die Kapelle, die in einem Raum im Erdgeschoss eingerichtet wurde. Ich folge ihnen, betrete die Kapelle und bleibe wie angewurzelt stehen. Aber nicht etwa die Heiligenbilder oder das Kreuz sind es, die mich erstarren lassen. Es ist der Mann, der die Bewohnerinnen zum Gebet versammelt. Vor mir steht, in Fleisch und Blut aus traurigsten Erinnerungen an meine Kindheit herausgerissen, Pfarrer Cantalamessa, der Priester, der mich mit seiner Kaltherzigkeit der Kirche entfremdet hat, auch wenn Gott immer in meinem Herzen geblieben ist. Sofort sehe ich die Tage im Waisenhaus wieder vor mir und kann sie in der Magengegend spüren: als wir beten mussten, als die heilige Messe nur ein Zwang war und als wir die Beichte ablegen mussten und die heilige Kommunion empfangen mussten, nur um Prügel zu vermeiden.

Ich nehme hinter den anderen Platz. Ich wohne der Szene bei, als würde ich sie von Weitem beobachten. Der Priester spricht, aber niemand hört ihm zu. Die Mädchen sind abwesend, versunken in ihren Träumen, ihren Ängsten.

Ich stehe auf und verlasse die Kapelle.

Das »Fräulein« folgt mir.

»He, was machst du da?«

»Mir ist nicht danach zu Mute, die heilige Messe mitzufeiern …«

Sie sieht mich feindselig an. »Das tut nichts zur Sache. Du musst trotzdem bleiben, das ist die Regel!«

»Ich kann nicht, ich will nicht, und ihr könnt mich nicht zwingen. Ich bin volljährig!«, antworte ich nachdrücklich.

Sie lässt mich gehen, aber am Ende des Gottesdienstes bestellt sie mich in ihr Büro und rügt mich, droht mir. Ich bleibe standhaft; empört ruft sie die Direktorin an. Auch sie versucht, mich zu überreden, ihre Stimme wird laut.

In den folgenden Wochen kommt Pfarrer Cantalamessa öfter. Fast erscheint es so, als lüden sie ihn absichtlich ein, aus Bosheit. Jedes Mal bleibe ich mit meinen Kindern vor der Kapelle. Und jedes Mal werde ich unter Druck gesetzt und muss Einschüchterungen erdulden. Sogar die Betreuerinnen treten das Thema breit, ohne Erfolg.

Diese Qual zieht sich durch meinen gesamten Aufenthalt.

So wird mir das Gefühl gegeben, beobachtet zu werden, in der Erwartung eines Urteils. Mühevoll geduldet statt aufgenommen.

Ich lasse mich nicht beirren. Diese Frauen bewirken nur, dass ich mich einsamer fühle. Und stärker.

Ich habe beschlossen, Angela zu helfen, und das werde ich auch tun. Ich will ihr ein Gespräch mit ihrem Freund ermöglichen.

Eines Nachmittags, als das Fräulein im oberen Stockwerk ist, gehen wir heimlich hinunter. Ich lasse Angela am Fuß der Treppe stehen und gebe ihr die Anweisung, sie solle husten, falls jemand im Anmarsch sei. Ich gehe in das Büro, entsperre das Telefon und kann ihren Freund erreichen.

»Michele? Spreche ich mit Michele?«

»Ja. Wer ist da?«

Ich bin so aufgeregt, dass ich dummerweise einfach auflege.

Dann laufe ich zu Angela und berichte ihr, dass ich die Stimme ihres Geliebten gehört habe. »Siehst du? Wir können ihn anrufen! Ein anderes Mal, in Ruhe, kannst du es probieren.«

Aber sie ist übermütig vor Freude. Sie will nicht warten.

Ich schaue die Treppe hinauf. Die Stimme des »Fräuleins« ist hörbar, sie schimpft mit einer der Bewohnerinnen. Ich nehme meinen gesamten Mut zusammen, obwohl ich weiß, dass die beiden eine ganze Weile sprechen werden, wenn der Kontakt einmal hergestellt ist.

»Bleib hier.«

Ich gehe zurück ins Büro. Meine Finger zittern, aber es gelingt mir, einen weiteren Anruf zu starten.

»Michele, warte kurz. Ich gebe dir Angela!«

Sie flitzt zum Telefon, reißt mir den Hörer aus der Hand.

Ich schiebe Wache, mein Herz pocht wie wild. Ich bin glücklich und stolz wie ein kleines Mädchen.

Die Zeit verstreicht langsam. Ein paar Minuten kommen mir vor, als sei ich seit einer Stunde dort. Ich laufe schnell ins Büro und gebe Angela ein Zeichen, zum Ende zu kommen, aufzulegen. Dabei sehe ich, wie unbeschwert sie ist. Sie spricht leise, lauscht den süßen Worten, die ich nie von irgendeinem Mann gehört habe.

Ich freue mich für sie und bin auch etwas traurig.

Wenig später kommt auch sie endlich an die Treppe. Sie ist glücklich und zufrieden. So wird sie wohl immer gewesen sein, bevor sie unter den gewaltsamen Maßnahmen ihrer Eltern litt.

In den darauffolgenden Tagen verhelfe ich ihr zu weiteren Telefongesprächen.

Natürlich ändert sich die Atmosphäre in unserem Zimmer vollkommen. Abends ist sie ruhig, raucht nicht mehr und nimmt auf den Schlaf der Kleinen Rücksicht.

Mir kommt der Gedanke, Pfarrer Marco anzurufen, der mir schon oft geholfen hat. Ich hüte mich davor, ihn um Arbeit zu fragen, da er es war, der mir Bossi vermittelt hat. Aber ich kann mich bei ihm nach Roberto und Francesco erkundigen, nach meinen Brüdern, denen ich nie helfen konnte.

Außerdem kann ich ihm mein Herz ausschütten und ihm von den Vorfällen berichten.

Als ich mich darüber beklage, dass mich der Weg zur Arbeit, zum Haus der Direktorin, zu viel Zeit kostet, sagt er, dass er mir einen Gebrauchtwagen zur Verfügung stellen könne.

»Er ist sehr alt. Aber er fährt, und versichert ist er auch.«

Am Tag darauf kommt er mit einem alten Fiat Seicento. Er redet mit den Betreuerinnen, sagt, er kenne mich und schätze mich sehr.

Er überlässt mir das Auto.

Es ist wirklich eine Schrottkarre. Das Einsteigen ist nur über die Beifahrerseite möglich, denn die Fahrertür ist kaputt und mit Draht befestigt. Von unten dringt Wasser ins Innere, und der Kofferraum wird mit einem Bindfaden zugehalten. Doch der Wagen fährt, und ich traue mich, ihn zu fahren, und wage mich unter rebellischen Hupkonzerten anderer Autofahrer durch die Straßen.

Er dauert nicht lange, und ich, die Rebellin, die unbequeme Bewohnerin, die das Vertrauen der anderen gewinnt und die Betreuerinnen in Verzweiflung stürzt, werde die Fahrerin der Wohngemeinschaft. Fühlt ein Mädchen sich schlecht, bringt Emma sie sofort zum Arzt. Sind die Schachteln mit den Einkäufen zu schwer, dann holt Emma das »Fräulein« mit dem Auto ab.

Damit ich diese Dienste ausführen kann, werden die strengen Hausregeln gelockert: Ich darf nun auch drei, vier, fünf Stunden ausbleiben, wenn nötig.

Mittlerweile bin ich nützlich. Und dank meiner Bemühungen um die anderen Bewohnerinnen bin ich sehr beliebt.

Es sind unbeschwerte Momente, doch mein Lebensweg ist noch immer mühsam.

Irgendwann gesteht das Gericht Bossi zu, die Kinder einmal pro Woche sehen zu dürfen. So erfahre ich, dass er meinen Aufenthaltsort kennt.

Als ich sie ihm eines Morgens zum ersten Mal überlassen muss, stehen sie im Beisein der Sozialarbeiterin, aber ohne mich, zur Abholung bereit.

Zu meiner großen Erleichterung bleibt dies jedoch das einzige Mal, dass er seine Kinder besucht.

In der Zwischenzeit hat mein Anwalt meinen Wohnort sowie meine Bemühungen um Arbeit geltend gemacht, und das Gericht gewährt mir weitere sechs Monate.

Angela ist glücklich, weil sie dank meiner Hilfe hin und wieder mit ihrem Freund sprechen kann. Ich schlage ihr vor, ein Treffen mit ihm zu arrangieren, wenn nicht außer Haus, dann wenigstens am Fenster.

Das einzige Zimmer, von dem aus es möglich ist, aus dem Fenster zu schauen, wird von Piera bewohnt. Sie ist ein sehr fröhliches und zerstreutes Mädchen. Als sie mir ihre furchtbare Geschichte schildert, wirkt ihr Verhalten sogar oberflächlich. Sie erwartet ein Kind von ihrem Onkel, der sie vergewaltigt hat. Um keinen verheirateten Verwandten mit Kindern anzuzeigen, wurde sie von ihrer Familie verbannt, gedemütigt und wird zum Schweigen gezwungen.

Ich gewinne Pieras Freundschaft, indem ich ihr Süßigkeiten bringe. Die brauche sie, denn sie habe permanent Heißhunger, sagt sie. Allmählich glaube ich, dass ihre kindliche Art der einzige Weg ist, um sich in ihrer Situation zu schützen.

Angela und Michele verabreden sich schließlich. Zur vereinbarten Uhrzeit locke ich Piera in unser Zimmer und lenke sie mit ein paar Plaudereien ab. Der Trick funktioniert. Einige Minuten später kommt Angela wieder, aufgeregt und strahlend.

In den folgenden Tagen wird der Fenstergruß wiederholt, diesmal unter Mithilfe von Piera, die sich gerne darauf einlässt.

In diesen Tagen empfinde ich das größte Glück meines Lebens. Eines Abends nach dem Essen bin ich mit meinen Kindern und Angela zusammen, die rundum zufrieden und lächelnd auf dem Bett liegt.

Auf einmal hält sich Matteo an den Gitterstäben seines Bettchens fest, zieht sich hoch, schaut mich an und sagt klar und deutlich das Wort »Mama«.

Es ist wie in einem zauberhaften Traum. Das Wort, das mir immer fehlte, das ich nie frei, mit offenem Herzen, aussprechen durfte. Und mein Sohn hat es für mich gelernt, nur für mich.

Zu wissen, dass meine Kinder mit einer Mutter an ihrer Seite aufwachsen, macht mich stärker, selbstsicherer.

Eines Morgens rufen mich zwei Betreuerinnen zu sich und

verbieten mir, mit Melania zu sprechen. Der Geburtstermin rückt näher, und alle haben meinen Einfluss auf sie bemerkt.

»Wir wissen am besten, wie man mit den Bewohnerinnen umgehen muss.«

»Sie müssen unseren Rat befolgen, denn wir wissen, was gut für sie ist, verstehst du?«

»Melania ist zu jung«, antworte ich. »Ihr solltet dafür sorgen, dass sie das Kind behalten kann, und die Eltern davon überzeugen, sie zu unterstützen. Das wäre eine echte Hilfe, nicht der leiblichen Mutter das Kind wegzunehmen …«

»Wir sind die Betreuerinnen, nicht du. Versuch also, dich entsprechend zu verhalten!«

Ihr Ton und ihr Verhalten sind bedrohlich. Ich weiß genau, dass das betreute Wohnen bis zu diesem Moment ohne Probleme lief: Die Betreuerinnen befehlen, und die Mädchen gehorchen. Niemand hat sich je beschwert. Niemand hat jemals Fragen gestellt.

Einige Tage später wird Melania, auf Schritt und Tritt bewacht und von vier Frauen liebevoll umsorgt, ins Krankenhaus gebracht. Ich schaffe es, mich von ihr zu verabschieden, bevor sie fährt. Ich umarme sie und flüstere ihr ins Ohr: »Weigere dich! Du wirst sehen, wie schön es ist, deine Tochter im Arm zu halten!«

»Ich habe schon einen Namen«, antwortet sie mit dünner Stimme.

Weitere Tage vergehen, und Melania kommt wieder. Als ich davon erfahre, gehe ich mit den anderen hinunter. Neugierig stehen wir um sie herum. Sie ist allein, einsam und allein. Ihre Begleiterinnen sagen, sie brauche Ruhe, und lassen uns nicht mit ihr sprechen.

Erst in der Nacht ziehen sich die Betreuerinnen zurück, und ich kann mit ihr reden.

Sie hat das Kind nur bei der Geburt gesehen, dann haben sie

es sofort weggebracht. Sie wurde nicht gefragt. Es wurde über ihren Kopf hinweg entschieden und Schluss.

Am nächsten Morgen kommen ihre Eltern und nehmen sie mit.

Ich bin immer mehr davon überzeugt, dass ich die betreute Wohngemeinschaft so schnell wie möglich verlassen muss. Doch die Arbeit und die Aufgaben, die ich für die Betreuerinnen zu erledigen habe, lassen mir keine Zeit, eine neue Bleibe zu suchen.

Gleichzeitig scheint sich das Leid um mich herum zu vervielfachen. Der Zustand von Teresa, die sich oft übergeben muss, scheint sich plötzlich zu verschlechtern. Sie hat sehr starke Schmerzen. Das »Fräulein« beauftragt mich, sie mit dem Auto ins Krankenhaus zu fahren.

Ich lasse sie einsteigen und fahre, während sie vor Schmerzen schreit. Als wir in der Notaufnahme ankommen, muss sie sich auf eine Liege legen, wird kurz untersucht, und dann schreien die Ärzte auch schon: »Sofort in die gynäkologische Notaufnahme! Das Kind kommt!«

Wir wussten nicht einmal, dass sie schwanger ist. Sie hatte es bestens versteckt. Ich benachrichtige das betreute Wohnen, das mir zwei Betreuerinnen schickt, die sich, wie sie sagen, um alles Weitere kümmern werden.

Als Teresa wiederkommt, erzählt sie mir, dass das Kind nicht gesund zur Welt kam, da sie den Bauch die ganze Schwangerschaft über abgedrückt hatte. Sie hatte Angst vor ihren Eltern, die sie dort hatten einsperren lassen, da sie gegen ihre Beziehung waren, genau wie in Angelas Fall.

Teresa sagt, sie wolle nichts von dem Kind wissen.

»Wie kannst du so etwas sagen? Ich bin sicher, wenn du es wiedersiehst, wirst du es behalten wollen.«

Sie sieht mich ungläubig an.

Ich nutze ihr Zögern, packe sie, ohne um Erlaubnis zu fragen, ins Auto.

Im Krankenhaus vor dem Brutkasten steht ein junger Mann. Er ist der Vater.

»Wir müssen uns jetzt um den Kleinen kümmern«, sagt er sofort.

Sie erschrickt.

»Ich will ihn nicht!«, wiederholt sie noch einmal.

Niemand schafft es, sie davon abzubringen. Wenige Tage später verlässt sie die Wohngemeinschaft. Wie ich erfahre, hat auch der Vater das Kind verlassen, das sich jetzt im Waisenhaus befindet. Ich leide fürchterlich mit dem Jungen. Der Kleine ist krank und allein: Ein neues Leben geht einer leidvollen Existenz entgegen.

Jahre später begegne ich Teresa auf der Straße. Sie geht mit ihrer Familie spazieren – mit einem Mann und drei Kindern. Ich grüße sie warmherzig in der Annahme, sie habe sich schließlich doch noch anders entschieden. Sie aber nimmt mich beiseite und flüstert mir leise ins Ohr: »Emma, frag nicht nach dem Kind.«

Die Suche nach einer Wohnung und nach einer richtigen Arbeitsstelle wird immer schwieriger. Die Frist für die weiteren sechs Monate rückt näher, und ich muss beweisen, dass ich fähig bin, ein eigenes Leben zu führen.

Es gelingt mir, bezahlbare Mietwohnungen zu finden, doch alle verlangen zwei oder drei Monatsmieten im Voraus und wollen eine spezielle Absicherung.

Ich bitte Pfarrer Marco um Hilfe, der beschließt, in einer der Samstagsmessen seiner Gemeinde, um eine Spende für mich zu bitten. Er sagt, es würde eine schöne Summe zusammenkommen.

Während ich mich um diese Vorbereitungen kümmere, wird

das Leben in der betreuten Wohngemeinschaft beinahe unmöglich.

Wegen Angela.

Eines Abends gehen wir – in der Annahme, das »Fräulein« schliefe schon – hinunter, um Michele anzurufen. Meine Freundin schiebt Wache an der Treppe, während ich die Nummer wähle.

Eine Frauenstimme meldet sich. Sie weint, ist gebrochen vom Schmerz. Sie hat mir nicht viel zu sagen, keine Erklärung: »Michele ist nicht da. Er ist nicht mehr da. Er ist tot.«

Ich erstarre, wage nicht zu antworten. Ich lege auf und breche das Telefonat ab. Ich bewege mich nicht vom Fleck, warte im sanften Lichtschein, der vom Gang hereindringt.

Stille.

Ich würde am liebsten im Boden versinken.

Ich weiß nicht, wie viel Zeit vergeht. Dann setze ich mich in Bewegung. Ich gehe in Richtung Treppe und suche währenddessen die richtigen Worte. Doch mein Gesichtsausdruck ist so verwirrt, dass ich sie nicht brauche: Angela versteht sofort, dass etwas Schlimmes geschehen ist. Sie rüttelt mich an den Schultern.

»Was ist passiert? Sag, sag!«

»Er ist nicht mehr da. Er ist tot.«

Sie lässt mich los. Schlägt ihre Hände vors Gesicht. »Er hat sich umgebracht … Er hat sich meinetwegen umgebracht!«, schreit sie.

»Sprich leise, man wird uns hören!«

Angela schweigt. Sie weint nur noch. Sie wird wieder genauso abwesend, wie sie war, als ich sie kennenlernte. Ich bringe sie nach oben und passe die ganze Nacht auf sie auf. Eine schlimme, schmerzvolle Nacht.

Am nächsten Morgen bringe ich sie nur mit Müh und Not dazu, nach unten zu gehen.

»Du musst etwas essen!«

Alle bemerken, dass sie völlig durch den Wind ist. Sofort fragt das Fräulein mich, was passiert sei.

»Ich weiß nicht«, antworte ich. Was könnte ich auch anderes sagen? Und um meiner Antwort Nachdruck zu verleihen, gehe ich zur Arbeit, als wäre alles wie immer.

Als ich zurückkomme, steht das Tor sperrangelweit offen. Polizei und Krankenwagen blockieren den Eingang. Meine Knie zittern. Ich gehe weiter Richtung Haus.

Ein Mann und eine Frau, die ich noch nie gesehen habe, sprechen mit zitternder Stimme mit der Betreuerin.

Langsam gehe ich an ihnen vorbei und schnappe diese Worte auf: »Wie hat sie vom Selbstmord des Jungen erfahren?«

Ich gehe ins Haus und frage die anderen Mädchen aus.

»Angela … aus dem Fenster, die Arme. Sie war sofort tot.«

Ich fühle mich schuldig. Ich quäle mich. Es ist offenkundig. Am selben Tag unterziehen mich die Sozialarbeiterinnen einer saftigen Befragung. Ich streite alles ab.

»Ich wusste nichts von ihrem Freund!«

Doch bis aufs Äußerste bedroht und gedrängt, packt ein Mädchen schließlich doch aus. So rufen sie mich erneut zu sich und sagen: »Du hast nur Schaden angerichtet. Gut, dass deine sechsmonatige Frist bald abgelaufen ist.«

Niemand stellt Fragen über den tragischen Tod zweier junger Menschen. Über die Blindheit derer, die ihnen die Tür vor der Nase zugeschlagen haben.

Eine Hoffnung schenkt mir Trost: Vielleicht sind die beiden Verliebten ja jetzt glücklich zusammen.

Nun habe ich viel Zeit für die Wohnungssuche. Ich muss nicht mehr arbeiten und auch der Einrichtung keine Dienste mehr leisten. Niemand richtet mehr eine Frage an mich: Je eher ich gehe, desto besser.

Ich komme in einer berüchtigten Gegend der Stadt unter, vier Zimmer in schlimmstem Zustand. Die Miete ist trotzdem hoch, aber ich willige ein.

Auf der verzweifelten Suche nach jemandem, der für mich bürgt, frage ich schließlich Giancarlo. Er spielt seine Rolle gut. Er versichert der Vermieterin, dass ich tüchtig arbeite, und überzeugt sie davon, dass er mit seinem Bilderrahmengeschäft ordentlich verdient.

Den Vorschuss bezahle ich von Pfarrer Marcos Kollekte und bekomme die Wohnung.

So endet mein Aufenthalt in einer »behüteten Umgebung«. Von nun an bin ich selbst für meine Familie verantwortlich.

Eine einsame Mutter

Ich suche weiter nach Arbeit.

Sonia, die aufmerksamste der Sozialarbeiterinnen, die beschlossen hat, mir zu helfen, erzählt mir, dass oft ein »hohes Tier« bei ihnen im Büro vorbeischaue, ein einflussreicher Mann, der viel Geld habe und mir helfen könne.

Tag für Tag bin ich gezwungenermaßen dort und behellige die mir zugeteilte Betreuerin. Als ich eines Morgens diese zerstreute Frau wie so oft daran erinnere, dass sie mir dabei helfen soll, die Lage meiner Kinder und mir zu verbessern, kommt ein Mann fortgeschrittenen Alters herein, dick und mit pomadigen Haaren. Er ist eine imposante Erscheinung, aber zugleich etwas lächerlich, mit der Krawatte, die auf dem dicken Bauch wirkt, als wäre sie auf einer horizontalen Fläche abgelegt. Doch alle machen ihm Platz und grüßen ihn ehrerbietig.

Mir wird klar, dass er eine wichtige Persönlichkeit sein muss, und ich denke, dass ich es niemals schaffen würde, mich bemerkbar zu machen. Doch Sonia ergreift die Initiative, geht auf meine Betreuerin zu und sagt leise zu ihr: »Stell sie dem Abgeordneten vor, nutze die Gelegenheit.«

So sitze ich vor diesem einflussreichen Mann, der sich mit väterlicher Miene anhört, was man ihm über mich erzählt. Dann klopft er mir mit der Hand auf die Schulter und sagt: »Gut, ein tüchtiges Mädchen, wir werden sehen, was sich machen lässt.«

Während ich darauf warte, dass das Interesse des Ehrwürdigen wirklich zu etwas führt, verdiene ich weiterhin Geld mit Putzarbeiten in verschiedenen Wohnungen. Aber um mich und meine Kinder zu ernähren, müsste ich den ganzen Tag arbeiten und habe so das Problem, sie in der Zwischenzeit irgendwo unterzubringen.

Man rät mir, Giulia vorübergehend in ein Waisenhaus und Matteo in ein Heim für elternlose Kinder zu geben. Es sind vernünftige Vorschläge, so scheint es zumindest. Doch das Heim für Matteo ist dasselbe, in dem ich als kleines Mädchen war, und wenn ich nur daran denke, bekomme ich furchtbare Angst. Als ich mich genauer informiere, erfahre ich von der Möglichkeit einer Tagesstätte: Am Vormittag besuchen die Kinder den Kindergarten, dann essen sie zu Mittag, und am Nachmittag nehmen die Eltern sie mit nach Hause. Dies ist eine, wie ich finde, gute Lösung, und ich beschließe, es für Matteo so zu handhaben, auch wenn ich ständig zwischen meinen unzähligen Verpflichtungen hin und her rennen muss.

Für Giulia dagegen scheint es keine andere Möglichkeit zu geben. Sie ist noch sehr klein, liegt noch im Kinderbett und muss Tag und Nacht beaufsichtigt werden. Eines Morgens zwinge ich mich dazu, ins Waisenhaus zu gehen, ein tristes Gebäude in einer engen antiken Straße der Stadt. Ein weit geöffnetes Tor gibt den Blick auf einen großen runden Innenhof frei.

Er ist eingerahmt von unterschiedlichen Gebäuden, in denen die Büros verschiedener Behörden untergebracht sind. Ganz hinten führt eine Treppe zum Hauptgebäude. Durch eine große Glaswand kann man eine Reihe von Kinderbetten sehen, in denen jeweils ein elternloses Kind liegt. Ich übergebe Giulia einer Säuglingsschwester und gehe schnell hinaus. Durch die Glasscheibe beobachte ich sie, während man sie in ein Kinderbett legt. Schließlich gehe ich weg und drehe mich dabei immer wieder um. Meine Tochter folgt mir mit den Augen, und je weiter ich mich entferne, umso größer scheinen sie.

Ich tröste mich mit dem Gedanken, dass es nur für einen

begrenzten Zeitraum ist. Ich sage mir immer wieder, dass ich meine Tochter niemals verlassen werde, wie es damals mit mir gemacht wurde.

Ich gehe zu Pfarrer Marco, und gemeinsam laden wir auf meinen Fiat Seicento und seinen Fiorino all das, was er für meine Wohnung gefunden hat.

Leider ist es tatsächlich Gerümpel. Bereits in der ersten Nacht geht Matteos Bett kaputt. Aus meiner Matratze springen die Sprungfedern heraus, und darauf zu schlafen erweist sich als eine Qual.

Ich denke, ich bin bescheiden, da ich davon lebe, Böden zu wischen. Aber ich denke auch, dass diejenigen, die mehr haben, den Bedürftigen etwas mehr geben könnten.

Aber nicht etwa die Matratze hindert mich daran, zu schlafen. Sondern Giulias Abwesenheit. Eine ganze Nacht ohne sie kommt mir vor wie eine Ewigkeit. Die Minuten gehen nicht vorbei.

Ich versuche, mich auf das zu konzentrieren, was ich zu tun habe: Matteo in den Kindergarten bringen, Stellenangebote lesen, die Wohnungen meiner Kunden putzen.

Doch mit meinen Gedanken bin ich immer im Waisenhaus.

Die Vorstellung, sie nicht sehen zu können, außer zu festgelegten Besuchszeiten, raubt mir den Atem.

Am Nachmittag des darauffolgenden Tages gehe ich, nachdem ich Matteo abgeholt habe, ins Waisenhaus. Ich komme nicht hinein, aber ich bleibe lange dort vor der Glaswand stehen und betrachte mein Kind von Weitem. Ich habe ein seltsames und schmerzliches Gefühl: Es scheint, als würde sie sich Minute um Minute mehr entfernen. Auch ihr Gesichtsausdruck scheint verändert. Sie wird mir immer fremder.

Und ich zittere.

Zum Glück treffe ich die Säuglingsschwester, mit der ich in der betreuten Wohngemeinschaft Freundschaft geschlossen hatte. Sie kümmerte sich um die Kinder, wenn ich arbeiten war. Ich erinnere mich noch an die Worte, die sie mir einmal in einem Moment im besonderen Vertrauen gesagt hatte: »Emma, gib deine Kinder nie in ein Waisenhaus. Ich arbeite seit zwanzig Jahren dort und weiß, wie sie die Kleinen behandeln. Ich kann es kaum abwarten, in den Ruhestand zu gehen. Dort fehlt einfach das wesentliche Element: die Liebe.« Sie sieht mich und erkennt mich wieder. Sie versteht sofort und macht mir auf.

»Heute ist kein Besuchstag …«

Ich schaffe es nicht einmal, ihr zu antworten. Ich sehe ihr in die Augen.

»Giulia geht es gut. Vertrau mir. Du musst dich daran gewöhnen.«

Sie hat recht, denke ich. Aber ich bleibe stehen, stumm.

»Hör zu, die Vorgehensweise ist zwar nicht korrekt … aber für dich mache ich eine Ausnahme.«

Sie holt das Kind und legt es mir in die Arme.

Giulia erkennt mich wieder, greift mit ihrem kleinen Händchen nach meinem Finger und hält ihn fest.

Ich gebe ihr einen Kuss und bemerke einen neuen, anderen Geruch. Nicht wirklich schlimm, aber anders.

Nach kurzer Zeit fordert mich die Frau auf, sie ihr wieder zu überlassen. Offenbar fürchtet sie, entdeckt zu werden. In dem Moment, da ich Giulia ihr übergebe, muss ich den kleinen Finger fast mit Gewalt von meinem Finger lösen. Ich laufe sofort zur Glaswand, um zu sehen, wie sie zurück in ihr Kinderbett gelegt wird.

Ich nehme Matteo an der Hand und gehe weg.

Ich weiß, ich darf mich nicht umdrehen, denn ich könnte es nicht aushalten. Ich spüre die Augen der Kleinen auf mir. Durch die Glasscheibe schauen sie mich eindringlich an. Sie stechen mich wie zwei Nadeln, sie tun weh. Ich halte es nicht länger aus und drehe mich um.

Ich laufe zurück. Klopfe an die Tür.

»Ich bin gekommen, um meine Tochter wieder mitzunehmen.«

Eine Zuständige wird gerufen. Sie versucht, mich zur Vernunft zu bringen.

»Wir können sie Ihnen nicht einfach so geben. Es gibt einige Regeln zu beachten …«

»Was muss ich tun, sagen Sie es mir!«

»Denken Sie gut darüber nach. Sollten Sie dann wirklich überzeugt sein, melden Sie sich morgen zu unseren Geschäftszeiten bei der Sozialarbeiterin. Sie wird Ihnen ein paar Formulare zum Ausfüllen geben. Dann kommen Sie hierher, unterschreiben ein Dokument, das wir schon vorbereiten werden, und können Ihre Tochter mitnehmen.«

Ich lasse mich überreden. Ich gehe. Doch vor der Glasscheibe werde ich fast verrückt. Ich trommle mit Fäusten darauf, weine und schreie.

Sofort laufen Sozialarbeiter herbei und machen mir auf, lassen mich hinein und versuchen, mich zu beruhigen. Die Säuglingsschwester, die ich kenne, mischt sich ein.

»Emma, du hast deine Tochter nicht verlassen. Sie gehört dir, du kannst sie wiederhaben, wann immer du willst. Wir helfen dir nur …«

»Nein! Ich will sie jetzt. Ich gehe nicht ohne sie!«

Sie haben verstanden, dass mein Entschluss feststeht. Dass ich noch viel mehr schreien könnte.

Sie sind nahe daran, die Polizei zu rufen. Doch sie bringen es nicht übers Herz. Wieder versuchen sie, mich zum Nachdenken zu bringen, mich dazu zu bewegen, die Regeln einzuhalten.

Im gleichen Moment sehe ich auch, wie die Frau, die ich kenne, mir ganz offen zulächelt. Sie ist gerührt. Sie ist tatsächlich beeindruckt von dem, was passiert, da sie sonst Mamas gewöhnt ist, die, gezwungenermaßen oder auch nicht, ihre eigenen Kinder zurücklassen und sie dann scheinbar vergessen.

Sie bittet mich um Geduld, die nötigen Minuten, um sich mit der Direktorin der Einrichtung in Verbindung zu setzen.

Ich warte nervös ab.

Schließlich geben sie auf. Ich muss ein Dokument als Bestätigung unterschreiben, dass ich die Sache mit dem Sozialamt am nächsten Tag regeln werde.

Endlich kann ich gehen, mit Matteos Hand fest in meiner und mit Giulia auf dem Arm.

Am Tag darauf gebe ich das Mädchen in eine private Kinderkrippe. Die Kosten sind enorm, doch ich habe beschlossen, viel zu arbeiten und es zu schaffen.

Beinahe als Beweis dafür, dass alles besser werden kann, sehe ich am selben Tag im Büro der Sozialarbeiterinnen den Abgeordneten wieder. Er kann sich an mich erinnern, lächelt mir zu.

»Schau noch einmal bei mir vorbei. Ich habe bald eine tolle Stelle für dich.«

Trotz seines unangenehmen äußeren Erscheinungsbilds scheint er ein guter Mann zu sein. Das lässt mich hoffen, vor allem, da die Putzarbeiten sehr anstrengend sind und ich zu wenig verdiene.

Jetzt, da ich eine eigene Wohnung habe, setze ich meine Schwestern über meinen neuen Wohnort in Kenntnis. Clotilde kommt mich besuchen, fragt, wie es mir geht, kuschelt mit den Kindern. Erneut träume ich von einem gleichberechtigten Verhältnis zwischen Schwestern, die sich gernhaben.

Hin und wieder besuche ich Piera in der betreuten Wohngemeinschaft. Doch ich muss es heimlich machen, man würde mich nicht hineinlassen. Ich parke unter ihrem Fenster und hupe. Sie kommt herunter, und durch das Tor tauschen wir kleine Zettelchen aus. Ihr Geburtstermin rückt immer näher, und genau wie ich damals benötigt sie Wohnung und Arbeit, jemanden, der ihr hilft, in einer Familie aufgenommen zu werden, die sie beherbergen und sie als Haushaltshilfe einstellen kann.

Währenddessen mahlen die Mühlen der Justiz. Das Gericht hat Bossi die Erlaubnis gegeben, seine Kinder zweimal die Woche zu einer bestimmten Uhrzeit zu sehen.

Das erste Mal stehe ich unten auf der Straße mit den angezogenen Kindern bereit. Natürlich bin ich beunruhigt, doch er verhält sich korrekt, nimmt die Kinder und geht sofort wieder.

Als er die Zeit der Übergabe nicht einhält, breche ich in Panik aus. Stundenlang warte ich auf der Straße. Ich stelle tausend Vermutungen an, glaube, er will sie mir nicht zurückbringen und hat ein Mittel gefunden, um sich an mir zu rächen.

Endlich nähert sich ein Auto. Er ist es. Ich bin so erleichtert, dass ich ihn nicht einmal zur Rede stelle. Ich will mir nicht ausmalen, welcher Zorn in diesem grausamen Mann schlummert.

Eines Abends klingelt es Sturm. Ich gehe in Richtung Eingang. Bossi weiß, dass ich da bin, er schreit und schlägt wütend gegen die Tür. Die Kinder fangen an zu weinen.

Ich verhalte mich ruhig und mache nicht auf. Doch er bricht die Tür mit einem Einbruchswerkzeug auf und stürzt rasend vor Wut in die Wohnung. Er beginnt, mit Füßen und Fäusten auf mich einzuschlagen, und stößt mich zu Boden.

Matteo beobachtet die Szene und fängt panisch an zu schreien: »Mama! Mama!«

Ich flehe ihn an, das Kind zu verschonen.

Doch er ist wie von Sinnen. »Ich denke gar nicht daran!«, schreit er außer sich. Dann wirft er sich auf mich. Wir tragen einen Kampf aus. Aber er behält die Oberhand.

Vor den Augen seines Sohnes vergewaltigt er mich.

Es ist ein langer, dunkler Moment. Ich sage mir, dass es besser ist, wenn es schnell vorbeigeht, und wehre mich nicht mehr.

Schließlich erhebt er sich. Befriedigt und keuchend rückt er seine Kleider zurecht und sagt währenddessen: »Du hast wohl geglaubt, du wärst mich los, hm?«

Dann geht er und lässt die ohnehin ausgehebelte Tür hinter sich offen stehen.

Ich kann mich nicht ergeben. Ich kann nicht zulassen, dass dieser Mann unser Leben verunreinigt. Dieses Mal weiß ich, was ich tun muss, denn der Anwalt hat mich gut vorbereitet.

Am darauffolgenden Tag gehe ich mit den beiden Kindern ins Krankenhaus, lasse mir ein Attest über die Schläge ausstellen, die mir zugefügt wurden, und gehe dann zur Polizei, um Anzeige zu erstatten.

Ich muss im Warteraum Platz nehmen. Während ich warte, beginne ich, mich zu schämen. Ein irrationaler Gedanke, der jede Frau überkommt, die einem Fremden eine solche Gewalttat schildern muss.

Schließlich werde ich aufgerufen. Ein Polizist befragt mich, ein anderer schreibt meine armseligen Sätze auf einer Schreibmaschine mit. Sie bitten mich um genaue Ausführungen der Details.

Sie sind nett, aber kalt. An das Schlimmste gewöhnt.

Trotzdem verlasse ich sie überzeugt davon, meine Pflicht getan zu haben.

Tatsächlich erreicht mein Anwalt mithilfe dieser Anzeige, dass das Vormundschaftsgericht Bossi den Kontakt mit den Kindern nur noch im Bürogebäude des Sozialamtes gestattet.

In den darauf folgenden Wochen bin ich immer pünktlich mit den Kindern dort. Er kommt nie.

Sein einziges Ziel ist es nun, mich zu quälen.

Er hinterlässt mir Drohbriefe auf meiner Windschutzscheibe: »Ich bringe dich um!« – »Ich mache mit dir, was ich will.« – »Dein Leben ist vorbei.«

Manchmal finde ich mein Auto beschädigt vor. Einmal funktionieren sogar die Bremsen nicht, und beinahe habe ich einen Unfall.

Auf einem der Zettel steht: »Es bringt nichts, wenn du zur Polizei gehst, alle dort sind Freunde von mir.«

Natürlich denke ich, er wolle nur prahlen.

Mit der Zeit übt er immer mehr Druck aus, bis er sich zu etwas sehr Schlimmem entschließt.

Als ich eines Nachmittags nach Hause komme, stellt sich mir ein Auto in den Weg und überfährt mich fast. Bossi und ein weiterer Mann steigen aus, schnappen die Kinder, stecken sie ins Auto und fahren los. Ich klammere mich hinten an die Stoßstange, aber sie halten nicht an. Sie schleifen mich mit, bis ich schließlich loslasse und das Bewusstsein verliere.

In meinem verletzten Zustand und unter starken Schmerzen laufe ich sofort zur Polizei. Ich bin so außer mir, dass sie mich zunächst für verrückt halten. Sie notieren sich alles in ihrer Kartei, sagen mir, ich solle ihnen vertrauen, und schicken mich wieder nach Hause.

Ich gehe im Zimmer auf und ab wie ein Tier in einem Käfig.

In der Nacht legt Bossis Komplize die Kinder vor meiner Wohnungstür ab. Ich öffne die Tür und schließe meine Kleinen in die Arme. Er geht weg, mit den Worten: »Das ist noch nicht alles.«

Meine Kinder sind mein Leben, meine ganze Kraft. Für sie bringe ich jedes Opfer. Ich nehme alle möglichen Arbeiten an, putze Wohnungen, Treppenhäuser und Büros. Ich bin schnell und effizient. Die Leute wissen meine Arbeit zu schätzen, aber die Bezahlung steht in keinem Verhältnis zum Zeitaufwand und zur Anstrengung.

Schließlich teilt mir Sonia mit, dass sie eine gute Stelle für mich gefunden habe. Ein örtlicher Politiker benötigt eine zuverlässige Sekretärin in seinem Büro.

Ich stelle mich sofort vor.

Der Mann ist um die vierzig Jahre alt, braunhaarig, stämmig und leicht gehbehindert. Er richtet ein paar wenige Fragen an mich und stellt mich ein. Mit zwei anderen jungen Frauen werde ich halbtags für ihn arbeiten.

Ich kann es gar nicht glauben und bin überglücklich. Ich beschließe trotzdem, auch weiterhin am frühen Nachmittag putzen zu gehen, bis ich die Kinder abholen muss.

In dieser Zeit meldet sich Francesco, mein armer und einsamer kleiner Bruder. Mittlerweile ist er groß geworden, doch ohne Führung und Zuwendung entwickelt er sich sicherlich nicht zu einem verantwortungsbewussten Erwachsenen. Er macht sich in meiner Wohnung breit und lässt sich bedienen. Er verlangt, dass ich koche, was er will, dass ich seine Wäsche wasche, und möchte nichts davon hören, dass er sich Arbeit suchen solle.

Der einzige Vorteil besteht für mich darin, sozusagen einen Mann im Haus zu haben. Außerdem hoffe ich, dass er abschreckend wirkt, da Bossi bestimmt nicht auf Zeugen für seine Gewalttaten erpicht ist.

Der Alltag vergeht schnell, mit großen und kleinen Zwischenfällen.

Angesichts seines Zustands scheint es ein Ding der Unmöglichkeit, doch eines Nachts wird mein Auto gestohlen. Wenige Tage später findet es die Polizei ohne irgendwelche Schäden wieder: Wahrscheinlich wieder einer von Bossis Streichen.

Mein Arbeitgeber verkauft mir sein Mofa zu einem guten Preis. Seit er einen Unfall hatte und hinkt, benutzt er es nicht mehr. Er scheint mir immer freundlicher und aufmerksamer.

Da sie nun nicht mehr in der betreuten Wohngemeinschaft wohnt, kommt Piera mich jeden Samstag und Sonntag mit ihrer kleinen Tochter besuchen. Die Frau, die ihr Unterkunft und Verpflegung gewährt, bezahlt ihr nur sehr wenig für ihre Arbeit, deshalb hat sie fast kein Geld.

Mit meiner Arbeit unterhalte ich praktisch, zumindest zum Teil, drei Personen außer meinen Kindern. Aber ich kann einfach nicht anders, ich muss großzügig sein. Ich kann schlecht Nein sagen.

Doch was Piera anbelangt, erwartet mich eine Überraschung. Eines Tages steht ein Mann vor mir, der sagt, er sei ihr Onkel. Ich erinnere mich gut daran, dass sie mir erzählt hat, er habe sie vergewaltigt. Ich würde ihn am liebsten wegschicken, doch er möchte unbedingt mit mir sprechen und erzählt mir, Piera habe gelogen.

»Es war absolut keine Gewalt im Spiel«, sagt er. »Wir haben uns geliebt. Und ich mag sie noch immer.«

»Und das Kind?«, entgegne ich. »Sie haben Piera verlassen, die jetzt ein kleines Mädchen hat und nicht weiß, wie sie sich und ihre Tochter ernähren soll!«

»Aber mir liegt sehr viel an dem Mädchen, und seit sie auf der Welt ist, gebe ich Piera regelmäßig etwas.«

Als Beweis dafür, dass er die Wahrheit sagt, zeigt er mir aufgezeichnete Telefongespräche, die er mit meiner Freundin führt. Sie sind der Beweis für eine fürchterlich sentimentale Erpressung. Er verspricht, mit ihr gemeinsam in eine schöne Wohnung zu ziehen, und sie gesteht ihm ihre Liebe. Dann droht sie ihm, sich umzubringen. Danach wieder gegenseitige Liebesversprechen.

Diese Enthüllungen bringen mich ganz durcheinander. Als ich sie wiedersehe, gelingt es mir nicht, Piera zur Rede zu stellen, aber mein Verhalten ist abweisender, kälter. Wahrscheinlich ahnt sie den Grund und beschließt, mich in Frieden zu lassen.

Sie sagt, ein Leben auf dem Land sei ihr lieber, und sie werde versuchen, wieder in ihrem Heimatort Fuß zu fassen.

Ich lasse sie ihren Weg gehen. Im Grunde bin ich froh, dass ich ihr das verzweifelte Bedürfnis nach Hilfe abgenommen habe.

Ich werde auch weiterhin von Bossi überwacht. Und weiterhin belästigt er mich.

Eines Morgens lockert sich der Lenker des Mofas plötzlich so sehr vom Fahrgestell, dass ich ihn lose in den Händen halte. Ich knalle mit dem Kopf auf das Pflaster. Der Helm ist meine Rettung.

Leute laufen herbei und helfen mir aufzustehen. Jemand untersucht den Lenker und stellt sofort fest: »Er wurde aufgeschraubt. Sehen Sie? Hier fehlen die Schrauben.«

Im Krankenhaus werde ich genäht und wegen der Verletzungen und Blutergüsse für einen Monat krankgeschrieben. Trotzdem gehe ich so schnell wie möglich wieder zur Arbeit, ich kann mir kein längeres Fehlen erlauben

Als ich an den Ort zurückkehre, wo ich aufgestiegen war, bemerke ich vier Schrauben, die nebeneinander aufgereiht auf dem Gehsteig liegen. Eine Nachricht von Bossi.

Ich befürchte, er werde die Kontrolle über sich verlieren, in einem Zornesausbruch zu mir kommen und mich umbringen. Ich weiß, dass er dazu fähig wäre. Wenn nicht er, dann einer seiner Komplizen. Es gibt einige, die ihm einen Gefallen schulden, die ihn unterstützen. Jemanden zu finden, der für ihn die Drecksarbeit erledigt, ist nicht schwer. Die vier Schrauben haben in seinen Kreisen eine ganz bestimmte Bedeutung. Sie sind eine Todesdrohung.

Über solche Dinge denke ich nach, während ich abends, in meinen wenigen Momenten der Erholung, die regionalen Nachrichten schaue. Oft wird über die Mafia gesprochen, über die Kriminalität, vor der auch die Straßen meiner Stadt nicht mehr sicher sind.

Ich sehe Männer des Gesetzes, die gegen die Kriminalität kämpfen und dabei alles aufs Spiel setzen. Unter ihnen wird ein Polizist hervorgehoben, der besonders aktiv ist und oft zitiert wird. Er ist kein Held wie in Filmen, sein äußeres Erscheinungsbild ist ganz gewöhnlich. Aber in seinem Gesicht ist deutlich die Kraft einer außergewöhnlichen moralischen Rechtschaffenheit erkennbar.

Er heißt Arena.

Allmählich glaube ich, dass er meinen Qualen, meiner Angst, von der ich Tag für Tag mehr zerfressen werde, ein Ende machen könnte.

Ich sammle Nachrichten über ihn, lese die Seiten der Chronik, schneide Seiten mit Interviews von ihm aus.

Doch ich weiß nicht, wie ich mit ihm in Kontakt treten soll.

Dann passiert erneut, wovor ich mich ständig fürchte.

Eines Morgens – ich habe die Kinder ins Auto gesetzt – bin ich auf dem Weg hinaus aus meinem ärmlichen Wohnviertel. Aus einem parkenden Auto steigen eilig zwei stämmige Männer aus und versperren mir den Weg. Ein weiteres Auto hält hinter meinem und hindert mich an der Flucht. Und aus diesem Auto steigt Bossi. Er kommt nicht näher, betrachtet die Szene aus einer gewissen Entfernung.

Die beiden Männer zerren mich aus dem Auto und fangen an, mich zu schlagen, unbeeindruckt vom Weinen der Kinder. Bossi beobachtet das Ganze mit Wohlgefallen, so als bereite ihm das Schauspiel enormes Vergnügen.

Als ich schließlich kurz davor bin, das Bewusstsein zu verlieren, lassen sie mich liegen und fahren alle zusammen weg. Es ist mitten am Tag. Viele Passanten sind Zeugen der Szene geworden. Dem einen oder anderen ist die Gewalt, die ich bereits erlitten habe, bekannt. Aber niemand ist mir zu Hilfe gekommen, und niemand ist bereit, für mich eine Zeugenaussage zu machen.

Alle gehen sie weiter, in vollster Verschwiegenheit.

Verletzt und unter Schmerzen erreiche ich das Polizeirevier. Dasselbe, auf dem ich auch schon die übrigen Male gewesen bin. Der diensthabende Polizist mustert mich von oben bis unten. Er weiß genau, wer ich bin.

»Die übliche Anzeige?«

Dieser Ton kränkt mich, doch ich habe keine Kraft, etwas zu entgegnen.

»Ist es denn unbedingt notwendig, dass Sie die Kinder mitbringen? Finden Sie nicht, dass dies nicht unbedingt der passende Ort für sie ist?«

Wenig später bittet mich ein anderer Polizist zu sich und zeigt sich mir gegenüber verdächtig freundlich.

»Lassen Sie es gut sein«, rät er mir. »Solche Sachen passieren. Bossi hat zurzeit Stress. Auf seinen Schultern lastet die Verantwortung für ein ganzes Unternehmen, das ist Ihnen bekannt, oder?«

Verdattert reiße ich die Augen auf. Worauf will er hinaus?

»Tun Sie so, als wäre nichts geschehen, ziehen Sie Ihre Anzeige zurück. Sie werden sehen, dass wir ihn davon überzeugen, Sie in Ruhe zu lassen, wenn Sie sich als vernünftig erweisen …«

Mir wird klar, dass sie Bossi gut kennen. Dass sie keinen Ärger mit ihm wollen. Dass sie ihn schützen.

Trotz allem erstatte ich Anzeige und gehe dann ins Krankenhaus, um mich versorgen zu lassen. Auch dort verkünde ich, dass die Verletzungen das Ergebnis eines Überfalls sind.

Im Laufe des Tages telefoniere ich mit meinem Anwalt. Als ich ihm von der Reaktion der Polizisten erzähle, ist seine Schlussfolgerung: Dann sind sie seine Kumpels.

So wird mir bewusst, dass ich mehr denn je in Gefahr bin.

Am Tag darauf gehe ich zum Polizeipräsidium und bitte um ein Gespräch mit Kommissar Arena.

»Haben Sie einen Termin?«, fragt mich eine etwas zerstreute Polizistin.

»Nein, aber ich muss unbedingt mit ihm sprechen. Es ist sehr wichtig.«

»Ohne Termin ist es nicht möglich. Er ist ein viel beschäftigter Mann …«

Freundlich werde ich weggeschickt.

Aber am nächsten Tag komme ich zurück, mit den Kindern.

Gleiche Bitte meinerseits, gleiche Antwort von Seiten des diensthabenden Polizisten.

Ich gehe hinaus und warte einen Augenblick, in der Hoffnung, dem Kommissar beim Verlassen des Gebäudes zu begegnen.

Ich komme am nächsten und am darauffolgenden Tag wieder.

Innerhalb kurzer Zeit bin ich berühmt: Da ist wieder die Verrückte, die sich vor der Wache auf die Lauer legt, sie und ihre armen Kinder.

Alle werfen mir mürrische Blicke zu, doch sie können mich nicht davon abhalten, erneut aufzutauchen.

Schließlich gebe ich auf. Ich habe noch anderes zu tun. Ich kann nicht aufhören zu arbeiten, nur weil ich versuche, den Schutz zu erlangen, der mir und den Kindern dem Gesetz nach zusteht.

Ich habe eine Idee, wie ich meine Kosten reduzieren und mir Verstärkung gegen Bossis Angriffe verschaffen könnte. Ich könnte eine Person aufnehmen, die Arbeit hat und eine Wohnung sucht.

Ich hole mir bei Sonia Rat: Als Sozialarbeiterin kennt sie viele Frauen, die Hilfe brauchen. Schon bald lässt sie mich in ihr Büro kommen und stellt mir eine junge Frau vor, die zu meinem Fall passen könnte.

Ich sehe sie hinkend näher kommen und erkenne sie sofort wieder: Es ist Giusy, das Mädchen mit der Kinderlähmung, die mit mir bei den Ordensschwestern im Waisenhaus war. Wenn man sie bestrafen wollte, bekam sie immer Schläge auf das kranke Bein. Das kann ich nicht vergessen. Auch sie erkennt mich wieder, doch es gibt keine überschwänglichen Reaktionen oder überraschten Äußerungen. Lediglich eine formale Begrüßung, wie unter zwei Fremden. Die Erziehungsheime für Waisenkinder haben alle denselben Effekt: Man teilt dasselbe feindliche Schicksal und erleidet dieselben Ungerechtigkeiten, und dennoch ist man einander fern. Jahrelanges erzwungenes Zusammenleben wird uns nie als Freunde vereinen. Stattdessen beäugen wir uns misstrauisch wie hungrige Hunde, die einander die Beute streitig machen wollen.

Wir beschließen, auf Probe zusammenzuziehen, und ich stelle Bedingungen auf. Die oberste Bedingung ist, dass ich keine Männerbesuche dulde. Es ist die erste, die Giusy verletzt.

Offenbar arbeitet sie nicht und empfängt fast jeden Abend Gäste. Unhöfliche Leute, die sich respektlos gegenüber den Kindern verhalten und mir anbiedernde Witze an den Kopf werfen.

»Giusy, stell uns deine Freundin vor!«

Ich ziehe mich zurück, versuche, mich abzusondern.

»Bleib doch hier! Sei kein Spielverderber!«

Eines Nachmittags, als ich mit Matteo und Giulia nach Hause komme, flüchten meine Mitbewohnerin und ein Mann, so gut wie nackt, zusammen ins Bad.

Noch am selben Abend teile ich ihr mit, dass sie nicht bleiben kann, und ohne ihr die Gelegenheit zu geben, dem etwas entgegenzusetzen, werfe ich sie hinaus.

Jahre später werde ich sie des Öfteren auf der Straße wiedertreffen. Immer kränker, immer allein, dann an einen Rollstuhl gefesselt und Opfer von Wahnanfällen. Ich werde mit ihr leiden, aber ich werde nie bereuen, dass ich mich von ihr entfernt habe. Im Gegenteil: Ich werde erleichtert darüber sein, dass ich, im Großen und Ganzen, ein besseres Schicksal hatte.

Die Sozialarbeiterinnen fangen an, meinen guten Willen sowie die Tatsache zu schätzen, dass ich die Treffen einhalte. Die Büroleiterin schlägt mir vor, einen Kurs für professionelle Krankenpflege zu besuchen, der von einem der Krankenhäuser in der Stadt geleitet wird.

Man muss eine Aufnahmeprüfung bestehen, aber die Kursgebühr wird von der Stadt übernommen, und bei regelmäßiger Anwesenheit und einem guten Ergebnis wird eine Festanstellung garantiert.

Der Aufnahmetest ist ein Prüfungsgespräch zum Allgemeinwissen. Am besagten Tag bin ich mit meinen beiden Kindern vor Ort. Im Warteraum befinden sich rund einhundert Personen, nur zwanzig werden zugelassen.

Ich sehe mich um. Alle scheinen pfiffig und intelligent. Ich sage mir, dass ich keine Chance habe.

Als ich an der Reihe bin, betrete ich mit meinen Kindern das Prüfungszimmer, wo ich von den Prüfern bereits erwartet werde. An dem langen Tisch mir gegenüber steht nur ein Stuhl für den Kandidaten.

Verwundert und peinlich berührt beobachten mich die Professoren, während ich neben meinen Stuhl zwei weitere für die Kinder rücke.

Der Präsident des Prüfungsausschusses wird ärgerlich.

»Also, gute Frau! Die Kinder können nicht hierbleiben!«

Ich bleibe ruhig. »Sie sind brav. Und sie können mir nichts vorsagen …«

»Haben Sie sonst noch andere Kinder gesehen?«

»Ich konnte sie heute nirgends abgeben …«

Die Prüfer werden ungeduldig, doch niemand wagt es, mich von der Prüfung auszuschließen. Schließlich gehe ich einen Kompromiss ein und bringe die Kinder ganz nach hinten. Sie scheinen den Ernst der Situation zu verstehen und machen keinen Mucks.

Nicht wirklich überzeugt, unterzieht mich der Prüfungsausschuss einer sehr strengen Prüfung, wie um mir zu verstehen zu geben, dass es nicht nur nach meinem Kopf gehen kann, wenn ich mit ihnen zusammenarbeiten möchte.

Trotz ihres Verhaltens bestehe ich die Prüfung, und mir wird das Recht für den Kursbesuch zuerkannt.

In den folgenden zwei Jahren fehle ich keinen Nachmittag. Ich finde einen Kindergarten, in dem ich die Kleinen auch zu dieser Tageszeit abgeben kann. Die Kosten sind zwar höher, aber die Aussicht auf einen richtigen Beruf scheint mir viel wichtiger. Also willige ich ein, auch samstags und sonntags putzen zu gehen.

Die Wertschätzung der Professoren, die meine Leistungen schließlich für so gut befinden, dass sie sogar gelegentliche Absenzen dulden, wenn es mit den Kindern Probleme gibt, macht mir Mut.

Vormittags setze ich einstweilen meine Arbeit im Wahlbüro des Politikers fort, der mich einige Monate zuvor eingestellt hat. Im Unterschied zum Krankenhaus ist die Atmosphäre hier weniger förmlich. Meine beiden Kolleginnen sind unbefangen, kennen viele Leute, vor allem Männer, und lassen sich einladen.

Ich dagegen bin sehr ernst und zurückhaltend. Nach und nach bemerke ich, dass ich trotzdem die Aufmerksamkeit meines Arbeitgebers sowie die von einem seiner Kollegen auf mich ziehe, der immer öfter auftaucht. Beide werfen mir vielsagende Blicke zu, die mir unangenehm sind.

Dann beginnen sie, ohne das Wissen des jeweils anderen, mir den Hof zu machen.

Eine andere Frau würde sich wahrscheinlich in dieser Situation geschmeichelt fühlen. Doch nach der Erfahrung mit Bossi fürchte ich alle Männer und verbiete mir den Gedanken an irgendein Abenteuer.

Natürlich entfache ich durch meine Abwehrhaltung das Begehren erst.

Eines Abends klingelt es an der Tür. Sofort denke ich, es wäre Bossi, doch dann fällt mir auf, dass der Klang nicht so anhaltend und gebieterisch ist. Vorsichtig öffne ich die Tür, und vor mir steht lächelnd der Politiker mit Pizza unter dem Arm.

»Überraschung. Ich habe Ihnen eine leckere Pizza mitgebracht!«

In meinem Inneren verspüre ich einen kalten Würgegriff, der mir die Luft abdrückt.

Ich lasse ihn nicht herein.

»Danke! Aber das kann ich nicht annehmen.«

Ich bin freundlich, aber so bestimmt, dass der Mann ganz verwirrt wieder geht.

Am nächsten Morgen kündige ich meine Arbeit als Sekretärin. Ich habe beschlossen, die Stunden, in denen ich putzen gehe, aufzustocken: Es ist zwar anstrengender und schlechter bezahlt, gibt mir jedoch mehr Freiheit.

Im Büro der Sozialarbeiterinnen treffe ich erneut auf den Abgeordneten. Diesmal hat er mir ein Vorstellungsgespräch für eine gut vergütete Stelle als Büroangestellte vermittelt.

Ich erscheine zum Vorstellungsgespräch und meistere es mit Bravour.

Doch der Arbeitsantritt wird um sechs Monate verschoben.

In einer Zeitung stoße ich auf die Anzeige einer Druckerei, die Mitarbeiter sucht. Ich stelle mich vor. Der Besitzer ist ein sehr ernster Mann. Er fragt nach meinen Fähigkeiten und lässt sich von meiner üblichen Antwort überzeugen: »Diese Arbeit kenne ich nicht, aber ich lerne schnell.«

Also einigen wir uns auf eine Zusammenarbeit am Vormittag, und ich werde Druckerin. Innerhalb von zwei Wochen lerne ich, wie man Teilnehmerlisten für Taufen, Studienabschlüsse, Hochzeiten und Beerdigungen zusammenstellt und druckt.

Der Leiter ist nett und überaus korrekt, die Vergütung ist gut. Blauäugig glaube ich, eine meinen Bedürfnissen entsprechende Arbeitsstelle gefunden zu haben.

Dann die Überraschung.

Nach nur einem Monat kommt eines Morgens der Besitzer am Eingang auf mich zu und sagt: »Es tut mir leid, aber Sie sind entlassen.«

Ich falle aus allen Wolken. Sofort überdenke ich alle Aufgaben, die ich bisher erledigt habe.

»Habe ich einen Fehler gemacht? Habe ich irgendwelchen Schaden angerichtet?«

Der Mann senkt den Blick. Es ist ihm sehr unangenehm.

»Nein, nein … Sie haben nichts getan …«

»Aber?«

Mit Mühe schaut er auf. Er wird rot.

»Ich bin gezwungen, Ihnen zu kündigen. Ich *werde* gezwungen …«

Meine Augen füllen sich mit Tränen.

Er kann sich nicht mehr beherrschen, ihm ist klar, dass er mir eine Erklärung schuldig ist.

»Ein Typ war hier, ein Krimineller. Ich habe ihn noch nie zuvor gesehen. Er hat gesagt, wenn ich Sie nicht wegschicke, dann zünden sie meine Firma an. Er hat auch gedroht, meiner Familie etwas anzutun.«

Ich gebe auf. Ich sage diesem Mann mehrmals, dass ich es ihm nicht übelnehme, und gehe. Ich bin untröstlich.

Bossi verfolgt mich also noch immer, und jetzt ruiniert er mich. Als ich für den Politiker arbeitete, hat er sich nicht getraut, etwas zu unternehmen. Aber jetzt kann er seine Drohungen wieder verbreiten und kriegt, was er will.

So gehe ich wieder putzen.

Als es wärmer wird, fahre ich mit den Kindern zum Strand, damit wir uns ein wenig ablenken können. Meine Stadt hat einen langen Sandstrand, der Sand ist sauber, weich und warm.

Wenn ich sie beobachte, während sie herumtollen, fühle ich mich unbeschwert.

Bossi kontrolliert mich, aber er meldet sich nicht persönlich.

Vielleicht quält er irgendein anderes armes Ding.

Am Strand lerne ich einen netten und freundlichen jungen Mann mit strahlend blauen Augen kennen. Auf ganz natürlichem Weg. Auf einmal entwischt mir Giulia und läuft in Richtung Meer. Der junge Mann holt sie sofort ein und bringt sie mir wieder zurück. Ich bedanke mich, wir unterhalten uns, und er stellt sich vor. Er heißt Angelo und ist mit seiner Schwester dort.

In den folgenden Tagen sehe ich ihn wieder.

Ich habe immer meine Kinder dabei, und einmal, ich weiß nicht weshalb, entschuldige ich mich dafür.

»Das ist kein Problem«, antwortet er lächelnd.

Und tatsächlich passt er sich, um mit mir Zeit verbringen zu können, den Bedürfnissen der Kleinen an. Wir gehen zusammen in den Park, lassen sie Karussell fahren.

Er hat verstanden, dass ich allein bin, aber er stellt keine Fragen.

Mit dieser Zurückhaltung erobert er mich.

An den Tagen, an denen ich weiß, dass ich ihn treffen kann, vergeht die Zeit wie im Flug, und die Arbeit bereitet mir weniger Mühe.

In dieser Zeit bin ich so unbeschwert, dass ich eine befristete, sehr anspruchsvolle Stelle annehme, auf die mich wie immer Sonia aufmerksam macht, die mir stets helfend zur Seite steht. Die Stelle befasst sich mit der Betreuung von Personen mit psychischen Krankheiten und wird von der Stadt finanziert. Von einem Psychologen bekommen sie kreative Aufgaben – Zeichnen, Malen, einfache Keramikarbeiten –, und ich muss ihnen gemeinsam mit anderen Frauen dabei behilflich sein.

In der Werkstatt sind nur Frauen, außer dem Psychologen und einem Buchhalter, der sich auch um die Auslandsbeziehungen kümmert. Er ist ein paar Jahre jünger als ich. Groß und schlank, mit tiefschwarzen Augen, markanten Gesichtszügen und einem offenen und strahlenden Lächeln.

Eines Nachmittags treffe ich ihn zu meiner großen Überraschung in einer Bar, in die ich geschlüpft bin, um etwas für die Kinder zu holen. Um sein Gehalt aufzubessern, arbeitet er als Barmann. Uns in einem anderen Umfeld zu begegnen schafft einen Hauch von Harmonie. Wir unterhalten uns und machen Witze.

Am nächsten Morgen kommt er in der Werkstatt zu mir und schenkt mir viele kleine Aufmerksamkeiten. Sein Name ist Ivan.

Und so fühle ich mich angenehm verwirrt. Sowohl Angelo als auch Ivan mögen mich, und auch ich mag beide Männer.

Einmal lädt Angelo mich am Abend ein, mit ihm in eine Diskothek tanzen zu gehen. Natürlich scheint dies für mich unmöglich: Ich weiß nicht, wohin mit den Kindern, ich habe nichts Passendes zum Anziehen. Und eigentlich habe ich Angst vor einer richtigen Verabredung.

Unerwartet kommt mir Clotilde zu Hilfe.

»Auf die Kinder passe ich auf. Für einen Abend werde ich es schon schaffen, oder? Und wegen der Kleider – such dir was von mir aus.«

So gehe ich in einem modernen Kleid und perfekt geschminkt einem unvergesslichen Abend entgegen.

Ich habe nie zuvor eine Diskothek betreten. Die Lichter, die Lautstärke der Musik, die Stimme des DJs, die Kleider, die Düfte, machen mich ganz benommen. Ich bin aufgeregt, fühle mich stark und blutjung. Angelo ist sehr bemüht, er lächelt mir zu, bewundert mich. Ich fühle mich sehr wohl mit ihm.

Am Abend darauf bekomme ich einen Strauß roter Rosen nach Hause geliefert. Daran hängt ein Kärtchen, in dem mir Angelo seine Liebe gesteht.

Ganz unten, ein Heiratsantrag.

Mein Glück zerspringt sofort, als ich das Kärtchen lese.

Unzählige Gedanken überfallen mich. Ich bin nicht frei. Angelo wird von Bossi bedroht werden, ich kann ihn nicht ohne eine Erklärung der Gefahr aussetzen. Außerdem weiß er nichts von meiner Ehe mit Armando.

Auf einmal wird mir bewusst, dass er nichts über mich weiß. Ich denke an all meine Probleme, meine Kindheit, die Ängste, die mich beherrschen. Auch um die Kinder habe ich Angst. Könnte Angelo ein guter Vater für sie sein?

Soeben stand ich dem Leben noch mit leidvollen Erfahrungen im Gepäck gegenüber und hatte weniger als gar kein Selbstwertgefühl. Jetzt jedoch fühle ich mich von zwei Männern begehrt, die lieben, was ich liebe: Musik, ein einfaches Sandwich, einen romantischen Spaziergang. Diesmal sind es keine alten und vermögenden Männer wie der Politiker. Ich möchte, dass dieser angenehme Zustand andauert. Doch das Kärtchen im Strauß bringt mich wieder auf den Boden der Tatsachen zurück.

Am Tag darauf rede ich mit Angelo.

»Ich bin nicht bereit für eine Ehe.«

»Was soll das heißen, nicht bereit? Fühlst du dich nicht wohl mit mir?«

»Doch … aber ich habe riesige Probleme, die ich zuerst lösen muss.«

»Das könnten wir gemeinsam angehen.«

Seine Beharrlichkeit ist lieb. Aber ich denke nicht klar genug, um zu begreifen, dass es auch die Beharrlichkeit eines verantwortungsvollen Mannes ist.

»Und die Kinder?«, flüstere ich.

»Selbst wenn wir keine eigenen Kinder hätten, wäre das kein Problem: Wir haben schon zwei Kinder. Wir werden sie gemeinsam erziehen!«

Nicht einmal diese Aussage, eines der schönsten Dinge, die mir je ein Mann gesagt hat, kann meinen Widerstand besiegen.

Am Ende unseres Gesprächs verspreche ich ihm, noch einmal darüber nachzudenken. Er will, dass wir uns Zeit nehmen, eine Entscheidung zu treffen.

Wir sehen uns weiterhin, als gute Freunde.

Aber nichts ist mehr, wie es war.

Zu meinem Leben gehört nun einmal der Verzicht auf schöne Dinge – ich kann nichts dagegen tun –, und ohne irgendeinen besonderen Grund entfernen wir uns voneinander.

Eines Nachmittags kommt es zu einer Begegnung, die alles Zögern beschleunigt. Als wir auf einer Bank mit Blick zur Uferpromenade sitzen, steht auf einmal Ivan vor uns.

Die Begegnung ist mir spürbar peinlich. Ich stelle ihm Angelo vor, dann nehme ich unter einem Vorwand die Kinder an die Hand und ergreife die Flucht.

Die beiden bleiben zusammen zurück, wer weiß, was sie sich erzählen.

Einige Tage später teilt mir Angelo mit, er habe eine Stelle in Mailand gefunden und sie angesichts meiner Ablehnung angenommen.

Er sagt es und sieht mir dabei in die Augen. Vielleicht erwartet er eine Reaktion. Aber ich schweige.

Ich werde ihn nie wiedersehen.

Ivan

Ivan ist ein liebenswerter Junge und hat zugleich die Qualitäten eines reifen Mannes. Er ist freundlich, aufmerksam, aber bestimmt; offen für Gespräche, aber auch entschlossen. Außerdem zeigt er durch sein berufliches Engagement großen Verantwortungssinn.

Von jemandem wie ihm fühle ich mich beschützt.

Ich habe nie jemandem erlaubt, meine Wohnung zu betreten. Bei ihm ist das anders. Da er nachmittags arbeitet, kommt er mich abends besuchen. Er erscheint nie mit leeren Händen: Er bringt Süßigkeiten, Pizza oder Blumen mit, kleine Dinge, die mir das Gefühl geben, ihm wichtig zu sein, weil sie ein Zeichen dafür sind, dass er tagsüber an mich denkt.

An manchen Wochenenden zahlt er einen Babysitter, sodass wir ausgehen können, allein oder mit seinen Freunden.

Diese Momente werden von der üblichen Furcht vor Bossi überschattet. Vor allem abends, wenn Ivan bei mir ist, bin ich wie gelähmt vor Angst.

Ich beschließe, ihm von meinem Problem zu erzählen.

»Es gibt da einen Mann, der mich verfolgt. Er ist gewalttätig. Er könnte auftauchen, wenn du am wenigsten damit rechnest. Er könnte auf dich losgehen, dir etwas antun …«

Er hört sich alles an, überlegt. Dann spricht er mir Mut zu: »Keine Sorge. Ich gehe nicht weg. Ich bin für dich da.«

Langsam löst sich meine Anspannung. Vielleicht bin ich leichtsinnig, verantwortungslos. Doch allmählich glaube ich einfach, dass Ivan mich wirklich liebt.

»Liebe ich ihn auch?«, frage ich mich.

Auch sein Verlangen macht mir keine Angst. Ich habe keine Angst vor seinen Blicken, vor seiner Nähe. Ich schrecke nicht vor seinen Berührungen zurück. Ich weiche seinem Mund, seiner Haut nicht aus.

Auch ich begehre ihn.

Eines Abends lieben wir uns. Niemals hätte ich geglaubt, dass mir das passieren könnte, dass ich ein derartiges, so intensives und wahres Glück empfinden könnte. Ein Hochgefühl, das mich glücklich macht, mir guttut.

Bis zu diesem Zeitpunkt waren meine sexuellen Erfahrungen kalt, dunkel und still – mit Armando – oder bestanden in Bossis Gewalttaten, als alles gegen meinen Willen geschah, wenn er mir die Kleider vom Leib riss und mir mein Schamgefühl und meine Selbstachtung raubte. Es waren zwei Erniedrigungen, die aufeinandertrafen: die der Entblößung und die der Misshandlung.

Ivan offenbare ich mich nackt, ganz ohne Zwang, in einem freigebigen Akt der Hingabe, des Teilens. Mir werden Zärtlichkeit, Aufmerksamkeit und Respekt entgegengebracht.

Samstagvormittags ist das therapeutische Zentrum, in dem Ivan arbeitet, geschlossen, und er würde gerne auch diese Stunden mit mir verbringen. Aber es ist mein anstrengendster Arbeitstag, denn um die Kindergärten zahlen zu können, erledige ich alle Putzarbeiten, die ich finden kann.

Ich traue mich nicht, ihm zu sagen, dass ich auf viel Arbeit angewiesen bin. Also lüge ich, denke mir unzählige Ausreden aus, jeden Samstag wieder, um ihm zu erklären, warum ich nichts mit ihm unternehmen kann.

Das macht ihn misstrauisch.

An einem dieser Tage bin ich schwer damit beschäftigt, die Außentreppe eines Mehrfamilienhauses zu putzen. Ich sitze in der Hocke und schrubbe Stufe um Stufe. Ich habe mir ein Tuch um den Kopf gewickelt, um die Haare zurückzuhalten, und trage eine alte ausgewaschene Hose und kaputte Schuhe.

Plötzlich bemerke ich aus dem Augenwinkel einen weißen Kleinwagen, der soeben dort unten geparkt hat. Zuerst schenke ich ihm kaum Beachtung, doch dann wird mir bei näherem Hinsehen klar, dass es Ivans Wagen ist.

Er sitzt im Auto und rührt sich nicht. Er weiß nicht, was er tun soll.

Dann steigt er doch aus, und ich gehe auf ihn zu.

»Ich wollte es dir nicht sagen. Ich habe mich geschämt.«

Er ist ernst, nachdenklich.

»Ich war gekränkt, als ich es erfahren habe. Dass du es mir nicht erzählt hast, ist ein Zeichen dafür, dass du mir noch nicht vertraust.«

Ich schüttle den Kopf, doch ich habe keine Gegenargumente.

»Es ist nicht gerecht, dass ich, sobald ich kann, Geld mit Freunden ausgebe«, fährt er fort. »Ich könnte sparen und dich unterstützen.«

Dieser Vorschlag rüttelt mich aus meiner Verlegenheit.

»Nein. Ich kann kein Geld von dir annehmen.«

»Warum nicht?«

»Weil wir nicht verheiratet sind.«

Er ist sprachlos.

Ich gebe nicht nach.

»Hör zu. Ich habe dir von meiner Mutter erzählt, von ihrem absurden Leben. Wenn ich Geld von einem Mann annehmen würde, ohne mit ihm verheiratet zu sein, ohne mit ihm auch nur liiert zu sein, würde ich mich … unfrei fühlen. Ja, ich würde mich abhängig fühlen. Aber ich will unabhängig sein und dir gleichwertig gegenübertreten können.«

Ich weiß nicht, ob er meine Argumentation verstehen kann, aber er gibt nach und akzeptiert meinen Standpunkt.

Ich setze meine Arbeit fort und erhalte von ihm nicht einen Cent.

Einmal stelle ich Ivan Clotilde vor. Wider Erwarten hat sie einen schlechten Eindruck von ihm. »Er wirkt auf mich wie ein eingebildetes Bürschchen«, urteilt sie.

Ich höre nicht auf sie, meiner Meinung nach gelingt es ihr aufgrund all ihrer Erfahrungen in Sachen Männer nicht, eine andersartige, wahre Beziehung anzuerkennen.

In der Zwischenzeit hat Bossi seine Übergriffe eingestellt. Wahrscheinlich zwingen ihn meine Anzeigen zur Vernunft. Bestimmt raten ihm seine Polizistenfreunde davon ab, seinen Ausschreitungen freien Lauf zu lassen. Daher gibt es von nächtlichem Eindringen in meine Wohnung, von Entführung keine Spur mehr. Doch sein Auge wacht über mich, und sein Hass trifft Menschen, die mir nahestehen.

Ivans Vater hat eine Tapezierwerkstatt genau in meinem Viertel. Von einem Tag auf den anderen bekommt er Drohanrufe. Am Telefon ist Bossi, der mit scharfer Stimme spricht.

»Emma gehört mir, verstanden? Sie ist mein Eigentum. Sie müssen Ihren Sohn dazu bringen, sie in Ruhe zu lassen. Wenn nicht, könnten Sie sich sehr wehtun. Ich weiß, wie viel Ihnen Ihre Lieben bedeuten, und in Ihrer Werkstatt breitet sich ein Feuer schnell aus.«

Der arme Mann, der nichts von der Beziehung seines Sohnes weiß, ist wütend auf mich, die Ursache für die Drohungen, und weist den Sohn an, mich zu verlassen.

Doch diese Druckmittel lassen Ivans Liebe für mich nur noch stärker werden, und er scheut die Auseinandersetzung mit der Familie keineswegs.

Da Bossi nicht das bekommt, was er will, hinterlässt er mir einen absurden Zettel auf der Windschutzscheibe des Autos. Dann richtet er sich an Ivan und fordert ihn zu einem Treffen an einem bestimmten Ort auf, um mit ihm »abzurechnen«. Wenn er nicht komme, so schreibt er, lasse er ihn umbringen.

Als ich meinem Freund die Nachricht zeige, denkt er ernsthaft daran, hinzugehen. Ich muss ihn mit aller Kraft davon überzeugen, keine Dummheiten zu machen und die Provokation zu ignorieren.

Wieder einmal könnte Bossi also mein Leben kaputtmachen.

Verzweifelt gehe ich zur Polizei und bitte erneut um eine Unterredung mit Kommissar Arena.

»Wie kann ich einen Termin vereinbaren, wenn ihr mich nie mit ihm oder einem seiner Mitarbeiter sprechen lasst?«, schreie ich die unbeteiligten Polizisten an. »Gebt mir eine Möglichkeit, eine Telefonnummer!«

Nichts.

Sie fragen mich, weshalb ich ihn sprechen möchte. Aber ich will mein Elend nicht dem Wachtmeister vom Dienst erzählen, der mich nur wieder zurück aufs Revier schicken würde, wo ich bereits war.

»Gute Frau, Kommissar Arena ist ausschließlich für Mordfälle zuständig«, erklärt mir ein Beamter. »Haben Sie irgendwelche nützlichen Informationen bezüglich eines Mordfalls?«

Ich kann nicht lügen. Betrübt gehe ich weg.

Jetzt weiß ich, dass ich mir bei diesen Leuten erst Gehör verschaffen kann, wenn ein Mord, an mir oder an Ivan, wirklich passiert sein wird.

Zu den Spannungen, die Bossi hervorruft, kommen die »guten Ratschläge« von Ivans Freunden, die sie wieder und wieder an ihn richten.

»Emma ist älter als du. Sie hat bereits zwei Kinder. Lass sie. Warum tust du dir das an? Die Situation ist verheerend. Deine Ruhe wird dahin sein, du wirst nur Probleme haben …«

Und beinahe als Bestätigung für diese Ansichten zeigt mir mein Leben erneut die Rechnung für mein Glück auf.

Irgendwann merke ich, dass mein Zyklus verspätet ist. Ich weiß, dass ich schwanger sein könnte, und Existenzängste steigen in mir auf. Ich komme gerade so mit meinem Gehalt aus und kann mir nicht erlauben, die Arbeit zu unterbrechen. Außerdem wurde mir noch nicht das volle Sorgerecht für die Kinder zugesprochen, und ich weiß nicht, wie das Gericht auf eine erneute Schwangerschaft reagieren könnte.

Ivan und ich sind nicht verheiratet, und wir haben beide kein stabiles Einkommen.

Ich vertraue mich Clotilde an.

»Lass dich sofort untersuchen«, antwortet sie erfahren. »Das ist verlässlicher als ein Schwangerschaftstest. Und falls du schwanger bist, musst du ganz klar abtreiben.«

Ich lasse mich untersuchen und erfahre, dass ich ein Kind erwarte.

Clotilde drängt mich, zu handeln. Ich möchte mit Ivan sprechen, wenn ich auch nicht weiß, wie.

Als ich ihn sehe, merkt er sofort, dass wieder etwas nicht stimmt. Er will mich umarmen, aber ich weise ihn ungeduldig zurück. Er sieht mich ungläubig an, doch er hat noch nicht einmal ein Wort gesagt, da falle ich – wie aus Protest – über ihn her.

»Ich stecke in Schwierigkeiten! Das hätte jetzt nicht passieren dürfen. Ich will nichts mehr mit dir zu tun haben!«

»Aber was ist denn passiert?«, erwidert er ungläubig.

»Ich bin schwanger!«

Die Nachricht lässt ihn unbeeindruckt.

»Verstehe. Aber das ist doch kein Problem …«, fängt er an.

Sofort unterbreche ich ihn. »Spinnst du? Wir haben kein Geld, deine Arbeit ist zeitlich befristet, und deine Eltern wollen nicht, dass du mit mir zusammen bist. Und das Gericht? Was werden sie sagen? Werden sie mir die Kinder wegnehmen? Ich muss abtreiben, verstehst du, ich muss abtreiben!«

Er ergibt sich. Vielleicht denkt er, dass es bei mir liegt, zu entscheiden, jetzt mehr denn je.

Auch in den folgenden Tagen schaltet er sich nicht ein, er versucht nicht, mich davon zu überzeugen, das Kind zu bekommen.

Ich gehe ins Krankenhaus. Sie geben mir einen Termin.

Das tage- und vor allem das nächtelange Warten ist eine Qual. Ich sehe ein Kind ohne Gesicht und weiß, dass ich es bin, die ihm kein Gesicht schenken will. Ich spüre, wie es in meinem Inneren kämpft, um akzeptiert zu werden.

Ich bemerke, dass ich Matteo und Giulia nicht mehr richtig in die Arme schließen kann. Manchmal senke ich vor ihnen den Blick.

Der Tag des Eingriffs ist gekommen. Clotilde begleitet mich. Im Wartezimmer unterhalten sich viele Frauen angeregt, sie lachen. Sie denken, sie würden etwas ganz Alltägliches tun. Oder ist es nur eine Maske, unter der sie ihre Angst verbergen?

Ich kann nicht so ruhig bleiben und bin nicht so unbefangen. Doch mein Entschluss steht fest, und jedes Mal wenn ich daran zurückdenke, sehe ich keinen anderen Ausweg.

Alles läuft nach Plan.

Nach der Operation geht es mir körperlich relativ gut. Clotilde bringt mich nach Hause und holt die Kinder ab.

Als sie zurückkommen, liege ich im Halbschlaf auf dem Bett. Ich höre ihr Lärmen, ihre Lebensfreude. Doch ihre Stimmen, die mich sonst aufmuntern, machen mich heute traurig.

Ich komme mir vor wie eine Mörderin. Ich höre das Weinen des Kindes, das es nicht mehr gibt.

Am nächsten Tag kommt mich Ivan besuchen, aber ich weise ihn zurück.

»Ich will dich nicht mehr sehen!«, schreie ich ihn wütend an.

Doch wir sehen uns, jeden Morgen in der Arbeit. Ich tue so, als würde er nicht existieren, aber er schenkt mir diskret kleine Aufmerksamkeiten.

Nach und nach sehen wir uns wieder regelmäßig.

Wir sprechen nicht über das, was geschehen ist. Ich möchte es so, auch wenn ich immerzu an das nie geborene Kind denken muss.

Ein Schmerz, den ich für immer in mir tragen werde.

Eines Tages, als ich die Kinder in den Kindergarten bringe, bemerke ich, dass auf der Straße ein großer Aufruhr herrscht. Mehrere Polizeiwagen blockieren mit Blaulicht den Durchgang. Eine Menge Schaulustiger drängt von allen Seiten und wird von einer Polizeikette zurückgehalten. Ich steige aus, frage nach und erfahre, dass jemand ermordet wurde.

Tatsächlich sind alle Augen auf eine Leiche gerichtet, die auf den Bauch gedreht und in einer Blutlache um den Kopfbereich auf dem Bürgersteig liegt. Daneben steht ein Mann mit Anzug und Krawatte, der Kommandos an die ihm Untergeordneten verteilt.

Es ist Kommissar Arena.

Instinktiv trete ich näher an das Geschehen heran, bahne mir einen Weg durch die Menge. Sofort baut sich ein Polizist vor mir auf.

»Wo wollen Sie hin, gute Frau? Da gibt es nichts Schönes zu sehen. Gehen Sie weg, na los!«

»Ich muss mit dem Kommissar sprechen«, antworte ich entschlossen.

»Das geht jetzt nicht, gehen Sie!«

Ein anderer Polizist kommt näher, er wird laut.

»Weg hier, Sie dürfen hier nicht stehenbleiben!«

Doch ich weiche nicht einen Schritt zurück, halte den Blick fest auf den Mann gerichtet, den ich seit Monaten zu kontaktieren versuche.

Der Kommissar bemerkt den Aufruhr und kommt näher.

»Was ist los?«

»Diese Frau will vorbei, wir schicken sie gerade weg.«

Mein Herz rast. Meine Augen betteln um Beachtung.

Arena sieht mich an und fragt mich freundlich: »Was wünschen Sie, meine Dame?«

»Ich muss mit Ihnen sprechen«, stammle ich. »Ich bekomme einfach keinen Termin. Aber ich muss mit Ihnen sprechen.«

»Das ist jetzt nicht der richtige Augenblick. Aber kommen Sie doch zu mir ins Hauptquartier. In zwei Stunden, ja?«

Ich bringe die Kinder in den Kindergarten und stürze aufs Präsidium.

Bei den Polizisten, die am Eingang Wache stehen, bin ich längst bekannt.

»Da ist wieder diese Frau«, sagt jemand sofort.

»Ich habe einen Termin!«, rufe ich triumphierend.

Sie glauben mir nicht. Sie verwehren mir den Zugang und wollen das Büro nicht verständigen.

Ich bin aufgebracht. Und machtlos. Aber im selben Moment kommt der Kommissar, der mich sofort wiedererkennt.

»Warum habt ihr die Dame nicht hereingebeten?«

Die Polizisten halten sich zurück.

»Ich war schon mehrmals hier, wurde aber nie durchgelassen«, sage ich beleidigt.

»Und ihr habt mir nichts gesagt?«, tadelt er sie.

»Darüber sprechen wir noch«, sagt er am Ende. »Sie kommen bitte mit mir.«

Ich folge ihm. Wir gehen in sein Büro. Er lässt mich gegenüber von sich Platz nehmen.

»Sie wissen, dass ich für Mordfälle zuständig bin«, beginnt er.

»Natürlich. Aber meine Geschichte könnte tatsächlich mit einem Tod enden. Ich weiß nicht, an wen ich mich wenden soll. Sie erscheinen mir vertrauenswürdig.«

»Erzählen Sie einfach.«

So erzähle ich ihm all meine schrecklichen Abenteuer, die ich mit und wegen Bossi erlebt habe. Als ihm klar wird, von wem ich spreche, wird er sofort noch hellhöriger. Er nimmt das Telefon zur Hand und sagt: »Ich will nicht gestört werden. Ich bin für niemanden zu sprechen.«

Er hört sich meine ganze lange Geschichte an, ohne Fragen zu stellen. Ich rede beinahe eine Stunde lang.

Schließlich überrascht er mich mit einer Frage.

»Kennen Sie Bossis Telefonnummer?«

Ich sage sie ihm. Und er wählt sofort, ohne zu zögern, die Nummer.

»Ist Bossi da?«

Kurze Pause.

»Dann wecken Sie ihn und holen Sie ihn ans Telefon.«

Und nach einer weiteren Pause: »Hier spricht Kommissar Arena … Das ist mir egal: Zieh dich an und komm sofort aufs Revier. In fünfzehn Minuten bist du hier, wenn nicht, lasse ich dich von einer Polizeistreife abholen, und du wirst eine unschöne Viertelstunde erleben.«

Ich bekomme Angst. Bossi wird hierherkommen, er wird mich sehen, ich muss mich ihm stellen. Wenn wir draußen sind, wird die unschöne Viertelstunde mir blühen.

Der Inspektor errät meine Gedanken und lässt mich ihm mein Herz ausschütten.

Ich fange an zu weinen. Ich weine ein paar Minuten lang, ohne etwas zu sagen. Dann fasse ich mich wieder und bleibe dabei: »Er quält mich seit Jahren. Er will mich umbringen. Ich habe Angst um meine Kinder, um meinen Freund …«

Das Telefon klingelt. Arena nimmt den Hörer ab.

»Lasst ihn rein.«

Ich bin erstaunt, wie schnell die Zeit vergangen ist. Offensichtlich ist Bossi wirklich Hals über Kopf auf die Wache gestürzt. Die Tür geht auf, und er kommt herein. Sofort trifft mich sein mörderischer Blick, und ich könnte sterben vor Angst. In dem Moment wird mir klar, dass ich vielleicht zu weit gegangen bin, dass sich die Folgen meines Hilferufs in keiner Weise vermeiden lassen.

Der Kommissar steht auf, nimmt einen Stuhl und stellt ihn in die Mitte des Raums. Bossi lässt sich darauf nieder, fixiert mich mit seinem Blick, räuspert sich, will etwas sagen. Aber Arena steht hinter ihm und schlägt ihm mit einem Finger auf die Schulter.

»Du sagst gar nichts«, betont er mit harter Stimme, die keine Widerrede duldet. »Hör zu, was ich dir zu sagen habe.«

Er spricht Dialekt. Es ist die beste Art und Weise, um uns zu verstehen zu geben, dass er ganz genau weiß, wie die Dinge in der Stadt laufen.

Bossi schweigt. Der Inspektor setzt sich an den Schreibtisch, dann wendet er sich an ihn, als spräche er mit einem kleinen Verbrecher aus den Gassen am Stadtrand.

»Bossi, du hast dieser Frau Leid zugefügt. Du hast sie ausgenutzt, weil sie schutzlos und allein ist.«

Keine Antwort. Der Kommissar wiederholt meinen Bericht, mit allen Details. Offenbar hat er mir wirklich sehr aufmerksam zugehört.

»Außerdem sind da sicher noch viele andere Sachen, die sie mir nicht erzählt hat und die ich auch gar nicht wissen will …«, schließt er, den Blick starr auf Bossi gerichtet. »Bossi, du bist fertig mit dieser Frau. Ich werde nicht zulassen, dass du sie noch einmal belästigst und dich in ihr Privatleben drängst.«

Bossi ringt nach einer Antwort, doch das Einzige, was er sagen kann, ist: »Aber …« Sofort bringt Arena ihn zum Schweigen und schließt seine Rede mit einigen sehr deutlichen Warnungen.

»Und glaub jetzt bloß nicht, dass du dich rächen kannst, sobald du draußen bist. Ich hab dich im Blick. Wenn mir zu Ohren kommt, dass du ihr etwas angetan hast, oder wenn die Dame mir erzählt, dass du sie noch immer belästigst, dann werde ich dir nicht nur eine unschöne Viertelstunde bereiten: Ich mache dich fertig. Ich bringe alle Leichen, die du in deinem Schrank hast, zum Vorschein. Ich mache eine persönliche Angelegenheit daraus, kapiert? Ich werde alle möglichen Spitzfindigkeiten verwenden, um dich für den Schaden bezahlen zu lassen, den du angerichtet hast. Und du weißt, dass ich das tue, oder?«

Erneut versucht Bossi, etwas zu erwidern.

»Sei still! Du bist ein Dummkopf. Du sollst einfach nur sagen, ob du das kapiert hast, ja oder nein.«

Der Mann senkt demütig den Kopf und sagt: »Ja.«

Arena ist zufrieden.

»Raus«, befiehlt er.

Und Bossi geht.

Wir sind allein. Vor Erleichterung muss ich weinen.

»Haben Sie keine Angst, dieser Mann wird Sie nicht mehr belästigen.«

Er bringt mich zur Tür, verabschiedet sich freundlich, und ich gehe, wie neu geboren, frei.

Von dem Moment an belästigt mich Bossi nicht mehr.

Im Lauf der Zeit habe ich meinem Gefühl tausend Mal dafür gedankt, dass es mich zu diesem mutigen und entschlossenen, sachlichen und tatkräftigen Beamten geleitet hat. Ich hatte ihn nur im Fernsehen gesehen, aber ich hatte verstanden, dass er mir als Einziger würde helfen können, ohne mir meinen Zustand vorzuwerfen, ohne mein Elend mit Ironie zu betrachten. Und genau so war es.

Jahre später starb Arena bei einem von der Mafia organisierten Attentat. Noch heute legen viele Menschen am Unglücksort Blumen nieder.

Als ich im Fernsehen von der Nachricht erfuhr, hatte ich meine ganz persönlichen Gründe, diesen Tod zu beweinen.

Glücklich über meine Befreiung, erzähle ich alles Ivan. Nun müssen wir keine Angst mehr haben, wenn wir uns treffen, und können seine Familie beruhigen.

Mit neuer Energie stürze ich mich in die Arbeit und stelle mich den alltäglichen Schwierigkeiten. Das therapeutische Zentrum erweist sich als unzuverlässig, was die Gehaltszahlungen angeht. Das Land, sagen sie, zahlt die Dienste unregelmäßig. Auch die Putzarbeiten kosten viel Mühe und zwingen zu kräftezehrenden Wartezeiten für das, was mir zusteht, vor allem, wenn sie von der ganzen Mieteigentümergemeinschaft in Auftrag gegeben werden.

Endlich beginnt die Arbeit, die mir der Abgeordnete besorgt hat.

Als ich im Büro erscheine, finde ich heraus, dass es sich um eine Tätigkeit handelt, die viel Konzentration und ein gutes Gedächtnis erfordert. Ich muss bergeweise Rezepte von Ärzten überprüfen, die auf dafür vorgesehene Formulare gedruckt sind. Ich muss die angegebenen Daten auf ihre Richtigkeit überprüfen, die Rezepte nummerieren und sie im Computer erfassen.

Für jedes Formular habe ich nur wenige Sekunden Zeit, und die Arbeit ist stressig, da ich mir keine Fehler erlauben darf: Der Staat, so erklärt man mir, tausche keine Rezepte mit falschen oder falsch ausgewiesenen Informationen um. Derjenige, der sie falsch überprüft habe, müsse den verlorenen Gewinn ersetzen. Wenn man den Wert der verschriebenen Arzneimittel betrachtet, dann kann mich die kleinste Anzahl von Fehlern mein ganzes Gehalt kosten.

Die neue Arbeitsstelle nimmt meinen ganzen Tag in Anspruch. Daher muss ich mein Leben anders organisieren und die Kinder den Tag über im Kindergarten lassen.

Jetzt, da ich nicht mehr putzen gehe und ein festes Einkommen habe, kann ich meine Einnahmen vorausschauend planen und ein paar Entscheidungen für die Zukunft treffen.

So beschließe ich, in eine andere Wohnung zu ziehen, vielleicht in eine kleinere, aber dafür in besserer Lage. Ich entscheide mich für eine im Stadtzentrum in einem recht ruhigen Viertel. Ivan, wie immer hilfsbereit, richtet sie mit mir zusammen ein.

Ich bin es ja ohnehin gewöhnt, viel zu arbeiten, und finde immer neue Wege, um meinen Verdienst aufzubessern. Einer von Ivans Freunden, der Garn vertreibt, macht mir den Vorschlag, mir eine Strickmaschine anzuschaffen. Die Vorstellung einer selbstständigen Beschäftigung ist attraktiv, und ich denke, dass sich das lohnen könnte.

Aber die Strickmaschine kostet Geld, und ich habe noch keine ausreichenden Ersparnisse. Also bietet Ivan an, sein Auto zu verkaufen.

Er verblüfft mich aufs Neue. Wenn es darum geht, mir zu helfen, ist er zu allem bereit. Ich fühle mich geschmeichelt, dass er sich so für mich aufopfern möchte. Ich fühle mich geliebt, behütet, in jedem meiner Bedürfnisse unterstützt.

Er besorgt die Strickmaschine, ich belege einen Kurs.

An der Bushaltestelle sehe ich eine seltsame junge Frau.

Sie ist schwanger, ihr Gesichtsausdruck verträumt, ihr äußeres Erscheinungsbild ein wenig ungepflegt, die Kleidung abgetragen und schmutzig. Auf der Schulter trägt sie ein großes

Radio, das auf maximale Lautstärke gedreht ist. Ich erkenne sie wieder: Rita, eine meiner ehemaligen Kameradinnen aus dem Internat. Auch sie erkennt mich wieder. Sie scheint erfreut, mich zu sehen. Ich erzähle ihr von mir. »Du hast aber Glück«, sagt sie. »Du bist sogar verheiratet.« Ich kann nur schlecht verstehen, was sie sagt, denn ihre Worte werden von der ohrenbetäubenden Musik übertönt. »Ich habe einen Mann, arbeite am Bahnhof, er schlägt mich und nimmt mir das ganze Geld weg, das ich verdiene. Ich habe vier Kinder, sie sind alle im Heim.«

»Aber was machst du beruflich?«

»Ich stehe auf der Piazza, gehe auf und ab, die Männer halten an, und ich gehe mit ihnen.«

Ihr trauriges Schicksal betrübt mich. »Komm mich besuchen«, redet sie weiter. »Ich bin immer hier auf der Piazza.« So manches Mal werde ich sie von Weitem sehen, und immer bleibt mir fast das Herz stehen vor Beklemmung. Wie sie da steht und auf die Kunden wartet, mit dem Radio auf der Schulter. Jahrelang, bis ich sie irgendwann nicht mehr sehe.

Sonia, die Sozialarbeiterin, die mir sehr geholfen hat, merkt an, dass es gut wäre, wenn ich mich bei dem Abgeordneten für die vor Kurzem angetretene Arbeitsstelle bedanken würde. Ich finde, sie hat recht, und statte ihm, sobald ich kann, einen Besuch in seinem Büro ab.

Ich gehe zum ersten Mal zu ihm. Er empfängt mich mit einem strahlenden Lächeln, bittet mich, Platz zu nehmen, erkundigt sich nach den Kindern. Doch sein Verhalten ist alles andere als väterlich. Ich sitze auf dem Stuhl und erzähle ihm, wie mein Leben im Augenblick aussieht. Er schwänzelt um mich herum, dann bleibt er hinter mir stehen und legt mir die Hände auf die Schultern.

»Und wo wohnst du?«, fragt er. Sein Tonfall alarmiert mich.

Ich zögere. Von einer Sekunde auf die andere wittere ich Gefahr und handle entsprechend: Ich gebe ihm eine falsche Adresse.

Am Sonntag darauf gehe ich mit den Kindern zu einem Fahrradrennen. Er ist unter den Zuschauern und sieht mich. Ich versuche, ihm aus dem Weg zu gehen, doch er holt mich ein und macht mir Vorwürfe.

»Du Lügnerin! Was habe ich dir getan? Du hast mir eine falsche Adresse gegeben!«

Ich stelle mich ihm mit all der Bestimmtheit, die ich aufbringen kann.

»Wofür sollten Sie meine Adresse brauchen?«

Die Frage und der Ton, mit dem es mir gelingt, sie zu formulieren, bringen ihn in Verlegenheit.

»Ich wollte deinen Kindern ein Geschenk vorbeibringen«, antwortet er leise.

»Danke schön, das ist sehr nett von Ihnen. Aber ich habe meinen Kindern angewöhnt, ohne Geschenke auszukommen. Außerdem könnte mich Ihre Anwesenheit in der Wohnung meinem Mann gegenüber in eine unangenehme Situation bringen.«

Ich habe gelogen, und zwar so gut, dass dieser mächtige Mann mich in Ruhe lässt.

Inzwischen muss ich mich wieder mit Bossi herumschlagen, da ich ihn ja mehrere Male wegen seiner Gewalttaten angezeigt habe. Die Mühlen der Justiz mahlen langsam, aber die Verfahren laufen. So nehme ich an der ersten Verhandlung in einem Prozess gegen ihn teil.

Im Gerichtssaal ist Bossi ganz in meiner Nähe, und während ihn seine Anwälte verteidigen, macht er drohende Zeichen in meine Richtung.

Seine Anwälte beschreiben ihn als liebenswürdig und liebevoll im Umgang mit den Kindern, als einen guten Familienvater, der gar nicht dazu fähig wäre, all die üblen Taten zu begehen, deren er beschuldigt wird.

Die Geschicklichkeit, mit der dieses Porträt skizziert wird, verwirrt mich. Anfangs verstehe ich überhaupt nicht, von wem da gesprochen wird. Dann, als ich es begreife, bin ich empört. Ich habe mich noch nicht an den Gedanken gewöhnt, dass ein Anwalt dafür bezahlt wird, seinen Mandanten mit allen Mitteln zu verteidigen, selbst wenn er schuldig ist.

Dieselben Anwälte greifen mich an, stellen mich als Versagerin hin und behaupten, Bossi habe mich aus zwielichtigen Verhältnissen mit meinen eigenen Geschwistern gerettet.

Wie soll aus diesem Gerichtssaal etwas Gutes kommen, wenn man die Wahrheit dort so verdrehen kann?

Mein Anwalt redet mir gut zu und fordert mich auf, ihm zu vertrauen. Das tue ich, auch wenn ich keine Ahnung habe.

Matteo wird vier Jahre alt, und ich beschließe, eine Geburtstagsfeier für ihn zu veranstalten. Als kleines Mädchen im Erziehungsheim hatte ich keine Ahnung, was ein Geburtstag überhaupt ist. Ihm, sage ich mir, soll es auch in dieser Hinsicht besser gehen.

Die Kinder sind wie elektrisiert. Ivan hilft mir dabei, meine Wohnung ansehnlich zu machen. Da ich die Wohnungen anderer Leute nie betrete, fällt mir nicht weiter auf, wie armselig und spartanisch die meine ist, klein und mit alten Möbeln, an denen deutliche Gebrauchsspuren zu erkennen sind.

Matteo wünscht sich sehr, dass eine seiner Spielgefährtinnen aus dem Kindergarten zu seiner Geburtstagsfeier kommt. Am Tag der Feier erscheint sie in Begleitung des Vaters. Der Mann bleibt gleich hinter der Türschwelle stehen, blickt sprachlos um sich und tut nichts, um seinen Missmut zu verbergen. Er ist sehr elegant, und mir wird sofort klar, dass wir aus zwei verschiedenen Welten stammen.

Matteo bemerkt nichts, und mit kindlicher Begeisterung läuft er um seine Freundin herum, gibt ihr die Hand und zieht sie hinter sich her.

Auch sie freut sich.

Doch als der Vater diese Vertrautheit sieht, reagiert er instinktiv.

»Halt, warte!«

Das Mädchen dreht sich fragend um.

»Mir ist gerade eingefallen, dass wir ja vorher noch zu … müssen«, formuliert er eine lächerliche Ausrede.

Ernst sehe ich ihn an. Aber seine Tochter bringt die Sache schnell in Ordnung. Die anderen Kinder sind bereits mitten im Spiel, und ihre fröhlichen Stimmen überdecken die eisige Kälte, die sich zwischen uns ausgebreitet hat. Das Gesicht der Kleinen verfinstert sich, sie möchte bleiben.

Der Mann gibt auf. »Ich hole dich in einer Stunde ab«, sagt er. »Aber dann ohne Zicken, ja? Wenn ich komme, gehen wir sofort.«

Er kommt wirklich nach gerade einer Stunde wieder und nimmt seine Tochter mit, noch bevor der Geburtstagskuchen angeschnitten ist.

Eigentlich bleibt keines der Kinder, die die Einladung angenommen haben, sehr lange. Alle Eltern kommen, aus unterschiedlichen Gründen, ziemlich früh, um ihre Kinder abzuholen.

Das macht Matteo sehr traurig und ist für mich sehr erniedrigend. Ich frage mich, ob ich irgendetwas falsch gemacht habe. Ist der ärmliche Zustand meiner Wohnung so offenkundig, dass niemand etwas mit meiner Familie zu tun haben möchte?

Ich fühle mich ausgeschlossen, verurteilt, mit einer Maßeinheit gemessen, die ich noch nicht einmal in Erwägung gezogen habe. Für mich zählt immer nur der Mensch, nicht höhere oder niedrigere finanzielle Möglichkeiten. Ich weiß nichts von der Bedeutung sozialer Klassen. Und vielleicht weiß ich auch nichts von der Tatsache, dass ich für alle in erster Linie eine geschiedene Frau bin, die allein mit ihren unehelichen Kindern lebt. Eine Frau, die ihren Lebensunterhalt mit Schwerstarbeit verdient und sich keinen Luxus leisten kann.

Auch Ivans Anwesenheit auf der Feier könnte falsch interpretiert worden sein.

Ich bin naiv. Obwohl ich viel durchgemacht habe, besitze ich kein dickes Fell. Ich kann nicht mitreden, ich bin nicht bereit für das Spiel mit Vergleichen.

Meine Strickarbeit läuft gut an. Am Abend bringe ich die Kinder zu Bett und setze mich an die Strickmaschine. Stundenlang bewege ich den schweren Schlitten hin und her, und das Brummen des Antriebs verklingt erst weit nach Mitternacht. Ich fertige Kleidung, Schuhe, Teppiche in modischen Farben und Mustern, die ich mir aus Schaufenstern abschaue.

Wenn ich am Nachmittag arbeite, beziehe ich hin und wieder auch Matteo mit ein, der mir die Wolle mit seinen kleinen Händen festhält, sodass ich sie auf die Spule wickeln kann.

Die Arbeit ist anstrengend, ich bekomme Rückenschmerzen und muss mich stark konzentrieren, aber ich hoffe, gutes Geld verdienen zu können. Ich bereite eine Musterkollektion vor, und in der Mittagspause mache ich mich auf die Suche nach Kunden und rufe Leute an, die mir von Pfarrer Marco genannt wurden.

Tatsächlich bekomme ich zahlreiche Anfragen. Einige Frauen haben viel Geld und bitten mich, sie in Läden mit edler Ware zu begleiten, um den Stil teurer Kleidungsstücke nachzuahmen. Das gelingt mir gut, und die Ergebnisse sind einwandfrei.

Doch wenn es an die Preisverhandlung geht, treten Probleme auf. Ich muss Wolle von bester Qualität benutzen und äußerst komplizierte Muster nachbilden, doch was diese Kundinnen bereit sind, dafür auszugeben, ist wirklich wenig.

Schon bald merke ich, dass sie mich nur ausnutzen wollen. Nach Abzug der Ausgaben und unter Berücksichtigung des Arbeitsaufwands bleibt mir vom Verkauf wirklich wenig übrig.

Ein weiterer Traum zerplatzt: Nach wenigen Wochen verkaufe ich die Strickmaschine.

Inzwischen bin ich wieder auf Wohnungssuche. Unsere derzeitige Wohnung ist tatsächlich alt und – wie sich herausstellt – von Mäusen befallen, ein Problem, mit dem das ganze Viertel zu kämpfen hat. Fallen und Gift können nichts ausrichten. Ivan besorgt mir sogar eine Katze, aber ich kam schon als Kind nur schwer mit Haustieren zurecht und verzichte schließlich darauf.

Die Verhandlungen im Prozess gegen Bossi dauern fast zwei Jahre. Meine Gegner stellen mich als leichtlebige Frau hin, die einen guten, verantwortungs- und liebevollen Familienmenschen getäuscht hätte.

Doch dann geschieht etwas Unerwartetes.

Der Staatsanwalt beschließt entgegen der üblichen Verfahrensweise, mich zu befragen, freundlich und mit Scharfsinn, in Anwesenheit aller Parteien. Bis zu diesem Zeitpunkt wurden die Befragungen getrennt voneinander durchgeführt: Wenn ich sprach, dann war Bossi in einem anderen Raum außerhalb des Gerichtssaals und umgekehrt.

Der Staatsanwalt befragt mich nicht mehr zum Zeitraum der Gewalttaten, die anhand der Anzeigen und ärztlichen Bescheinigungen dokumentiert wurden. Er möchte jetzt etwas über die Jahre zuvor erfahren, in denen ich meinen Peiniger kennenlernte, über meine Entführung, über den Zwangsaufenthalt in Vicenza. Zum Reden aufgefordert, erzähle ich alles. Ich weine und zittere, als ich mich an die schlimmsten Momente zurückerinnere, aber es gelingt mir, ein Bild von der Schlechtigkeit des Angeklagten zu vermitteln.

Schließlich zieht der Richter sich ins Beratungszimmer zurück. Die Wartezeit ist kurz: Bossi wird für seine Gewalttaten verurteilt.

Aber er hat wieder Glück. Es gibt einen Straferlass, und die Verurteilung wird in eine Geldstrafe umgewandelt. Nicht mal einen Tag verbringt er im Knast.

Der Richter setzt für mich eine Entschädigung fest, aber von diesem Mann nehme ich kein Geld an. Die Gerechtigkeit hat ihren Lauf an einem bestimmten Punkt unterbrochen.

Tage später treffe ich auf der Straße den Anwalt, der Bossi verteidigt hat. Ich spreche ihn an.

»Ich verstehe, dass Sie nur Ihre Arbeit tun, aber Sie haben mir gegenüber eine unglaubliche Härte gezeigt. Wie hätten Sie sich gefühlt, wenn meine Aussagen als falsch befunden worden wären und der Richter mich schlecht hätte dastehen lassen?«

Der Mann denkt nach. Es ist ihm unangenehm, aber er kann sich der Antwort nicht entziehen.

»Sie haben es ganz richtig gesagt, es war meine Pflicht. Aber Sie waren für mich eine Lehrmeisterin fürs Leben. Aus Ihrem Fall habe ich sehr viel gelernt.«

Wir verabschieden uns. Ich hoffe, er hat verstanden, dass es ungerecht ist, Verbrecher zu schützen und die Opfer zu beleidigen.

Meine Beziehung mit Ivan wird mit jedem Tag stärker und enger. Endlich begreife ich, was Liebe ist und was es bedeutet, eine Beziehung mit einem Mann aufzubauen, mit dem ich alles teilen möchte.

Oft wartet er nach der Arbeit auf mich. Meine Kolleginnen fragen sich neugierig, wer dieser nette junge Mann wohl sein mag. Ihr Interesse schmeichelt mir. Ich fühle mich frei, geliebt.

Das Leben erscheint mir hell. Als wäre ich wiedergeboren und könnte endlich auf ein besseres Morgen hoffen.

Der Sommer kommt, und es ist ein prächtiger Sommer. Gemeinsam mit Ivan und den Kindern gehe ich in den Park, und wir lassen es uns gut gehen.

Ich finde auch eine passende Wohnung. Sie befindet sich im Erdgeschoss. Ivan hilft mir, sie herzurichten.

Hier werde ich erneut von ihm schwanger. Diesmal beschließen wir, zu heiraten.

Wieder allein und immer stärker

Ivans Familie ist gegen die Heirat, aber er ist stur und lässt sich nicht verunsichern.

Auch diesmal ist meine Lage nicht die beste, aber der Vergleich mit meiner ersten Ehe ist doch ermutigend: Damals hatte ich mich gebunden, ohne die Folgen für mein Handeln zu begreifen. Abgeschreckt von dem Gedanken, niemanden an meiner Seite zu haben, hatte ich einen Ehemann angenommen, der sich so gut wie gar nicht für mich interessierte.

Diesmal, sage ich mir, wird es ein herbeigesehntes Ereignis.

Ich liebe den Mann, mit dem bereits eine Bindung besteht, und werde mit ihm ein Verhältnis bekräftigen, das ich bereits als stabil empfinde. Ivan hat mir seine Liebe mehrmals bewiesen. Er hat mich mit zwei Kindern akzeptiert und sich auch von Bossis brutalen Drohungen nicht abschrecken lassen.

Ivan verdient nicht viel und hat nur wenig Ersparnisse. In den letzten Jahren trat er immer einen Teil seines Gehalts an die Familie ab.

Die Einschränkungen machen uns jedoch keine Angst, es genügt, unsere Leben zu vereinen, der Rest kommt von ganz allein.

Wir bereiten alles mit Gelassenheit und ohne großen Aufwand vor. Eine meiner Arbeitskolleginnen sucht mit mir das Kleid aus, ich kaufe ein bequemes, denn mein Bauch ist schon sichtlich gewachsen.

Ich heirate standesamtlich und umgeben von einigen wenigen Gästen. Der Anwalt, Herr Romano, der mir stets zur Seite steht und gerade erreicht hat, dass Bossi seine Kinder nur zu den vom Gericht vereinbarten Zeiten und in öffentlichen Betreuungsstätten sehen darf, vollzieht die Trauung, denn er ist Standesbeamter. Nach so vielen Kämpfen ist sein freundlicher Gesichtsausdruck ermutigend.

Gleich nach der Trauung zieht Matteo mich zur Seite. »Mama, darf ich ihn jetzt Papa nennen?«, sagt er und zeigt dabei auf Ivan.

Vor Rührung bildet sich mir ein Kloß im Hals.

»Natürlich, aber natürlich darfst du ihn Papa nennen.«

Nun können meine Kinder die beiden magischen Worte aussprechen, die mir verweigert wurden.

Später, beim Umtrunk in unserer Wohnung, sind ein paar wenige Freunde und Verwandte anwesend.

Vanessa ist da, aber ohne Mann, und es gab keine Möglichkeit, Clotilde einzuladen. »Ich werde es ihr ausrichten«, hat mir Pino mehrmals eiskalt am Telefon gesagt. Aber ich bezweifle, dass er es jemals getan hat.

Irgendwann erscheinen Ivans Eltern und Geschwister. Ich bin gerührt und dankbar. Ivan ist glücklich und unbeschwert.

Der Streit um die Kinder ist noch nicht zu Ende. Ich bringe sie zu den Treffen mit ihrem Vater auf die Behörde. Doch als sie Bossi sehen, brechen die beiden Kleinen in Tränen aus und wollen weglaufen.

Die Sozialarbeiterin fordert mich auf, einzuschreiten. Die beiden klammern sich an mir fest und lassen sich nur mit Mühe beruhigen.

Auch eine hübsche junge Frau ist dabei. Sie ist Bossis Ehefrau, eine Rumänin, die er vor Kurzem geheiratet hat. Sie ist verlegen und macht den Anschein, als würde sie am liebsten schnell Reißaus nehmen.

Verbittert denke ich an die Worte von Bossis Anwalt zurück, der vor dem Vormundschaftsgericht eiskalt behauptet hat, sie hätte die Kinder des Ehemannes bereits in ihr Herz geschlossen. Dabei hat sie sie in Wirklichkeit bis heute noch nie gesehen.

Bossi versucht ihr vorzusagen, was sie tun soll.

»Sag den Kindern, dass du sie gernhast, dass du sie mit zu dir nach Hause nehmen willst …«

In gebrochenem Italienisch wiederholt sie die Worte.

Wir alle fühlen uns unwohl. Die Sozialarbeiterin und ich sehen uns in die Augen.

Die Kinder wollen nicht angefasst werden.

Die Betreuerin rät mir sofort zur Mitteilung an den Richter. Sie wird sie unterschreiben.

Es wird kein zweites Treffen geben: Bossi wird das Besuchsrecht entzogen, auch wenn der Streit um das Sorgerecht noch nicht abgeschlossen ist.

Meine Schwangerschaft ist anstrengend. Oft fühle ich mich schlecht und muss mich hinlegen. Dadurch, dass Ivans Familie zur Hochzeit gekommen ist, habe ich mir etwas vorgemacht: In den folgenden Wochen wird mir bewusst, dass meine Herkunft und die Tatsache, dass ich bereits zwei Kinder habe, immer im Weg stehen werden. Sie sind nicht einmal bereit, mir ein wenig Zuneigung und Hilfe zuzugestehen.

Zudem entpuppt Ivan sich als sehr konventioneller Ehemann. Er arbeitet viel, das schon, aber wenn er zu Hause ist, geht er mir kein bisschen zur Hand. Im Gegenteil: Er will sich ausruhen und bedient werden. Nur wenige Tage vergehen, und schon muss ich feststellen, dass sich an meiner Seite nicht mehr der aufmerksame und tatkräftige Verlobte befindet, sondern ein richtiger Stubenhocker.

Aber es kommt noch schlimmer: Ohne echten Grund entwickelt er eine gewisse Unduldsamkeit gegenüber den Kindern, vor allem gegenüber Matteo. Nach und nach stelle ich zu meinem großen Erstaunen fest, dass er eifersüchtig auf sie ist. Er will, dass ich ihm die meiste Beachtung schenke, ihm die besten Stücke des Essens heraussuche, dass ich vor allem auf seine Bedürfnisse achte. Und wenn er den Eindruck hat, ich sorge mich zu viel um die Kleinen und vernachlässige ihn, dann wird er wütend und steht vom Tisch auf, bevor er aufgegessen hat.

Die Kinder hätten gern einen Gutenachtkuss von ihm.

Er weigert sich.

»Ich kann nicht«, sagt er beinahe genervt.

»Tu es mir zuliebe«, bitte ich ihn heimlich.

Aber er bleibt dabei.

So bauen sich Spannungen zwischen uns auf, die immer mehr an unserer Beziehung nagen.

Stefano, mein drittes Kind, kommt per Kaiserschnitt zur Welt.

Auch dieses Mal bin ich allein.

Natürlich verhält Ivan sich nicht wie Bossi, aber er hat mit seiner Arbeit zu tun und kann mir keinen Beistand leisten.

Die Frauen aus meiner und aus seiner Familie entziehen sich dem Ereignis. Und was das Schlimmste ist: Anders als seinerzeit in Vicenza, wo ich zumindest im Wochenbett sehr gut betreut wurde, werden in diesem Krankenhaus die Patientinnen weitgehend sich selbst überlassen. Die Unterstützung durch ein Familienmitglied wird vorausgesetzt.

Nach der ersten Nacht stellen sie das Neugeborene in einem Kinderbett neben die Mutter. Ich habe noch mit den Folgen der Operation zu kämpfen, muss mich aber sofort um den Jungen kümmern.

Die anderen Frauen haben alle eine Mama oder eine Schwester, die ihnen hilft. Bei einigen herrscht ein regelrechter Wettbewerb der Hilfsbereitschaft. Bei mir ist dies nicht der Fall.

Unhöflich stellt die diensthabende Schwester das Fläschchen auf dem Nachttisch ab, außerhalb meiner Reichweite. Ich sehe zum Kind hinüber, das nach seiner Milch verlangt, es ist ebenfalls weit von mir entfernt. Ich habe fürchterliche Schmerzen, bin jedoch gezwungen, aus dem Bett aufzustehen, weil die Menschen, die mich betreuen sollten, mir jede Hilfe versagen.

Die ganze Woche, die ich in der Klinik verbringe, geht es so.

Die neue Wohnung, über die ich in den ersten Wochen so glücklich war, weist allmählich schlimme Mängel auf. Die Hochzeit fand im Mai statt, und den Sommer über gibt es keine Probleme. Aber mit den ersten Regenfällen im Herbst beginnen die Wände abzublättern, grüne Schimmelflecken kommen zum Vorschein. Anscheinend sickert Wasser durch, und die Feuchtigkeit kriecht überall hinein. Durch die Tür- und Fensterrahmen zieht es durch die Wohnung, und wir fürchten uns schon vor dem Winter.

Die Wohnungssuche beginnt von Neuem.

Zum Glück findet Ivan eine lukrativere Stelle. Ich bin es, die sie ihm besorgt. In Pfarrer Marcos Kirchengemeinde, die wir gemeinsam besuchen, habe ich die Bekanntschaft einer sehr vornehmen und netten Frau gemacht. Sie ist eine Baronin und kennt viele Leute. Ich nehme meinen Mut zusammen und berichte ihr von meinem Mann und seinen Fähigkeiten.

»Er könnte eine regelmäßigere Beschäftigung haben, eine, die eher zu ihm passt.«

Ich bin überzeugend, ich schätze ihn, und das sieht und spürt man. Die Frau verspricht, sich zu kümmern.

Kurze Zeit später wird Ivan in einer großen Firma angestellt. Das Gehalt ist höher, und wir haben größere finanzielle Möglichkeiten.

So finden wir eine bessere Wohnung. Sie ist nicht geräumig, aber sauber und ordentlich.

Die Arbeit nimmt meinen ganzen Tag in Anspruch, und es fällt mir schwer, zwei kleine Kinder und einen Säugling aufzuziehen und mich nebenbei noch um den Haushalt zu kümmern.

Ich spreche mit meinem Vorgesetzten und lege ihm einen ausführlichen schriftlichen Antrag vor.

»Sie haben zu viele Probleme!«, platzt er nach dem Lesen der ersten Zeilen heraus. Dann wirft er das Blatt wütend auf den Tisch und fährt fort: »Entweder Sie kündigen oder helfen uns nach unseren Bedürfnissen.«

Aus der Not heraus beschließe ich, mich an den Abgeordneten zu wenden, der das Büro kennt, bei dem ich angestellt bin. Ein naiver Zug, der jedoch mein erneutes Gefühl der Einsamkeit erkennen lässt: Ich gehe zu dem Mann, der schon einmal versucht hat, mich zu verführen, anstatt mit meinem Ehemann zu sprechen.

Der Abgeordnete empfängt mich mit einem breiten Grinsen und lässt mich freundlich Platz nehmen. Dann geht er zur Tür und schließt sie ab.

Ich weiß, was das bedeutet, aber ich glaube, mich verteidigen zu können und das bekommen zu können, was ich will.

Seine Hand liegt auf meiner Schulter.

»Du gefällst mir sehr. Du hast mir immer schon gefallen …«

Ich entziehe mich seiner Berührung, aber er macht weiter.

»Ich kann dich unterbringen. Ich kann dir eine viel weniger anstrengende Arbeit mit einem großartigen Einkommen besorgen. Ich könnte dir auch die Wohnung besorgen, die du dir immer gewünscht hast.«

Dann, provoziert von meinem Schweigen, zieht er sein Portemonnaie heraus und schleudert es vor mich auf den Schreibtisch. Es ist voller Geldscheine.

»Siehst du? Das ist alles deins, nimm, was du brauchst.«

Ich bin entsetzt.

»Aber ich bin verheiratet, ich habe drei Kinder!«

»Das macht doch nichts. Ich habe ein Haus in Partinico, dort könnten wir uns sehen.«

Ich spiele meine letzte Karte aus, um ihn zur Vernunft zu bringen. »Sie sind doch auch verheiratet!«

»Was kümmert dich mein Privatleben? Wenn ich mit dir zusammen bin, bringe ich ja schließlich meine Frau nicht mit.«

Unvermittelt stehe ich auf und will gehen.

Er legt seine Arme um mich, versucht mich zu küssen. Ich versuche, ihn mit aller Kraft wegzudrücken, ich kämpfe gegen ihn an. Ich sage, dass ich schreien werde, wenn er mich nicht gehen lässt.

»Man wird uns hören!«

Die Drohung bringt ihn aus der Fassung; ihm wird klar, dass die Situation riskant für ihn ist. Da draußen vor der Tür stehen die Sozialarbeiterinnen.

Ich nutze sein Zögern, laufe zur Tür, schließe auf und stürze aus dem Zimmer.

In den folgenden Tagen mache ich mir Vorwürfe wegen meines Leichtsinns, zumal ich herausfinde, dass ich dem Gesetz nach ganz einfach eine Halbtagsstelle erhalten kann, indem ich bei meinem Arbeitgeber auf den entsprechenden Gründen beharre. Ich erhalte sie tatsächlich, aber von dem Moment an bin ich dem Neid meiner Kolleginnen ausgesetzt und bekomme ständig Druck vom Büroleiter: Jeder noch so kleine Fehler löst Unterredungen und Beschwerden aus.

Eine der Angestellten wird von den anderen verdächtigt, sie auszuspionieren. Ihretwegen, sagen sie, würde auch die kleinste Nachlässigkeit oder ein mäßiges Zuspätkommen sofort der Geschäftsleitung bekannt.

Mir tut sie leid. Ihre Schultern und ihr Rücken sind leicht deformiert. Und sie ist immer allein. In der Mittagspause sehe ich sie mit ihrem belegten Brötchen auf dem Bürgersteig vor dem Bürogebäude sitzen. Ich lade sie zu mir nach Hause ein und schlage vor, gemeinsam zu essen. Wir geben eine Freundschaft vor, die nicht vorhanden ist, aber ich möchte ihr ehrlich helfen, sich weniger ausgeschlossen zu fühlen.

Einige Vorkommnisse in den darauf folgenden Monaten sind für mich die Bestätigung, dass genau sie es ist, die alle anschwärzt. Aber ich kann sie verstehen: Sie braucht die Arbeit dringend und hat sehr kämpfen müssen, um angestellt zu werden. Für mich war es viel einfacher.

Ein paar Jahre später wird auch meine Firma von dem Schmiergeldskandal Tangentopoli überrollt. Personal wird gekürzt, auch ich bin betroffen. Als ich ins Büro komme, um meine Unterlagen abzuholen, kommt die junge Frau, einige der wenigen, die ihre Stelle retten konnten, verwirrt auf mich zu.

»Jetzt, da du nicht mehr hier arbeitest … kann ich ganz offen mit dir sprechen?«

»Was willst du mir sagen?«, ermutige ich sie.

»Warum warst du immer so nett zu mir? Du wusstest doch von meinem Verhalten.«

»Wenn du das so sagst, heißt das ja, dass du dir über den Schaden bewusst bist, den du angerichtet hast. Genau das hatte ich gehofft.«

Wenige Wochen später erfahre ich, dass sie an einem Herzinfarkt gestorben ist.

An der Beerdigung nimmt außer mir noch eine andere ehemalige Kollegin teil. Nicht einmal der Büroleiter ist gekommen, von dem sie jahrelang ausgenutzt wurde.

Ich hoffe, etwas Freude in ihr trauriges, einsames Dasein gebracht zu haben.

Eines Tages finde ich heraus, dass ich erneut schwanger bin. Panik überfällt mich. Ohne irgendjemandem etwas zu sagen, vereinbare ich einfach einen Termin für die Abtreibung.

Es vergehen wenige, schreckliche Tage, und wieder sitze ich allein im Warteraum.

Ich sage mir immer wieder, dass ich es tun muss, doch dann kann ich dieser ekelhaften Atmosphäre nicht standhalten. Und vor allem der Erinnerung daran, wie ich mich das letzte Mal gefühlt habe.

Ich gehe nach Hause, überbringe Ivan die Neuigkeit, die ihn weder weiter aus der Fassung bringt noch ihn zu freuen scheint. Dann stelle ich mich der erneuten Schwangerschaft, die die schwierigste von allen sein wird.

Währenddessen kommen die negativen Seiten meines Ehemannes mehr und mehr zum Vorschein. Er wird immer unduldsamer gegenüber meinen beiden ersten Kindern. Mit Matteo schimpft er wegen Nichtigkeiten und verprügelt ihn.

Ich muss etwas unternehmen. Ich versuche, ihn wieder zu erobern, nett zu ihm zu sein. Samstagsabends bringe ich die Kinder zu einer Freundin, um mit ihm auszugehen. Hin und wieder nehme ich mir einen Tag frei und bleibe zu Hause, um aufzuräumen, etwas Leckeres zum Essen zu kochen, ihm nahe zu sein.

Aber Ivan begreift es nicht. Er nimmt meine Aufmerksamkeiten nicht an. Er schimpft mit mir, sagt, ich sei kindisch. Auch von anderen möchte er keine Nettigkeiten: nicht von den Nachbarn und auch nicht von der alten Dame, die in unserer Nähe ganz allein wohnt und der ich helfe, wo ich kann, indem ich für sie wasche und ihr ein paar Stunden Gastfreundschaft schenke.

Mein viertes Kind kommt im November zur Welt. Den Namen bestimme zum ersten Mal ich: Emanuele.

Ivan ist zerstreut, gefangen in seinen Gedanken. Nach wenigen Tagen bemerke ich eine Veränderung: Seine Unduldsamkeit gegenüber den älteren Kindern hat zugenommen. Hin und wieder schenkt er den beiden Kleinen, seinen eigenen, übertriebene Aufmerksamkeit, als wollte er zeigen, wie viel sie ihm bedeuten. Als müsste er sie vor den anderen verteidigen.

Mein Ehemann ist mir fremd geworden. Es ist, als wollte er uns auseinanderbringen, die einen gegen die anderen aufhetzen.

Ich wende mich an Pfarrer Marco und erzähle ihm von unseren Problemen. Er spricht mit mir und mit ihm, zusammen und getrennt. Dann überredet er uns zu einer Woche Aufenthalt gemeinsam mit anderen Familien in einem religiösen Ferienhaus.

Wir sind einverstanden.

Am Tag der Abreise steigen wir alle sechs mit dem Gepäck und allem Nötigen für Emanuele ins Auto. Nach einiger Zeit beginnt Stefano aus einem banalen Grund, wegen einer Kinderei, einen Streit mit Matteo. Anstatt den Großen einfach zurechtzuweisen, gibt ihm Ivan ohne ein Wort eine schallende Ohrfeige.

So ist es immer. Stefano weiß inzwischen, dass er gegenüber Matteo bevorzugt wird, und nutzt dies mit dem für Kinder typischen Egoismus aus, wo er kann.

Der Streit zwischen mir und Bossi um das Sorgerecht für Matteo und Giulia kommt endlich zu einem Ende. Als letzte Maßnahme werden die Kinder befragt, und ich fürchte, Matteo könnte erzählen, dass Ivan ihn schlägt.

Ich schärfe dem Kind ein, nichts zu sagen. Ich versichere ihm, dass sich alles regeln wird.

Er ist sehr brav. »Mach dir keine Gedanken, Mama.«

Vor dem Richter zeichnet er das Bild einer glücklichen Familie. Ich höre ihm zu, und sein Geschick bricht mir fast das Herz. Seinen Antworten nach zu urteilen, scheint nicht einmal eine kleine Wolke den heiteren Himmel seines Lebens mit uns zu trüben.

So erhalte ich endlich, was ich mir immer gewünscht habe: Das Gericht entzieht Bossi die elterliche Gewalt und verbietet ihm, sich den Kindern auch nur zu nähern.

Ein Albtraum ist vorüber. Nie wieder werde ich diesen Mann treffen müssen.

Jahre vergehen. Ich habe keine Arbeit mehr, und Ivans Gehalt reicht für die Bedürfnisse einer so zahlreichen Familie nicht aus, aber wir schlagen uns weiter durch.

Das Hauptproblem ist nach wie vor die Stimmung, die zu Hause herrscht, der leichte, aber eiserne Vorhang, der in Ivans Augen meine Kinder von den seinen trennt.

Matteo besucht die Mittelschule. Einmal führt die Klasse ein kleines Theaterstück auf. Ich gehe hin und schleife auch Ivan mit.

Der Saal ist überfüllt, aber eine Person, die ich lange nicht gesehen habe, fällt mir unter den vielen Menschen sofort auf: Clotilde, meine geliebte und noch immer verlorene Schwester.

Ich gehe zu ihr.

Ivan würde die Begegnung lieber vermeiden, er sagt, sie tue mir womöglich nicht gut. Aber ich zwinge ihn dazu, hinter Clotilde Platz zu nehmen. Und sie überrascht uns: Sie erkennt mich wieder und begrüßt mich freudig.

Sie ist hier, weil ihr Sohn Bruno dieselbe Schule besucht wie Matteo. Bei ihr sind Pino, der sich gegenüber mir kalt verhält wie immer, und zwei weitere Kinder.

Nach der Aufführung unterhalten wir uns und tauschen Neuigkeiten aus. Sie erzählt mir von ihren Kindern, erkundigt sich nach mir.

Ich fühle mich wie im Traum, doch die eigentliche Überraschung soll noch kommen.

Nachdem ich wieder zu Hause bin, klingelt das Telefon.

Es ist Clotilde. Meine stolze, distanzierte Schwester hat meine Nummer herausgefunden und mich angerufen!

Meine Stimme zittert vor Rührung.

»Clo… was …«

»Hör mal, willst du am Sonntag zu mir zum Mittagessen kommen?« Es ist ein Wunder. Ich versuche, mich zu fassen. Ich weiß, dass sie nicht gerne kocht.

»Soll ich etwas kochen?«, sage ich und versuche, so ungezwungen wie möglich zu klingen.

»Nein, ich koche« ist ihre Antwort. Sie sagt es, als würde sie mir eine wichtige Entscheidung mitteilen.

Wir verabreden uns.

Unruhig blicke ich dem Sonntag entgegen. Um die Mittagszeit brechen wir auf. Sie hat mir eine neue Adresse gegeben, und ich rechne mit einem eleganten Wohnviertel. Stattdessen finden wir uns in einer einfachen Gegend wieder, und auch das Haus ist sehr schlicht.

Die Wohnung ist jedoch sauber, schön eingerichtet und ordentlich. Ich bin verwundert: Man würde nicht meinen, dass hier meine Schwester wohnt.

Sie ist in der Küche, ganz geschäftig am Herd, hat das Telefon zwischen Ohr und Schulter geklemmt, um sich Tipps von einer ihrer Freundinnen zu holen.

Das Mittagessen ist großartig, sie ist nett, die Kinder spielen vergnügt.

Von diesem Tag an habe ich es mit einer neuen Clotilde zu tun. Mein Herz, das sich immer nach einer richtigen Beziehung zu ihr gesehnt hat, hat auch diesen Kampf gewonnen.

Sie lebt mit den Kindern allein, hat ihr Studium abgeschlossen und arbeitet als Sozialarbeiterin.

Pino sieht sie oft, doch er hat eine eigene Wohnung, und Clotilde versucht, ein Zusammentreffen zwischen ihm und mir zu verhindern.

Sie hat auch eine kleine Wohnung am Meer und lädt uns einige Male ein, dort unbeschwerte Tage zu verbringen. Eine unerwartete Wendung. Ein wahres Geschenk des Lebens.

Meine Schwester stellt sich auch als kostbare Verbündete heraus, wenn es darum geht, Ivan darauf aufmerksam zu machen, dass sein Verhalten gegenüber den Kindern nicht richtig sei. Er hört zu, und was sie kritisiert, ist ihm unangenehm, wenn auch nicht so wirkungsvoll, dass er sein Verhalten ändern würde.

Was die Arbeit anbelangt, so geht es weiterhin auf und ab.

Clotilde beschafft mir eine Stelle als Sekretärin im Büro einer Gewerkschaft. Ich muss den Versammlungen des Vorsitzenden mit den Arbeitnehmern beiwohnen und nach den Treffen die Beziehungen vertiefen.

Nach einer ersten anstrengenden Orientierungsphase und umgeben von neidischen Kolleginnen, lerne ich, wie üblich, zügig und mache mich nützlich.

Ich nehme außerdem Unterricht in Stenografie und bin schon bald so gut darin, dass ich den Gewerkschafter, der das Büro leitet, immer begleiten darf.

Schon bald muss ich mir eingestehen, dass meine Bemühungen herzlich wenig mit seinem Wohlgefallen zu tun haben. Wenn wir allein sind, zwingt er mich, ganz nah neben ihm zu sitzen, und versucht, mich anzufassen. Er verlangt von mir, auch nach Dienstschluss im Büro zu bleiben, was mir nicht immer als wirklich notwendig erscheint. Oft lädt er mich zum Mittagessen ein, »um die nächste Sitzung vorzubereiten«, sagt er. Aber ich lehne ab, erfinde irgendwelche Ausreden, sage, dass ich zu Hause gebraucht werde.

Er weist mich darauf hin, dass ich mich gut kleiden und schminken soll.

»Du musst einen guten Eindruck machen«, betont er. »Ein Rock und Make-up dürfen nie fehlen.«

Unsere Aufträge bringen uns zusammen an immer weiter entfernte Orte.

Und irgendwann verliert er die Beherrschung. Einmal, auf

der Rückfahrt von einem Treffen, parkt er das Auto in einer abgeschiedenen Gegend und versucht, mich zu umarmen und zu küssen.

Ich steige aus.

»Hör zu, aus Respekt vor meiner Schwester werde ich nichts sagen. Aber meine Arbeit ist hier zu Ende. Und du lässt mich gefälligst in Frieden.«

Und wieder habe ich mit Gewalt zu tun. Nicht einmal kann ich auf anständige Männer treffen, die Frauen nicht als Lustspielzeug betrachten, das sie nach Belieben benutzen können.

Zu Hause ist die Situation immer gespannter. Ivans Gewalttätigkeit gegenüber Matteo ist außer Kontrolle, er schlägt ihn weiterhin aus nichtigen Anlässen, und das Kind beginnt, sich vor ihm zu fürchten.

Ich sitze zwischen den Stühlen. Ich versuche, Matteo zu verteidigen, habe jedoch nicht den Mut, Ivan mit der nötigen Tatkraft zu begegnen. Die Vorstellung, mich von ihm trennen und die Familie zerstören zu müssen, schreckt mich ab.

Wir nehmen weiterhin an religiösen Treffen mit anderen Familien teil, bei denen Ivan sich anständig verhält und auch im Umgang mit Matteo und Giulia liebevoll auftritt. Doch als der verantwortliche Priester einmal nicht zugegen ist, verprügelt mein Ehemann den Sohn so heftig, dass er versucht wegzulaufen und sich nur schwer zum Bleiben bei einem bekannten Ehepaar überreden lässt.

An die Stelle meiner Liebe für Ivan tritt starker Groll. Alles, was er meinen Kindern antut, ist, als würde er es mir antun. Auch Giulia, die ihn in ihre kindlichen Spielereien mit einbeziehen möchte, zeigt er die kalte Schulter.

Mir wird bewusst, dass es nichts bringt, außenstehende Personen wie Pfarrer Marco und seine Mitbrüder um Hilfe zu bitten.

Und ich sehe der Wahrheit ins Gesicht: Ivan hat mich wirklich geliebt, deshalb hat er sich auf die Aufgabe eingelassen, den Kindern, die er nicht gezeugt hat, ein Vater zu sein. Doch er war nicht reif und nicht einfühlsam genug, diese Aufgabe zu erfüllen.

Ich treffe mich immer regelmäßiger mit meiner Schwester und wundere mich immer mehr darüber, wie sehr sie sich verändert hat. Sie liebt ihre Wohnung und das bescheidene Umfeld, von dem sie umgeben ist. Und noch bemerkenswerter ist es, dass sie die Überheblichkeit gegenüber armen Menschen abgelegt hat, die sie früher mit Schrecken an die Jahre im Heim erinnerten. Jetzt hilft sie den Kindern aus ihrem Siedlungsviertel, lädt sie zu sich nach Hause zum Spielen mit ihren Kindern ein, gibt ihnen etwas zu essen und Süßigkeiten, besorgt Kleider und Schuhe, die sie heimlich an die Mütter weitergibt.

Ein neuer Sommer kommt, und dank ihr ist es der schönste meines Lebens. Sie lädt uns ans Meer ein und tut alles, damit die Kinder Spaß haben und es ihnen gut geht. Jeden Tag erfindet sie ein neues Spiel, einen Ausflug, packt alle ins Auto, und los geht es zu einem neuen Strand.

Wir leben in der Sonne, in unseren Augen spiegeln sich die Wellen.

Sogar Ivan, der erst am Abend nach der Arbeit zu uns stößt, scheint sich dank Clotildes rührender Sorgfalt, mit der sie sich um jeden von uns kümmert, zu entspannen.

Ich erzähle ihr nicht viel von den Problemen mit meinem Ehemann, weil ich mich dafür schäme. Auch sie hält sich zurück.

In meiner Erinnerung war es eine merkwürdige Zeit: Wir waren uns so nah und doch so bedacht darauf, uns nicht zu verletzen, nicht an die bitteren Erfahrungen zurückzudenken, an die uns das Leben gewöhnt hatte und von denen wir wissen, dass sie immer über uns schweben werden.

Manchmal bleibt sie stundenlang weg und lässt ihre Kinder bei mir. Sie sagt weder, wohin sie geht, noch mit wem. Und ich frage sie nie danach. Ich denke, sie trifft sich mit ihren alten Freunden, lauten Genussmenschen. Aber wenn es wirklich so ist, bringt sie mich nie in die unangenehme Situation, ihnen zu begegnen, wie es früher der Fall war.

Ihr Leben ist ein Mysterium. Einmal kommt uns ein Mann, offenbar eine wichtige Person für sie, besuchen. Er ist schon älter, mit grauen Haaren und weißem Bart. Er ist sehr reich und hat eine bedeutende gesellschaftliche Stellung. Clotilde hat großen Respekt vor ihm, und bevor er kommt, putzt sie und räumt die Wohnung noch gründlicher auf.

Ich habe keine Ahnung, wer das sein mag, und versuche nicht, es herauszufinden.

Zielstrebig besorgt mir Clotilde eine neue Stelle.

»Ich habe mit Brunos Vater gesprochen«, sagt sie eines Abends: »Er ist bereit, dich in der Verwaltung seines Unternehmens anzustellen.«

Den Mann, von dem sie spricht, habe ich einmal vor Jahren gesehen und weiß nur, dass er der Vater ihres ersten Sohnes ist. Er hat ein Hotel.

»Geh morgen früh zu ihm. Nimm alle Unterlagen mit«, schärft meine Schwester mir ein.

Am Tag darauf stelle ich mich vor.

Das Hotel ist modern und sehr vornehm. Doch ich werde meine Arbeit hier gar nicht erst antreten.

Brunos Vater bietet mir während des Gesprächs tatsächlich an, mich einzustellen, im Gegenzug verlangt er jedoch, ihn in eine Wohnung zu begleiten, von der ich weiß, dass er sich dort hin und wieder mit Clotilde trifft.

»Aber Sie wissen doch, dass ich die Schwester von Clotilde bin, der Mutter Ihres Sohnes!«, protestiere ich.

»Sie muss es ja nicht erfahren«, sagt er wie selbstverständlich.

Natürlich gehe ich empört und gekränkt weg.

Clotilde erzähle ich, dass das Gespräch gut verlaufen ist, dass die Arbeit jedoch erst in ein paar Monaten beginnen kann.

Ich schlage mich mit vielen kleinen Jobs durch, doch gleichzeitig raubt mir eine neue Sorge meinen Verstand und meine Energie.

Meine Schwester ist krank.

Hin und wieder hatte sie Bauchschmerzen und Übelkeit, aber wir waren immer der Meinung, die Beschwerden würden vorübergehen. Nun verschlechtert sich ihr Zustand plötzlich: Die Übelkeit lässt sie nicht mehr los, und sie hat starke Schmerzen in der rechten Niere.

Die Untersuchungen, denen sie sich unterzieht, ergeben nichts Bestimmtes. Den Werten nach zu urteilen ist sie sogar bei bester Gesundheit. Aber ihr Zustand verschlechtert sich zunehmend.

Ich lasse nicht locker und bringe sie dazu, weitere Untersuchungen machen zu lassen. Eine Magenspiegelung folgt, ich belagere den Spezialisten, der sie vorgenommen hat, und möchte mehr erfahren.

»Nichts«, sagt er. »Ihre Schwester hat nichts.«

»Aber sie behält nichts im Magen. Man kann förmlich zusehen, wie sie Tag für Tag magerer wird!«

»Bringen Sie sie auf andere Gedanken. Unternehmen Sie schöne Spaziergänge mit ihr …«

Der Ton und das Auftreten des Arztes wirken oberflächlich auf mich.

Clotildes Nabel nässt.

»Lass ihn von einem Arzt untersuchen«, fordere ich sie auf.

Er wirft nur einen flüchtigen Blick darauf und folgert: »Ein Hautausschlag. Kein Grund zur Besorgnis.«

»Kann ich alles essen?«, fragt sie.

»Natürlich. Essen Sie, entspannen Sie sich, amüsieren Sie sich.«

Wir verlassen die Praxis, und da sie wegen der Untersuchung seit dem Morgen noch nichts gegessen hat, gehen wir frühstücken. Wir setzen uns in eine schöne Bar an der Uferpromenade.

Sie isst und muss sich sofort übergeben.

Ich lasse sie in ein anderes Krankenhaus einweisen, wo man sie zur Beobachtung dabehält. Ich besuche sie jeden Tag. Sie soll sich nie alleine fühlen. Immer erzähle ich ihr von ihren Kindern, auf die ich aufpasse, als wären es meine eigenen. Ich versuche, sie abzulenken.

Aber ihr geht es immer schlechter.

Die Krankenschwestern beschweren sich, da sie sich oft und ohne Vorwarnung übergibt. Sie schafft es nicht einmal, auf die Toilette zu rennen, und macht alles schmutzig. Sie nimmt mehr und mehr ab.

Ich bespreche ihren Zustand mit dem behandelnden Arzt, der ziemlich verärgert ist, weil er eine Patientin hat, der es so schlecht geht, obwohl alles in Ordnung scheint.

Zu der Zeit wird viel über AIDS gesprochen, und ich wage zu fragen, ob nicht vielleicht genau das die Ursache sein könnte.

Die Antwort ist barsch: »Wieso? Ist Ihre Schwester eine Prostituierte?«

Es ist die Bestätigung für das, was geredet wird. Alle sprechen von AIDS als einer peinlichen Krankheit. Ich schäme mich dafür, vor einem Fremden diese Bedenken geäußert zu haben. »Das schließe ich eindeutig aus«, bricht der Arzt das Gespräch ab.

Am Tag darauf sitzt sie weinend auf der Treppe.

»Was tue ich hier? Sie machen nichts mit mir!«

Ich versuche, ihr Mut zu machen: »Sie werden das richtige Mittel finden, du wirst sehen …«

Doch sie will nicht bleiben, und ich habe keine überzeugenden Argumente. Noch am selben Tag bringe ich sie nach Hause.

Sie bittet zwei Ärzte aus ihrem Bekanntenkreis um Hilfe, die angesehene Spezialisten sind. Einen befragt sie telefonisch, der andere kommt zu ihr nach Hause. Als ich jedoch zu ihnen gehe, werde ich von beiden abgefertigt.

»Es ist nicht normal, dass Ihre Schwester mich wegen einer Krankheit, die nicht existiert, um drei Uhr nachts anruft!«, sagt der erste. »Die einzig vernünftige Erklärung ist ein Nervenzusammenbruch.«

Ich erinnere ihn daran, dass es Clotilde wirklich nicht gut geht.

»Ich kann ihr nichts verschreiben, da sie nichts hat.« Mit diesen Worten bricht der Fachmann das Gespräch ab.

Der andere Arzt versichert mir, dass Clotilde gesund sei, und verschreibt nur auf mein Beharren hin ein Standardmedikament gegen die akutesten Symptome.

Die Silvesternacht rückt näher. Clotilde lädt uns alle zu sich nach Hause ein, doch sie liegt die ganze Zeit über im Bett, ihr geht es sehr schlecht. Also kümmere ich mich um alles und bereite ein leckeres Abendessen für unsere große Familie zu: Ivan, unsere vier Kinder, Pino und die drei Kinder von Clotilde.

Um Mitternacht möchte meine Schwester unbedingt aufstehen, öffnet eine Flasche Sekt, aus der ein paar Tropfen auf Emanuele, den Kleinsten, fallen, während er auf dem Sofa schläft.

»Das bringt Glück«, sagt sie schwach.

Dann legt sie sich wieder ins Bett.

Es ist das letzte Mal, dass wir alle vereint sind. Ein paar Tage später muss Clotilde sich wieder ins Krankenhaus einliefern lassen.

Ich gehe nicht mehr arbeiten, um mich um beide Familien kümmern zu können.

Pino ist immer freundlicher zu mir, dankt mir für das, was ich tue. Er ist es, der die Gespräche mit den Ärzten und auch einige Male mit dem mysteriösen älteren Herrn führt, dem ich bei meiner Schwester begegnet bin und dessen Namen ich in diesen Tagen erfahre: Roberto.

Sie erzählen jedoch nicht viel von den Gesprächen, und nur nachdem ich darauf beharre, sagt Pino mir, man habe eine Zyste im Nabel und Magenpolypen diagnostiziert. Ich hoffe weiterhin das Beste, und diese Worte geben mir Sicherheit. Aber schon kurze Zeit danach wird meine Schwester in ein Krankenhaus mit einer modernen onkologischen Abteilung verlegt.

In dieser Einrichtung sind Pino und Roberto immer zugegen, und allmählich bemerke ich, dass sie alles daransetzen, mich fernzuhalten. Auch wenn ich Clotilde auf der Station besuche, tragen sie mir sofort kleine Erledigungen auf: eine Zeitschrift kaufen, ein Telefonat führen.

Clotilde hat nicht viel Energie, um mir Gehör zu schenken. Sie spricht nicht und ist sehr schwach. In ihrer Nase stecken Schläuche, und sie wird ausschließlich künstlich ernährt.

Man entscheidet sich, sie zu operieren. Am Tag der Operation kann ich mich kaum von ihr verabschieden.

In den folgenden Tagen geht es ihr immer schlechter. Sie leidet immer mehr. Als ich, im Glauben, etwas Nützliches zu tun, mich an die diensthabende Schwester wende und sie bitte, Clotilde ein Schmerzmittel zu verabreichen, antwortet sie, etwas erstaunt über mein fehlendes Wissen, der Arzt habe doch ohnehin Morphin verordnet.

Spätestens da reichen mir auch Pinos ermutigende Antworten nicht mehr. Mir wurden die Augen geöffnet, und Traurigkeit und Machtlosigkeit überfallen mich.

Mit der Zeit wird Clotilde psychisch auffällig. Eines Tages nimmt sie mich, in einem Moment, da sie neue Kraft schöpft, beiseite, deutet auf Personen am Ende des Korridors und flüstert mir zu: »Siehst du? Die reden über mich. Geh unauffällig auf sie zu und versuch zu verstehen, was sie sagen.«

Ich gehorche ihr und laufe einmal um den Verwandtenbesuch herum. Dann gehe ich ruhig zu ihr zurück. »Sie reden nicht über dich. Sie haben ganz andere Sorgen …«

Doch sie lässt nicht locker. »Du warst zu schnell, oder sie haben dich bemerkt. Du hast nicht alles gehört!«

Ich versuche, ihr so nah wie möglich zu sein, doch gleichzeitig fühle ich mich schrecklich verloren.

Eines Morgens folge ich Roberto, und als er ins Auto steigt, mache ich mich davor breit und hindere ihn daran, loszufahren. Er wird wütend, doch dann muss er mich wohl oder übel einsteigen lassen.

»Ich will die Wahrheit wissen. Was hat Clotilde? Warum geht es ihr immer schlechter?«

»Ich weiß nichts«, versucht er zu lügen.

»Ich bin ihre Schwester! Wenn Sie mir nicht die Wahrheit sagen, steige ich nicht mehr aus!«

Er senkt den Blick.

»Ich darf nichts sagen, ich habe Pino geschworen, dass ich niemandem etwas über Clotildes Krankheit verrate.«

»Dieser Schwur ist nichts wert. Sie verschweigen die Wahrheit einer Person, die das Recht hat, sie zu erfahren!«

Er gibt nach.

»Versprich mir, dass du Pino nicht verrätst, dass ich dir alles gesagt habe.«

Während ich nicke, ahne ich, dass ich damit eine Schwelle übertrete, hinter der all meine Hoffnung zunichtegemacht wird.

»Deine Schwester hat Krebs im Endstadium. Man kann nichts mehr für sie tun. Sie hat einen bösartigen Tumor im Magen.«

Stille. Gut, jetzt weiß ich es. Jetzt ist das Schlimmste Wirklichkeit geworden. Und ich kann nichts dagegen tun.

»Wie viel Zeit bleibt ihr noch?«

»Man weiß es nicht. Einen Monat vielleicht, oder etwas mehr.«

Nachdem Robert mich jetzt nicht mehr wie ein Kleinkind behandelt, trage ich ihm auf, Pino zu überzeugen, dass er von seinen Lügen Abstand nehmen soll. Als Pino aufgibt und die unheilvolle Diagnose bestätigt, kommt mir der traurige Gedanke, er habe mir etwas anderes erzählt, um selbst ein bisschen daran glauben zu können.

Ich unterrichte Vanessa und die anderen Geschwister. So macht man das in einer Familie.

Wir bringen Clotilde zurück nach Hause. Meine Wohnung wird indessen zu einem Aufnahmelager, denn ich nehme alle Kinder mit zu mir, außer Bruno.

In den nächsten Tagen gelingt es mir, Cesare zu erreichen, einen guten Onkologen, der in der Gemeinde von Pfarrer Marco ist. Er willigt ein, Clotilde zu untersuchen, und empfiehlt den Aufenthalt in einer Einrichtung, die auf Kranke im Endstadium spezialisiert ist.

»Sie wird ihre letzten Tage dort besser verbringen«, verspricht er, und ich vertraue ihm.

Ich sammle Geld bei allen Verwandten, und so schaffen wir es, sie dorthin zu bringen. Cesare erzielt tatsächlich überraschende Ergebnisse: Clotilde, die in der letzten Zeit oft den Bezug zur Realität verlor und wirres Zeug redete, gewinnt ihre geistige Frische wieder und ist ruhiger. An manchen Tagen schöpft sie sogar neue Hoffnung und macht Pläne.

»Sobald ich wieder essen kann, komme ich hier raus und werde schnell wieder auf den Beinen sein.«

Doch ihr körperlicher Verfall ist verheerend.

»Das bin nicht ich«, sagt sie verstört, als sie sich im Spiegel sieht. Die vielen Fotos in ihrer Wohnung bleiben das einzige Zeugnis ihrer früheren bezaubernden Schönheit.

Ich mache ihr alles recht. Ich laufe durch die ganze Stadt auf der Suche nach Dingen, die ihr Freude bereiten: modische Blusen, kostbare Stoffe, die sie immer zu schätzen wusste.

In den letzten Tagen erscheint, zur großen Überraschung aller, unser Bruder Francesco mit einem Priester. Wir finden seine Initiative geschmacklos: Es ist, als würde man der Kranken zu erkennen geben, dass es keine Hoffnung mehr gibt. Aber der Priester ist sehr behutsam und baut eine gute Beziehung zu Clotilde auf. Die beiden treffen sich mehrmals, bevor sie ins Koma fällt.

Einige Tage danach stirbt meine Schwester bei sich zu Hause.

In Clotildes Testament finden sich Anweisungen zu ihrem Begräbnis. Sie möchte in der bloßen Erde auf dem kleinen Friedhof einer Ortschaft beigesetzt werden, die wir mehrmals gemeinsam auf dem Rückweg von unseren Sommerausflügen gesehen haben. An ihrer Ruhestätte auf dem Hügel hat sie das Meer direkt vor sich.

Was ihren Besitz betrifft, so wird mir ihr Auto sowie die Nutzung ihrer Wohnung zugesprochen.

Nach vielen Wechselfällen habe ich meine Schwester wiedergefunden, sie jedoch bald darauf für immer verloren.

Pino fällt es am schwersten, sich mit Clotildes Tod abzufinden. Während sie krank war, hat er auf ihre drei Kinder aufgepasst: Bruno, der bereits dreizehn Jahre alt ist, Kevin, sieben Jahre, und Gianpiero, drei Jahre. Der Onkel hat ihnen nie erlaubt, die Mutter leiden zu sehen. Sie hat oft nach ihnen gefragt, aber es war ihr nicht mehr möglich, sie zu sehen.

Nun lässt Pino sich, mit meiner und Vanessas Zustimmung, zum Vormund ernennen. Er ist es auch, der die Vereinbarung trifft, dass jedes der Kinder einem Onkel oder einer Tante anvertraut wird: Ich nehme Kevin auf und Vanessa Gianpiero, während der Älteste bei ihm bleibt.

Pino überzeugt mich davon, in Clotildes Wohnung zu ziehen, obwohl ich es nicht gern tue, da ich so viele traurige Erinnerungen mit dieser Wohnung verbinde.

»Du musst ihren letzten Willen respektieren«, sagt er.

So ziehen wir um, Ivan, ich und die fünf Kinder.

Doch in den folgenden Wochen werden Pinos Besuche immer häufiger, bis er schließlich jeden Tag bei uns zu Gast ist. Die freundliche Art, die er während Clotildes Krankheit gezeigt hat, legt er langsam wieder ab. Er ist aufdringlich, möchte über alles bestimmen.

Ivan lässt ihn machen.

Eines Abends weigert Pino sich, mir Kevin wiederzubringen, der einen Tag mit ihm und Bruno verbracht hat.

»Ich habe beschlossen, dass es besser ist, wenn die beiden Brüder wieder zusammen sind«, verkündet er.

Es tut mir weh, denn ich hänge sehr an Kevin, und mich um ihn zu kümmern ist für mich, als würde ich Clotilde meine Zuneigung zeigen. Doch ich will nicht streiten und Unruhe stiften, die die Kleinen nur verschüchtern würde.

Dann spitzt sich die Situation zu. Vanessas Ehemann muss aus beruflichen Gründen in eine andere Stadt umziehen, und Pino, der seine feindliche Gesinnung mir gegenüber mittlerweile offen zur Schau stellt, nimmt mir Kevin endgültig weg und vertraut ihn Vanessa an.

»So wachsen Gianpiero und Kevin zusammen in einer Familie auf, die rundum für sie sorgen kann.«

Vanessa zögert, doch er überzeugt sie und offenbart dabei seine Begabung, andere zu manipulieren.

Schließlich der letzte Schlag: Pino legt dem Gericht mit Unterstützung einiger Rechtsanwälte einen Antrag vor, in dem er Clotildes Testament anficht und mir das Nutzungsrecht für die Wohnung wegnimmt, in die ich auf sein Zureden hin umgezogen bin.

Ich lasse alles über mich ergehen, ohne mich zu widersetzen. Ich habe ein schwerwiegenderes Problem zu lösen.

Ivan verhält sich meinen beiden Kindern gegenüber immer schlechter. Er hält ihnen alles vor, was er für sie tut, erniedrigt sie andauernd. Oft verprügelt er Matteo in meiner Abwesenheit und droht ihm, damit er mir von den Vorkommnissen nichts erzählt.

Mit der Zeit fühlen sich Matteo und Giulia immerzu schuldig, so als hätten sie ihren Platz in der Familie widerrechtlich eingenommen, als wären sie unerwünschte Gäste ohne Rechte.

Mein Mann bringt seinen eigenen Kindern übertriebene Aufmerksamkeit entgegen, um den anderen beiden sein totales Desinteresse zu demonstrieren, um ihnen zu verstehen zu geben, dass er froh wäre, wenn es sie nicht gäbe.

Eines Tages zeigt mir Stefano – der manchmal seine Sonderstellung ausnutzt und Matteo mit allem Möglichen beschuldigt, damit der Vater ihn ausschimpft –, dass auch für ihn das Fass voll ist.

Unter seinem Kopfkissen finde ich einen Stein.

»Wofür brauchst du den?«, frage ich neugierig.

»Den will ich benutzen, um Matteo vor Papa zu schützen.«

Ein paar Tage später beginnt Ivan, auch Giulia zu schlagen.

In der Zwischenzeit habe ich eine Stelle an Matteos Schule gefunden. An meinem ersten Arbeitstag höre ich, wie sich zwei Lehrer über den Fall eines Jungen unterhalten, der regelmäßig vom Ehemann der Mutter verprügelt wird. Irgendwann fällt der Name Matteo.

Für mich bricht eine Welt zusammen. Immer war es mein größter Wunsch, eine Familie zu gründen und sie vor drohenden Gefahren zu schützen. Ich habe Ivans Verhalten geduldet, weil ich hoffte, er würde sich ändern, er würde sich seiner riesigen Ungerechtigkeit irgendwann bewusst werden.

Und jetzt ist Matteo wehrlos und könnte mir zusammen mit Giulia vorwerfen, ihnen keine gute Mutter gewesen zu sein.

In Wirklichkeit spiegelt sich dieser Vorwurf bereits in den Blicken all meiner Kinder wider, auch in denen von Stefano und Emanuele.

Also fasse ich einen Entschluss. Ich packe Ivans Sachen in einen Koffer, und unter Geschrei und Protest zwinge ich ihn, unser Zuhause zu verlassen.

Wenige Wochen später ziehe ich um und lebe wieder einmal mit den Kindern allein.

Ich, meine Kinder, meine Zukunft

Seit ich ihn hinausgeworfen habe, ist Ivan meine neue Qual. Er ruft mich an, bedroht mich, lauert mir vor dem Haus auf und macht Eifersuchtsszenen.

Er versucht, mir das Verhältnis zu meinen Kindern kaputtzumachen. Er hetzt sie gegen mich auf. Dabei verfolgt er mit jedem von ihnen eine andere Strategie. Bei allen hat er damit Erfolg, außer bei Matteo.

Mein ältester Sohn ist reifer geworden: Er ist neunzehn Jahre alt und hat eine starke Persönlichkeit. Ivan versucht, sich ihn zum Freund zu machen, ihn das Unrecht von damals vergessen zu lassen. Doch Matteo denkt gar nicht daran.

Bei Giulia ist er noch hartnäckiger. Sie ist ein siebzehnjähriges Mädchen, und er macht ihr kleine Geschenke und schickt ihr liebevolle Nachrichten aufs Handy. Hin und wieder überrascht er sie mit einem Guthaben für ihr Handy, ein von Jugendlichen gern gesehenes Geschenk. Kurzum, er spielt den Mustervater, der er nie gewesen ist.

Emanuele, der erst neun Jahre alt ist, lässt sich nicht beeindrucken. Er weiß, dass der Vater ihn beeinflussen möchte, wenn er unschöne Dinge über mich sagt und ihm Fürchterliches über meine Vergangenheit und meine Familie erzählt.

Stefano schließlich ist der gleichen Auffassung wie Ivan und zeigt sich immer unduldsamer gegenüber mir und seinen Geschwistern. Mit Matteo herrscht ohnehin Funkstille, und man könnte wahrhaftig von gegenseitigem Hass sprechen.

Die jüngsten Kinder verbringen die Sonntage mit dem Vater, und jedes Mal demonstriert Stefano mir bei seiner

Rückkehr seine Abneigung. Es dauert Tage, bis er sich beruhigt.

Ich bin in einer schwierigen Situation. Während alles auf mich hereinbricht, wachsen Giulia und vor allem Matteo in der Überzeugung auf, dass ich es nicht geschafft hätte, sie vor meinem Ehemann in Schutz zu nehmen.

Nach Clotildes Tod habe ich den Kontakt zu meinem Bruder Roberto gesucht und telefoniere öfter mit ihm. Er hat sich ein Leben in einer Stadt im Norden aufgebaut, wo er geheiratet hat und inzwischen getrennt mit zwei Töchtern lebt.

Wenn wir uns unterhalten, macht er seltsame Bemerkungen. Er sagt, dass ihn seit den Zeiten im Internat schreckliche Erinnerungen quälten. Erniedrigende Erfahrungen, die mit einem Priester zu tun hätten, der regelmäßig ins Internat kam.

Ich denke, er hat dieselben Misshandlungen und dieselbe Vernachlässigung erlebt wie ich, und messe dem Ganzen keine weitere Bedeutung bei.

Eines Tages im August beschließt er, mich besuchen zu kommen.

Der Zeitpunkt seines Besuchs erweist sich als äußerst passend, denn genau zu der Zeit bekommt Ivan einen Eifersuchtsanfall, ruft mich auf dem Handy an und droht mir mit dem Tod. Ich bin unterwegs, und als ich zurückkomme, steht er vor dem Tor und wartet auf mich.

Erschrocken mache ich kehrt, denn ich wage nicht, ihm gegenüberzutreten.

Ich verbringe die ganze Nacht am Bahnhof. Mein Bruder soll am nächsten Tag ankommen.

Als er am Morgen aus dem Zug steigt, gehe ich auf ihn zu. Ein schöner Mann ist aus ihm geworden, groß und kräftig.

Ich schildere ihm meine Situation.

»Ich habe Angst. Ivan scheint wirklich außer sich.«

»Ich weiß, was zu tun ist«, beruhigt er mich. »Ich habe eine Weile als Leibwächter gearbeitet.«

Ivan hat die ganze Nacht vor dem Haus auf mich gewartet. Roberto redet ein ernstes Wörtchen mit ihm und überredet ihn, vor allem indem er ihm droht, mich in Ruhe zu lassen.

Mein Bruder bleibt zwanzig Tage lang bei mir. Matteo arbeitet während dieser Zeit als Animateur in einer Ferienanlage, sodass ich sein Zimmer Roberto geben kann.

Er hilft mir sehr, vor allem, da ich in dem Moment die Verantwortung für ein weiteres Kind, Enrico, trage, der in Stefanos Alter ist. Seine Mama, eine ehemalige Kameradin aus dem Internat, ist für einen chirurgischen Eingriff im Krankenhaus und hat ihren Sohn in meine Obhut gegeben, da sie nicht wusste, wem sie ihn anvertrauen sollte.

Die Kinder freuen sich über die Anwesenheit dieses netten Onkels, der immer zum Spielen aufgelegt ist und bereitwillig kleine Reparaturarbeiten im Haushalt übernimmt.

Als der Urlaub vorbei ist, reist er zum Bedauern aller wieder ab.

Ungefähr einen Monat später bekomme ich einen absurden Anruf von Ambra, Enricos Mutter. Sie ist sehr aufgebracht und weint.

»Deinen Bruder Roberto zeige ich an für das, was er meinem Sohn angetan hat!«, schreit sie außer sich.

Ich versuche zu verstehen, weiß nicht, was ich dazu sagen soll. Doch alles Überlegen nützt nichts, sie hat bereits aufgelegt.

Am nächsten Tag erscheint ein Polizist in der Arbeit und bringt mir eine Vorladung zu seiner Dienststelle.

Sogleich mache ich mich auf den Weg. Ich werde gebeten, Platz zu nehmen, und sofort über Roberto befragt, über seinen Aufenthalt bei mir zu Hause und darüber, ob zur selben Zeit ein Junge namens Enrico bei meiner Familie gewohnt habe.

Ich erkundige mich nach dem Grund für diese Befragung. Ich bekomme ausweichende Antworten und weitere Fragen. Als ich schließlich darauf bestehe und weitere Antworten verweigere, berichten sie mir von sexuellem Missbrauch gegenüber dem Sohn meiner Freundin.

Ich bin verwirrt. Es gab keine Situation, die mir Anlass gegeben hätte, an Robertos Anständigkeit zu zweifeln.

Es kommt zu einem Verhör. Enrico und ich werden getrennt voneinander befragt.

Ich weiß nicht, wem ich mein Herz ausschütten soll, und bespreche meine Situation mit Pfarrer Marco.

Wider Erwarten ist er äußerst peinlich berührt.

Ich verstehe nicht. Er kennt Roberto gut, betreute ihn bereits während seiner Zeit im Heim. Wie kann er denken, Roberto wäre zu so etwas fähig?

Enrico jedenfalls ist sehr durcheinander und gibt unzusammenhängende Antworten.

Die Anklage verläuft im Sande.

Könnte es sein, dass der Junge sich alles nur ausgedacht hat? Aber zu welchem Zweck?

Ein Tag, eine Überraschung. Unter der Matratze finde ich ein Tagebuch, das, wie es scheint, keinem meiner Kinder gehört.

Es ist Enricos Tagebuch. Und als ich darin lese, erfahre ich die Wahrheit. Ich fühle mich von der Verantwortung erdrückt. Wie konnte ich Roberto nur so sehr vertrauen, dass ich nicht verstanden habe, was vor sich ging? Ich rufe Ambra an, die zornig das Tagebuch abholt und mir schwere Anschuldigungen an den Kopf wirft.

Um dem Sohn weiteres Leiden zu ersparen, verzichtet sie darauf, in irgendeiner Form gegen Roberto vorzugehen.

Auch für mich sind es schreckliche Tage, ich werde schamloser Beihilfe beschuldigt. Ich bin fassungslos, weil ich nicht an Robertos Anständigkeit gezweifelt habe.

Ich will mehr erfahren, ich will die Wahrheit wissen.

Plötzlich erinnere ich mich an die merkwürdigen Bemerkungen, die Roberto bezüglich Misshandlungen durch einen Priester machte.

Ich nehme Kontakt zu Francesco auf und lade ihn zu mir nach Hause ein. Ich koche ihm ein leckeres Mittagessen, wir reden. Ich lasse die Erinnerungen an alte Zeiten wiederaufleben. Wir lachen, wenn wir an den Tag zurückdenken, als wir uns kennengelernt haben, und wir erinnern uns an die Sandalen, die ich für ihn geklaut habe, während er den Verkäufer ablenkte.

Ich mache Bemerkungen über viele Geschichten, traurige und heitere. Ich erzähle ihm von Bossis Gewalttaten und lobe dagegen die Personen in den Himmel, die mir zu Hilfe kamen, auch Pfarrer Marco.

»Pfarrer Marco?«, erwidert er und lächelt nicht mehr. »Pfarrer Marco erschien mir nie als ein guter Mensch. Als wir im Heim waren, kam er und holte uns Kinder in kleinen Gruppen zu sich. Er machte uns Geschenke. Aber die für Roberto waren am schönsten, er war sein Liebling.«

Ich werde ernst, lasse ihn weitererzählen.

»Dann ließen sie uns stehen. Sie gingen in einen anderen Raum, und ich wartete eine Weile auf Roberto. Es war eine traurige Situation. Wenn man sich vorstellt, dass ich sogar eifersüchtig auf meinen Bruder war …«

»Und er … Was sagte er, als er zurückkam?«

»Er war unleidlich. Ich habe es nie verstanden. Wo Pfarrer Marco ihn doch mit Nettigkeiten überhäufte …«

So eröffnet sich mir eine weitere bittere und ernüchternde Tatsache.

Pfarrer Marco, der Mann, dem ich seit vielen Jahren meine Probleme anvertraue und der mich so oft ermutigt, verteidigt und unterstützt hat, ist pädophil. Dieser Mann des Glaubens und des Gebets, bewundert von allen, Kindern, Jugendlichen und Erwachsenen, führt ein Doppelleben. Oder hat es zumindest geführt.

Jetzt verstehe ich Roberto, seine bruchstückhaften Sätze, die qualvollen Erinnerungen. Und mir wird klar, dass es ihm geht wie vielen Kindern, die missbraucht werden: Sie schämen sich dafür und neigen manchmal dazu, die Taten im Erwachsenenalter zu wiederholen.

Ständig gibt es neue Überraschungen.

Pfarrer Marco wurde vor Kurzem in eine andere Stadt versetzt.

Als ich mich dazu durchringe, zu ihm zu gehen und ihn zur Rede zu stellen, hält mich Matteo mit erwachsener Bestimmtheit auf. Ich kämpfe, ich will in Marcos Augen die Wahrheit lesen, mich vergewissern, dass er sich wenigstens über die Jahre verändert hat. Aber Matteo ist unbeugsam.

»Geh nicht hin, Mama. Das ist zwecklos. Diese Reise habe ich bereits unternommen. Ich habe dir nichts erzählt, damit es dir nicht schlecht geht. Er wurde genau wegen dieser schmutzigen Angewohnheit versetzt ...«

»Woher willst du das wissen?«, frage ich.

»Ein Freund von mir«, erzählt er und nennt mir auch den Namen, »hat mir erzählt, dass er von Pfarrer Marco belästigt wurde. Ich habe es nicht geglaubt und bin zu ihm gegangen. Anfangs hat er mich nett empfangen, doch als er gemerkt hat, wie aufgebracht ich bin, hat er begonnen, sich Gedanken zu machen. Es war ihm unangenehm ...«

Ich höre zu. Was sollte ich auch sonst tun? Ich sehe, dass Matteo ehrlich ist.

»Er hat gar nicht erst gewartet, dass ich ihn direkt darauf anspreche. ›Ich weiß, warum du hier bist‹, hat er gesagt. Und dann hat er alles zugegeben.«

»Und du?«

»Ich habe ihn gefragt, wie er sich nur an unschuldigen Jungen vergehen kann. Er hat geantwortet, dass er nicht anders kann. Dass es ihn einfach überkommt. Dass es in seiner Natur liegt. Er hat geweint …«

»Dann bereut er es also«, werfe ich resigniert ein.

»Bereuen? Nicht im Geringsten! Irgendwann klopfte es an die Tür. Jemand kam herein, und er war sofort wieder gefasst, gelassen und selbstsicher. Dann, als derjenige wieder draußen war, hat er mich gefragt, ob ich ihn etwa ruinieren will. Er hat mir sogar Geld angeboten! Ich habe ihm gesagt, dass ich nur wissen wollte, ob es wahr ist, was man sich erzählt. Dann habe ich gemerkt, dass ich ihn schlage, wenn ich jetzt nicht gehe, und habe mich verabschiedet.«

Ich weine. Ich blicke in das Dunkel tief in meinem Inneren.

»Er hat mir sogar erzählt, dass auch andere Priester so etwas tun«, schließt Matteo seinen Bericht. »Und das hat er gesagt, als wäre es eine Entschuldigung.«

Ivan zeigt sich unglaublich versöhnlich. Er hat ein Haus in einer Ortschaft nicht weit von Catania gekauft.

Er bindet Stefano in die Restaurierungsarbeiten mit ein und lässt ihn, da er Spaß daran hat, einen kleinen Entwurf zeichnen.

Er verhält sich wieder wie ein verständnisvoller und aufmerksamer Vater. Er verspricht, dass das neue Haus unser aller Zuhause sein wird.

Ich lasse zu, dass er wieder ein Teil der Familie wird. Er scheint sein Unrecht einzusehen und zu allem bereit zu sein, wie damals, als ich mich in ihn verliebt habe.

Doch seine Rückkehr stellt sich als Fehler heraus. Alle meine Kinder weisen ihn ab. Ivan und Matteo grüßen sich nicht einmal und halten es nicht zusammen im selben Zimmer aus. Giulia und der ältere Bruder fühlen sich in die dunklen Zeiten zurückversetzt, als mein Mann ihnen das Gefühl gab, Fremde zu sein. Und sie beschuldigen mich aufs Neue, sie damals nicht in Schutz genommen zu haben und auch diesmal nicht dazu bereit zu sein.

Ich ertrage ihre Abneigung, ich hoffe, dass alle mit der Zeit ihr Bestes geben können, um eine wahre Familie aufzubauen.

Doch das ist eine Illusion.

Es vergeht nicht viel Zeit, und Ivan ist erneut oft abwesend. Er sagt, er habe eine zweite Arbeit und sei deshalb gezwungen, am Abend auszubleiben. Doch bald schon finde ich heraus, dass er die Arbeitszeit in Wirklichkeit in seinem Haus auf dem Land verbringt, wo er entgegenkommende Frauen trifft.

Ich schließe Freundschaft mit einer seiner Arbeitskolleginnen. Sie wirkt freundlich und liebevoll, auch meinen Kindern gegenüber. Sie stellt mir oft Fragen über Ivan und unsere Beziehung. Ihre Ausdauer lässt mich Verdacht schöpfen und treibt mich zu Nachforschungen an. Ein gemeinsamer Freund verrät mir, dass die Frau eine Affäre mit meinem Mann hatte.

Einmal sind Ivan, Emanuele und ich gemeinsam im Auto. Emanuele, der hinten sitzt, findet einen Terminplaner von Ivan, fängt an, ihn durchzublättern, und entdeckt die Liebesbotschaften einer Frau, von der wir noch nie etwas gehört haben. Aus einer dieser Nachrichten wird sogar deutlich, dass die Frau schwanger ist. Verwirrt zeigt mir mein Sohn den Terminplaner. Ich erstarre. Ivan zeigt keine Reaktion, er schweigt, als würde über eine andere Person gesprochen.

Am Abend kommt er nach der Arbeit nach Hause, als ob nichts gewesen wäre. Er isst, zieht seinen Schlafanzug an und will ins Bett gehen.

So viel demonstrative Gleichgültigkeit lässt mich aus der Haut fahren. Ich stelle ihn zur Rede und zwinge ihn, mir alles zu erklären.

»Ich habe den Terminplaner absichtlich auf dem Sitz liegen

lassen«, sagt er mit einem Grinsen. »Ich wollte, dass du ihn findest.«

Er hatte nicht den Mut, mir diese Affäre zu gestehen.

Weiter nichts. Keine Gewissensbisse, keine Reue. Ivan zwingt mich dazu, die Tat zu akzeptieren.

Mir wird klar, dass er mich auf die Probe stellen will: Er möchte sehen, wie weit er gehen kann, wie sehr ich an dem Traum einer Familie hänge und inwieweit ich wirklich bereit bin, beide Augen zuzudrücken und ihn in Schutz zu nehmen.

Ich fordere ihn auf zu gehen, was er sofort ohne Widerrede tut.

Ich fühle mich einsamer denn je. Mein Gefühlsleben ist ein einziges Scheitern. Ich bin so zerbrechlich, dass ein zufälliges Wiedersehen mir den Boden unter den Füßen wegzieht.

Es ereignet sich in der Zeit, da ich ein Rehabilitationszentrum besuche, wo ich die Folgen eines Knöchelbruchs behandeln lasse. Eine Frau kommt höflich auf mich zu. Sie ist die Mutter eines Freundes von Gianluca, dem lieben und verliebten Jungen, der vor vielen Jahren von Bossi brutal niedergeschlagen wurde.

»Weißt du, dass Gianluca hier ist? Wegen seines Arms.«

Ich weiß nicht, weshalb, aber ich bin sofort völlig durcheinander. Schmerzliche Erinnerungen steigen wieder in mir auf. Mein Herz rast, und plötzlich habe ich das Gefühl, mir bleibt die Luft weg.

Ich rufe die Krankenschwester, und ohne eine Erklärung lasse ich mich sofort vom Therapiegerät losmachen und renne zum Empfang. Ich frage nach Gianluca. Man nennt mir das Stockwerk und zwingt mich dazu, mich zu melden, denn es ist nicht üblich, dass ein Patient während einer Therapie Besuch bekommt.

»Meldet mich«, sage ich. »Aber nennt nicht meinen Namen!«

Sie müssen denken, ich sei verrückt.

Ich renne die Treppe hinauf und platze mitten in eine Übungseinheit seines Trainings. Ich gehe auf ihn zu.

Wir sehen uns an, er erkennt mich wieder.

Wir bringen kein Wort heraus. Unsere Blicke sagen alles, sie bringen uns Jahre zurück, zu den intensivsten Gefühlen unserer Jugend.

Er hat sich verändert, aber für mich ist er noch genau wie damals. Für mich ist er wunderschön.

Wir verlassen das Zimmer und setzen uns in eine Bar. Er will alles über mich erfahren, aber ich bringe nicht den Mut auf, ihm so viel Leid zu erzählen. Ich sage ihm nur, dass ich verheiratet bin und vier Kinder habe.

Er vertraut mir noch etwas mehr an. Er verrät mir, dass er sich immer dafür geschämt hat, nicht den Mut gehabt zu haben, Bossi entgegenzutreten. Diese Schwäche lässt ihn nicht mehr los. In den Jahren danach hatte er mit Drogen zu tun, lebte in einer therapeutischen Wohngemeinschaft, und es hat lange gedauert, bis er es geschafft hat, clean zu werden. Dann hat er geheiratet und hat nun zwei Kinder. Als er von ihnen erzählt, strahlen seine Augen.

Er wirkt glücklich.

Ich sehe ihn noch einmal. Doch es ist kein freudiges Treffen für uns, denn wir merken, dass wir große Wehmut in uns tragen.

Ich habe mich nie wieder bei ihm gemeldet. Und er hat auch nie wieder von sich hören lassen.

Das Leben geht weiter, aber ich bin gequält von Liebeshunger.

Ivan lässt ein paar Monate verstreichen, dann meldet er sich wieder, als ich schon längst nicht mehr damit rechne.

Eines Abends ruft er mich an. Er wirkt panisch, sagt, er habe das dringende Bedürfnis, mit mir zu sprechen. Er fleht mich an, ich möge zu ihm kommen.

Ich liebe ihn noch immer. Es ist die Wahrheit, ich kann meine Gefühle nicht unterdrücken.

Ich fahre zu ihm.

Er bittet mich um Verzeihung, weil er mich so oft betrogen hat. Die Affäre, von der im Terminplaner die Rede ist, sei endgültig aus seinem Leben verschwunden, schwört er. Er sagt mir immer wieder, dass er mich liebt, dass ich die einzig wahre Frau in seinem Leben bin.

Wir lieben uns leidenschaftlich.

Dann, als die Leidenschaft verraucht ist, wird er nachdenklich, besinnt sich.

»Ich muss nachdenken«, flüstert er ernst. »Wir dürfen nichts überstürzen. Ich werde vorerst nicht zurück in die Familie kommen. Es ist zu kompliziert, das weißt du. Ich bleibe hier in diesem Haus, und wir können uns sehen, wann immer du willst. Zuerst brauchen wir beide einen Neuanfang.«

Und so renne ich zu ihm: ein, zwei, hundert Mal. Nicht als Ehefrau, sondern als Geliebte.

Trotzdem gibt es Tage, an denen er einfach nicht erreichbar ist. Für seine Kinder ist er außerdem nie da.

Einmal, als ich sicher bin, dass er nicht zu Hause ist, gehe ich zu ihm. Ich betrete die Wohnung, und wie erwartet, ist er nicht da. Stattdessen entdecke ich mehrere gut sichtbar ausgebreitete, verfängliche Dokumente. Ein Mietvertrag für ein Haus am Meer, der geschlossen wurde, als wir noch zusammen waren. Unterlagen über eine Auslandsreise für zwei Personen. Einen relativ aktuellen Brief einer gewissen Monica, die ihn um Entschuldigung bittet, wenn daraus auch nicht klar hervorgeht, wofür, die ihm süße Liebesworte schreibt und Pläne für eine gemeinsame Zukunft schmiedet.

Ich beschließe, bis zum Äußersten zu gehen, und folge Ivan in das Haus am Meer.

Dort finde ich ihn, wie er auf der Terrasse steht und ruhig auf das Meer blickt.

Er sieht mich und wird wütend.

»Wie hast du mich gefunden? Warum verfolgst du mich?«

Er versucht, mir ein schlechtes Gewissen einzureden. Und irrsinnigerweise gelingt es ihm.

Auch wenn im Haus die Reisevorbereitungen offensichtlich sind, jammert er herum, sodass ich mich schließlich für mein Verhalten schäme.

»Ich bin fix und fertig. Ich bin kaputt. Ich brauche Ruhe. Mein Leben ist zerschlagen. Deshalb habe ich das Bedürfnis, eine Reise zu machen!«

Ich glaube ihm. Oder vielleicht will ich mich einfach nicht mit dem Gedanken abfinden, ihn für immer verlassen zu müssen und ihn so zu verlieren.

Ich bin hierhergekommen, um ihn zur Rede zu stellen. Stattdessen schlafen wir miteinander.

Ich bin überzeugt, alles getan zu haben, damit meine Kinder einen Vater haben. Aber in Wirklichkeit bin ich auf der Suche nach etwas für mich: Ich will die Liebe verteidigen, die ich für ihn empfand, beweisen, dass ich mich nicht getäuscht habe.

So reist Ivan ab. Ich mache mir vor, ich könne mich mit den halben Wahrheiten zufriedengeben, die er mir erzählt hat, aber schon nach einem Tag muss ich natürlich unbedingt wissen, mit wem er unterwegs ist.

In den Unterlagen, die ich in seiner Wohnung gefunden habe, habe ich auch die Telefonnummer von Monica entdeckt. Ich rufe sie an und stelle mich ohne Rücksicht vor.

»Hier ist die Frau von Ivan.«

Sie bricht das Gespräch sofort ab. Ich rufe sie mehrere Male an, ich bleibe hart, bin lästig. Schließlich willigt sie ein, mit mir zu sprechen.

»Es ist nicht meine Schuld. Ivan hat mir erzählt, er sei seit vielen Jahren geschieden. Er hat mich unerbittlich umworben. Ich habe meinen Freund für ihn verlassen …«

Den Hintergrundgeräuschen nach zu urteilen – Telefonklingeln, Stimmengewirr –, befindet sie sich in der Arbeit.

Ich ahne die Wahrheit.

»Weißt du, wo Ivan sich in diesem Moment aufhält?«, frage ich sie. Und habe schon Mitleid mit ihr. Bin wütend.

»Auf Geschäftsreise«, antwortet sie unsicher.

Ich sage ihr die Wahrheit. Ihr Mann, ihre große Liebe hat sie angelogen. Und während wir telefonieren, macht er sich mit einer anderen Frau einen schönen Urlaub.

Sein Rückkehrdatum ist mir bekannt.

Ich verkleide mich mit Perücke und großer Sonnenbrille und warte am Flughafen auf ihn.

Am Ausgang steht eine große Menschenmenge, und so bemerke ich ihn unter den ankommenden Fluggästen nicht sofort. Doch ich kann ihn draußen erkennen, von hinten, während er sich in Begleitung einer jungen Frau entfernt, die ich noch nie gesehen habe.

Sie gehen hinunter zum Parkplatz. Sein Auto kenne ich. Ich nehme ein Taxi und bitte den Fahrer, zu warten.

»Wenn das Auto, das ich ihnen zeige, vom Parkplatz fährt, folgen wir ihm«, weise ich ihn an.

»Solche Sachen mache ich nicht!«, protestiert der Mann.

»Es geht um Leben und Tod!« Ich lasse nicht locker.

Der Taxifahrer winkt ab, und während er noch überlegt, wie er mich dazu bringen könnte, auszusteigen, taucht das Auto von Ivan auf.

»Das Auto dort, folgen Sie ihm! Ich zahle gut. Folgen Sie ihm!«

Widerwillig tut der Mann, was ich sage.

Wir folgen den beiden bis zu einer Tankstelle an der Autobahn und halten in sicherer Entfernung an, um zu sehen, was sie tun. Doch die Stelle ist gefährlich, und der Taxifahrer protestiert.

»Auch ich muss an einem Parkplatz halten.«

Eilig treffe ich eine Entscheidung.

»Gut, ich steige aus. Fahren Sie weiter.«

Ich zahle ihm eine ordentliche Summe und bleibe allein zurück. Falls Ivan sich entschließen würde, loszufahren, wäre ich an der Raststätte und hätte keine Möglichkeit, nach Hause zu kommen.

Aber er steigt aus und begleitet die Frau in eine Bar. Ich gehe näher heran. Durch die Fensterscheibe sehe ich, wie sie im Restaurant Platz nehmen. Er ist zuvorkommend, lächelt, ist sehr aufmerksam.

Ich weiß nicht, was ich tun soll. Ich halte mich versteckt und beobachte, wie sie etwas bestellen. Pizza wird an ihren Tisch gebracht.

In dem Moment machen sich meine Beine selbstständig. Ich gehe in die Raststätte hinein.

Ivan, der mit Blick zum Eingang sitzt, erkennt mich sofort, und als ich mich dem Tisch nähere, kommt er mir zuvor. Er ist sauer.

»Was machst du denn hier?«

»Was machst du, mit dieser Frau?«, frage ich zornig zurück.

Das Mädchen beißt von der Pizza ab. Der Bissen bleibt auf halbem Weg hängen, und vor Verwunderung bekommt sie den Mund nicht mehr zu. Wer weiß, was er ihr erzählt hat.

»Ich dachte, du seist so erschöpft, durcheinander. Voller Sorge darüber, wie du den Kontakt zu deinen Kindern wiederherstellen könntest!«

Während ich ihn mit meinen Worten überfalle und so seiner

Bekanntschaft die Wahrheit offenbare, erhebt er sich und fordert sie auf, ihm zu folgen. Er versucht, mich zu ignorieren. Sie ist erschrocken und tut, was er sagt.

Sie verlassen das Restaurant.

Aber ich lasse mich nicht abwimmeln.

Wir erreichen das Auto. Sie steigen vorne ein, ich, ohne zu fragen, hinten.

Er ist rasend. Er ist aggressiv. Er droht mir. »Diesmal gehe ich zur Polizei!«

Aber mich kann nichts aufhalten. »Wie kannst du nur so falsch sein? Wie viele Frauen willst du noch reinlegen? Vor deiner Abreise hast du beruhigend auf mich eingeredet und mit mir geschlafen, und jetzt treffe ich dich hier mit einer anderen wieder?«

Stille.

Das Mädchen wagt nicht, dazwischenzugehen. Ich bin außer mir.

»Ein Mann, der seine Familie, seine Kinder betrügt, ist für mich ein Nichts und kann keine Frau lieben!«

Bei diesem Satz verliert er die Beherrschung. Ruckartig dreht er sich zu mir um und versetzt mir einen heftigen Faustschlag. Dann hält er an und schreit mich an, ich solle aussteigen.

Aus meiner Nase und meinem Mund läuft Blut. Aber ich bleibe sitzen. Er müsste mich schon aus dem Auto hinauszerren, während die anderen Autofahrer, verärgert über das unerklärliche Stocken, aus Protest wie verrückt zu hupen beginnen.

Also setzt er das Auto wieder in Bewegung und beschließt, mich nach Hause zu fahren.

»Na los, bring mich zur Polizei, wie du es mir angedroht hast. Jetzt gleich!«

Das Mädchen vorne scheint wie gelähmt.

Zu Hause angekommen, steige ich aus und gehe hinauf. Mir ist schwindelig.

Als mich meine Kinder sehen, sind sie sehr erschrocken. Ich erzähle, ich sei auf der Straße gestürzt. Man kann mir das unmöglich glauben, aber ihnen tut es zu weh, nachzufragen.

Ich rufe eine Freundin an und lasse mich von ihr ins Krankenhaus bringen.

Schon bald wird mir jedoch bewusst, dass die jüngeren Kinder einen Vater brauchen, und so versuche ich, mich wieder mit Ivan zu versöhnen.

Auch er zeigt sich kooperativ, kündigt den Mietvertrag für das Haus am Meer und verlässt seine Geliebte.

»Wenn du den Kindern nichts von damals am Flughafen erzählst, können wir versuchen, noch einmal von vorne anzufangen«, sagt er.

Er ist beunruhigt darüber, wie seine Kinder ihn wohl empfangen werden. Und dazu hat er allen Grund.

Die beiden Größeren wollen nichts von ihm wissen. Ich tue alles, um sie zu überzeugen, aber ich muss mich mit ihrer Feindseligkeit Ivan gegenüber und auch mir gegenüber abfinden, denn wieder sieht es so aus, als würde ich ihn in Schutz nehmen.

Matteo zieht allein in eine Wohnung und lässt den Kontakt langsam einschlafen. Er hat mich weder um Geld noch um Hilfe gebeten, eine Stelle zu finden. Er zieht ein dunkles Schicksal vor, wenn er nur nichts mit diesem Mann zu tun haben muss, den ich in sein Leben gebracht habe.

Giulia bleibt vorerst bei uns. Aber es ist nur eine Frage der Zeit, wann auch sie gehen wird. Eines Tages entdecke ich in ihrem Zimmer ein Flugticket nach London. Ich frage sie danach und erfahre, dass eine ihrer Freundinnen, die dort lebt, ihr angeboten habe, sie bei sich aufzunehmen.

»Ich habe mich nicht getraut, es dir zu sagen«, gesteht sie. Es tut ihr leid für mich, das ist klar. Aber sie kann meine ständigen

Kapitulationen nicht mehr akzeptieren, und mein Versuch, sie zu überreden, abzuwarten, zu sehen, ob sich nicht doch alles ändern kann, ist vergebens.

Als sie mich allein lässt, bleibe ich mit meinen Gedanken zurück und schiebe das Ticket in meinen Händen hin und her.

Meine Kinder, für die ich wie eine Löwin gekämpft, unsagbaren Kummer erlitten habe, den ich bis an meine Grenzen durchlebte. Die Kinder, die ich nur mit Mühe bei mir behalten durfte. Ausgerechnet *sie* verlassen mich jetzt.

Auch die beiden kleineren Kinder akzeptieren meine Entscheidung nicht wirklich.

»Mama«, sagt Emanuele, »wie konntest du Papa wieder zurückholen, nach allem, was er dir angetan hat?«

Wenn der Vater zu Hause ist, meidet er ihn, indem er sich in seine eigene Welt zurückzieht. Wenn Ivan ihn provoziert, greift er ihn erbittert an, und genauso verhält er sich mit mir.

Stefano hingegen traut sich nicht, Stellung zu beziehen. Er leidet unter dem Verhalten des Vaters, aber er wagt es nicht, ihm entgegenzutreten oder ihn zurückzuweisen. Er hat eine Künstlerseele und lenkt sich mit unzähligen kreativen Tätigkeiten ab: Er zeichnet, malt, schreibt, konstruiert verschiedene Dinge mit seinen geschickten Händen. Doch alle Versuche, ihn dazu zu bringen, das Verhältnis mit dem Vater wiederherzustellen, scheitern kläglich.

Dabei ist Ivan der Erste, der nicht daran glaubt und innerhalb weniger Wochen wieder in seine schlechtesten Gewohnheiten zurückfällt. Das Leben seiner Kinder interessiert ihn nicht. Wenn er am Abend von der Arbeit nach Hause kommt, grüßt er sie nicht einmal.

Einmal verrät Stefano mir, dass der Vater, wenn ich nicht zu Hause bin, schamlos mit der jeweiligen Geliebten telefoniert.

Ich spreche Ivan darauf an, wir streiten. Dann versöhnen wir uns wieder, er führt mich zum Essen aus und geht vor seinen Freunden liebevoll mit mir um. Wir schlafen miteinander, doch er befriedigt nur kalt seine Lust und verliert dann sofort das Interesse an mir.

Ich gebe es ungern zu, aber so, versunken in meine letzten blinden Illusionen, verbringe ich ein ganzes Jahr.

Eines Abends im August geht alles zu Ende.

Es war abgemacht, dass Ivan Emanuele von einem Konzert abholen würde. Gegen ein Uhr nachts kommt der Junge allein nach Hause, nachdem er fast die ganze Stadt zu Fuß durchquert hat.

Ich versuche, Ivan telefonisch zu erreichen. Ich mache mir Sorgen um ihn. Er antwortet nicht, und so fahre ich zum Haus vor der Stadt.

Als ich dort ankomme, merke ich, dass ich nicht hineinkann: Er hat das Schloss ausgetauscht. Vorsichtig spähe ich durch die Fenster, schaue, ob das Auto dort ist. Er ist nicht da, oder zumindest scheint es so.

Ich fahre zurück in die Stadt und behellige ein befreundetes Pärchen. Der Mann bietet an, Ivan auf dem Handy anzurufen, und diesmal antwortet er sofort. Er sagt, er sei zu Hause.

Ich reiße dem Freund das Telefon aus der Hand.

»Wo bist du?«, frage ich unvermittelt, halb ärgerlich, halb besorgt.

Ertappt sagt er mir die Wahrheit.

»Ich bin … in Montelasco.«

Dort, wo ich gerade gewesen bin. Egal, ich fahre sofort zurück.

Er lässt mich herein. Ich bemerke viele Veränderungen: Es gibt ein neues Sofa, eine schöne Überdecke, Teller, Töpfe, alle nötigen Küchenutensilien.

»Ich habe dir nichts gesagt, weil ich dich überraschen wollte.

Ab September werden wir alle hier wohnen und zusammen in einem einzigen Haus leben.«

Ich höre ihm zu, und endlich geht in mir etwas kaputt.

Er bittet mich um drei Tage Zeit, um allein zu sein, sich zu erholen, nachzudenken.

Ich bin einverstanden.

Drei Tage später rufe ich ihn an, und er verkündet mir mit eisiger Kälte, dass er beschlossen hat, die Familie für immer zu verlassen.

»Es reicht. Stefano ist siebzehn Jahre alt, Emanuele fünfzehn. Sie sind längst groß. Sie brauchen mich nicht und wollen mich auch gar nicht. Ich habe genug getan, lasst mich mein Leben leben.«

In dem Moment wird mir klar, dass ich zu lange vergeblich und stumpfsinnig auf meiner eigenen Würde herumgetrampelt habe.

Diese Beziehung ist zu Ende. Und jetzt, da Ivan endgültig aus unserem Leben verschwunden ist, schaffe ich es kaum, Matteo nach Hause zu holen. Es dauert sogar eine ganze Weile, bis ich meinen Sohn ausfindig mache.

Aber Ivan ist fort. Diesmal ist er wirklich gegangen.

Er ist nicht einmal zurückgekommen, um seine Kleider zu holen.

Zum Schluss

Heute bin ich der festen Überzeugung, dass der gesamte Lebensweg jedes Menschen vom ersten Lebensabschnitt geprägt ist.

Eine Kindheit ohne Zuwendung trägt man für immer in sich. Eine fehlende Mutter fühlt sich an wie eine permanente Verstümmelung. Mir fehlte sie sogar noch im Erwachsenenalter.

Jeder Mensch, der nicht zu Liebe erzogen wird, ist für den Rest seines Lebens eine leichte Beute für jeden potenziellen Peiniger. Wer einem solchen Menschen begegnet, sieht ihm seine Schwäche an und nimmt ihn als mögliches Opfer des eigenen Instinkts wahr.

Das restliche Leben wird ein einziger Kampf darum sein, so viel wie möglich nachzuholen und eine Lücke zu schließen, die sich immer wieder auftut.

Mit jeder neuen Illusion.

Wie viele meiner armen Gefährtinnen verloren sich im Selbstmord oder in einem erbärmlichen und unmoralischen Leben?

Wie viele von ihnen lebten wie Sklavinnen, ohne ihrem Leben einen Sinn geben zu können?

Und wie viele von ihnen nutzten – im Glauben, den einfachsten Weg gefunden zu haben – reiche und selbstverliebte Männer aus, um dann zu bemerken, dass auch sie nur als Lustspielzeuge benutzt und nie geliebt wurden, nicht auch nur eine Minute?

Ich widme dieses Buch meinen Leidensgenossinnen. Ich

fühle mich in Liebe mit ihnen verbunden, denn sie alle sind Opfer des gleichen Schicksals. Ihre Lebenswege sind unterschiedlich, jedoch alle gezeichnet von unseren gemeinsamen Anfängen.

Und ich widme dieses Buch meinen Kindern, die ich alle gleichermaßen liebe. Mein oberstes, vielleicht einziges Ziel war immer, ihnen ein Dasein voller Liebe zu ermöglichen. Sie sollten nie eine Mutter vermissen müssen.

Das ist der Beweggrund, der jede Entscheidung in meinem Leben beeinflusst hat. Selbst die unerklärlichste, die, die unter keinen Umständen zu rechtfertigen gewesen wäre.

Ich habe nie zwischen Gefühl und Verstand gezögert. Meine Entscheidungen waren allein in meiner Mutterliebe begründet.

Das war meine Absicht, aber es ist mir nicht immer gelungen. Nach der Entlassung aus dem Heim hatte ich mir geschworen, dass mich nie wieder jemand verprügeln würde. Und so war es nicht.

Ich hatte geschworen, dass meine Kinder ein unbeschwertes Leben haben würden, doch auch dieses Versprechen habe ich nicht halten können.

Aber ich habe immer mit unermüdlicher Zuversicht dafür gekämpft.

Mir stehen weitere Kämpfe bevor. Kämpfe für sie, nach wie vor für sie. Für die vier Leben, die ich in die Welt gebracht habe, nicht nur am ersten Tag, sondern ein jedes von ihnen Tag um Tag, Jahr um Jahr.

Und auch noch morgen.